现代临床护理新进展

主编 李桂兰 曲春萌 刘 爽 张宇坤 张 波 林瑞香

山东大学出版社
SHANDONG UNIVERSITY PRESS
·济南·

图书在版编目（CIP）数据

现代临床护理新进展／李桂兰等主编. —济南：
山东大学出版社，2021.9
ISBN 978-7-5607-6015-5

Ⅰ.①现…　Ⅱ.①李…　Ⅲ.①护理学　Ⅳ.① R47

中国版本图书馆 CIP 数据核字（2021）第 199301 号

策划编辑　徐　翔
责任编辑　徐　翔
文案编辑　毕玉璇
封面设计　宗　宁

出版发行　山东大学出版社
社　　址　山东省济南市山大南路20号
邮政编码　250100
发行热线　（0531）88363008
经　　销　新华书店
印　　刷　山东麦德森文化传媒有限公司
规　　格　787毫米×1092毫米　1/16
　　　　　18.75印张　4彩插　477千字
版　　次　2021年9月第1版
印　　次　2021年9月第1次印刷
定　　价　158.00元

F oreword 前言

　　随着科学技术的发展，越来越多的新理论、新知识、新技术被运用到了护理领域，大大丰富了护理学的内容，加速了护理事业的发展。因此，无论是在知识上、技术上还是个人修养上，时代都要求护理人员具有更高的素质。高素质的护理人才应具备处理复杂临床问题的能力、健康指导的能力、与人有效合作的能力、与人沟通的能力、独立分析和解决问题的能力、评判性思考的能力、获得信息和自学的能力及一定的科研能力。作为一名合格的护士，必须不断更新观念，从多渠道获取专业知识和技能，不断完善自己，才能更好地为患者服务，帮助患者度过住院这个漫长的过程，从而改善患者的预后效果。

　　本书主要介绍了临床常见病的护理常规，涵盖了急诊科、呼吸内科、骨外科、产科及儿科等临床科室的常见疾病，对每种疾病的概述、临床表现、治疗原则、护理问题、护理措施、健康教育等方面做了详细地阐述。本书重点突出、易于理解、注重科学性和实用性，不仅可以作为提高护理人员临床技能及专业素养的书籍，还可以作为专业临床护理教学和护理研究的工作指南。

　　本书集多位护理人员多年工作经验于一体，涉及内容全面、详细，但由于时间及篇幅有限，还有一些有价值的资料没有机会与读者见面，我们对此深感遗憾。欢迎广大医务工作者提供更多的资料，以便后续充实改进，对于本书的疏漏之处恳请读者斧正。

《现代临床护理新进展》编委会

2021 年 5 月

Contents 目录

第一章

急诊科护理

第一节 急诊患者的心理特点及沟通技巧

所谓急诊,接诊的患者大多数是以"急、危、重"为主要特点。急,即起病急,发病突然;危,即病情随时可危及生命;重,即病情十分严重,可严重影响患者的生存质量,器官功能严重障碍或缺失。以上三种情况中的任何一种都会引起患者的极度紧张、恐惧、焦虑、烦躁、孤僻甚至绝望等心理特点。

一、急诊患者的心理特点

(一)急

患者预先并不知道自己会突然患病或没有提前预见到自己的原有基础疾病会突然恶化,由于在短时间内遭受到"患病了"这个打击,患者会表现出无法接受、瞬间崩溃、拒绝接受"患病"事实等一系列的复杂心理特点,并且患者家属也会出现与患者相同的心理特点。

(二)恐惧

患者突然遭受疾病的打击,甚至生命受到威胁,作为患者的唯一反应恐怕就是恐惧。而此时作为患者的家属也同样在遭受着疾病的打击和折磨,焦躁、担心、期望、拒绝接受甚至绝望,很担心疾病的转归和预后。

(三)焦虑、易激惹

由于急诊就诊患者的发病特点,使得患者和家属对医护人员抱有很高的期望值,他们担心自己或家人的健康、生命,会把恢复健康、重获生机的期望完全寄托于医护人员。而众所周知,以目前国内外的医疗水平发展现状来看,医疗技术水平远远不能满足疾病的治疗需求,因而,患者常常会出现焦虑、抱怨、不满、愤懑及易激惹甚至采用极端暴力以泄私愤等状况。

(四)急诊接诊的患者极为复杂

急诊接诊的患者极为复杂,经常会发生与医疗行为不相关的法律事件,如自杀、服毒、车祸、打架致伤等,或者是在就医过程中因各种原因与医护人员发生矛盾或纠纷。因此,急诊护士要有高度的自控能力并遵守法律法规,避免医患冲突的发生。

二、急诊护理人员素质要求

急诊科护士是承担各项急诊急救护理工作的重要力量,护士的道德素质、专业素质、技术水平的高低直接关系到急诊急救工作的质量,因此急诊科的护士在工作中必须快速、及时、准确完成全部护理工作。

(1)急诊科护士应具有较高的职业道德素质和护理服务意识,廉洁行护、细致耐心、举止端庄、作风严谨、宽容有礼。

(2)急诊科护士必须掌握各科急、危、重症疾病的急救专业知识和临床经验,具有较强的应急应变能力、敏锐的观察力与旺盛的抢救意志,严格遵守各项规章制度及操作规范。

(3)急诊科护士不仅要熟练掌握各项护理技术,还要有良好的身体素质、敏捷的思维及沉着冷静的心理素质。操作要快速、准确,熟练掌握各类常见疾病的抢救护理常规;操作要标准化、程序化,善于总结治疗与抢救经验。

(4)急诊科护士要熟练掌握常用急救药物的种类、名称、剂量、用法、注意事项及禁忌证,严格执行急救药品管理制度,做到专人负责、定期检查、及时补充、班班交接,确保无过期、变质药品。

(5)急诊科护士要熟练掌握急诊常规检验项目的正常值及临床意义。

(6)急诊科护士应熟练掌握各种抢救仪器、设备的操作及保养方法,如心电机、监护仪、除颤仪、洗胃机、呼吸机等,确保抢救仪器及设备齐全、性能良好、合格率100%,能做到医师诊前的初步抢救准备工作。

三、急诊患者的沟通技巧

急诊患者的发病特点决定了患者及其家属异于慢性疾病患者的心理特点,因而对急诊护士来说,必须充分了解患者的心理特点、熟练掌握丰富的沟通技巧,才能保证急诊急救护理工作安全、平稳地运行。

(1)注意着装,树立良好形象给以患者可信感。

(2)接待患者主动热情,态度和蔼,尽可能在第一时间给患者留下好印象,消除患者及家属的疑虑。应准确做好分诊工作,尽量减少患者的候诊时间。

(3)沉着、敏捷。在急诊科,慌慌张张的行为会让患者以为病情严重或是无法救治。因而既应做到动作敏捷,又要沉着稳重。

(4)语言安慰。为了减轻患者心理不安,减少不良刺激,应重视语言安慰,鼓励患者增强信心。以良好的语言与患者建立良好的沟通关系,取得患者及家属的信任。在与家属交谈重要病情时,应注意回避患者,但经处理治疗后有所好转时,应及时告诉患者,给其以信心。对所有患者均必须做好解释工作,消除其内心的疑虑及不确定感。

(5)关心、体贴患者,应重视患者及家属的感受,注意倾听其主诉,耐心询问,细心检查,精心治疗。

(6)按病情轻重缓急进行接诊处理。根据病情的需要,对应该优先的患者应坚决优先以便及时抢救,但是应对其他患者做好解释工作。对其他患者应严格按先后顺序,否则容易引起患者及家属的不满甚至引起医患冲突。

(7)因病施治。应根据病情需要,决定治疗方案,做到合理检查,合理用药,尤其是对经济较困难的患者,在确保疗效的基础上,选择让其能够承受的方案,以消除其忧虑。

(8)方便患者。应通过提供整洁的就诊环境及便捷的服务,尽可能减少患者的不方便以及因就医环境陌生而致的不安感。

(9)加强宣传。应对常见急诊疾病进行宣传,让群众了解更多的医疗保健知识。

（10）提高技术水平。应通过各种途径，参加各种培训及再教育，不断提高医务人员的业务素质和技术水平，从而不断地增强患者及家属的信心。

（曲春萌）

第二节　急诊分诊

分诊通常是指根据患者的主要症状和体征，区分病情的轻重缓急及隶属专科，进行初步诊断并安排救治的过程。急诊分诊护理工作包括接诊、分诊、护理处理三个环节。目前国内各级医院急诊科接诊的患者中只有 20％～30％ 是真正意义上的急诊患者，非急诊患者的比例远远超过真正的急、危、重症患者的数量，为了确保各类急、危、重症患者能够得到快速、及时、有效的诊断和救治，急诊科护士要根据疾病的严重程度，本着优先抢救生命、合理利用急诊资源的原则对前来就诊的患者进行初步分类，确定治疗和进一步处理的优先次序，即急诊分诊。

一、分诊标准

一般来说，分诊护士根据病情将患者分为危急、紧急和非紧急三类。

（一）危急

危急是指患者的病情已经危及生命或肢体，如不立即抢救与治疗，患者将失去视力、肢体或生命，应立即进入抢救室红区进行抢救，必要时紧急开启绿色通道。如呼吸心搏骤停、休克、昏迷、大出血、严重呼吸窘迫、反复抽搐、急性重度中毒、急性心肌梗死、呼吸困难、癫痫大发作、致命创伤及大面积烧伤等。

（二）紧急

紧急是指患者病情紧急，但可能不严重，但如果不尽快治疗仍存在生命危险，应立即安排进入抢救室黄区就诊。如胸痛疑似心肌梗死、急腹症、高热（体温≥40 ℃）及烧伤等。

（三）非紧急

非紧急是指有一般急症或轻度不适，只需要常规处理，无生命危险，可按先后顺序进入各诊室绿区就诊。如轻度腹痛、轻度外伤、疑似药物过量但意识尚清及发热（体温≤40 ℃）等。

（四）非急诊患者

非急诊患者，如皮疹、便秘。此级患者可以候诊。

（五）特殊情况

如果遇成批伤、集体中毒等特殊情况，分诊护士应立即按照流程上报并优先安排此类患者就诊或紧急开启绿色通道。

二、分诊护士素质要求

急诊分诊工作关系到急、危、重症患者的生命安全，同时也可有效调控急诊患者流量分布、确保急诊资源的有效利用、增加患者满意度、提升医院的社会地位，急诊分诊护士的综合素质、临床经验及护理技能是确保急诊分诊工作顺利进行的重要条件。因此，急诊护士需要具备以下条件：①必须有两年以上急诊科护理工作经验，经过分诊培训并考核合格；②需熟练掌握各类急、危、重症的临床表现及体征;③举止端庄、谦虚礼貌,具有与患者及家属融洽沟通的能力和技巧;④机智、果断、反应迅速,具有一定承受压力、控制现场和解决问题的能力;⑤熟悉医院的政策和规章制度及各专科疾病的健康指导内容,可以为患者及家属解答疑问。

三、分诊程序

急诊分诊程序包括快速评估、诊断、计划、实施和评价五个步骤。

（一）评估

评估是通过搜集患者的主观和客观资料,如详细询问患者的年龄、既往疾病史、服药史、过敏史、具体不适感及时间,测量患者生命体征,观察意识状态、情绪、营养状况、皮肤有无破损、行走步态等。

（二）诊断

诊断是根据分诊评估搜集的资料对患者进行病情分析,确定危急、紧急和非紧急三种情况及正确的就诊位置、护理措施。

（三）计划

计划就是护士根据患者的病情及目前诊区的患者量确定如何就诊,并计划提供合适的急救护理措施。

（四）实施

实施是指分诊护士应根据患者的病情协助患者到达就诊区域,并提供平车、轮椅、标本采集等护理措施。

（五）评价

评价是指分诊护士对初次分诊的患者再次评估的过程,一般针对在初次评估后15分钟内尚未就诊的患者,通过评价可提高分诊的准确率,避免初次分诊中出现错误和遗漏。

四、分诊技巧

急诊分诊是急诊医疗工作中的重要环节,急诊患者只有经过护士分诊后才能得到专科医师的准确救治。一般来说急诊护士掌握一定的分诊技巧不仅可以提高分诊速度,还可以确保分诊的准确率。

（一）接诊的初步技巧

要掌握望、闻、问、切法。

（1）望（视）诊是指观察步态、体位、姿势、面色、皮肤黏膜。

（2）闻诊是指嗅觉、听觉,闻到的气味以及听到的声音的变化。

（3）问诊是指一个沟通的过程,获取最有价值的信息。

（4）切（触）诊是指通过触觉了解病情。

（5）需要强调的是在接诊过程中,首先要注意患者的气道、呼吸和循环,因为呼吸最能反映患者的危重程度。

（二）语言交流的技巧

运用礼貌得体的称呼。

（1）礼貌得体的称呼是护患交往的起点,也是给患者留下良好第一印象的关键,可以为以后的交往打下互相尊重、互相理解的基础。

（2）语言通俗易懂。尤其是方言，以适应各种不同层次、不同文化程度的患者。

（3）禁用冲突性、刺激性语言，避免给患者及家属带来不必要的精神和心理打击。

（曲春萌）

第三节　急诊患者的转运

急诊患者经过快速的救治脱离生命危险后，需被转运至手术室、重症监护室或各个专科病房进行下一步的治疗，而决定患者能够转运的基本条件就是搬运及运送不会危及患者生命或使病情急剧恶化。美国急救医学研究所（ECRI）在盘点 2015 年医疗技术风险过程中提出临床报警系统、患者数据出错、静脉输液管混淆、内镜和手术器械不干净、呼吸机失联、患者搬运设备出现差错、暴露于大量辐射、机器人手术风险、网络安全问题、召回和安全预警管理的十大风险因素，患者搬运也被列入其中。可见，患者的安全转运是急诊护理工作的重要内容之一。

一、转运途中的监护

患者在转运过程中，负责护送的医护人员必须要对患者的生命体征、给氧或机械通气、静脉通路等进行时时有效的监护，以确保患者安全抵达目标科室。

二、安全搬运

急诊患者的病情危重且复杂，安全、轻巧的搬运技术既可减轻搬运给患者造成的痛苦，也可以避免因搬运造成并发症。骨折患者在搬运之前必须经过止血、包扎、固定伤肢，遇颈、腰椎损伤的患者，必须三人以上同时搬运，保持脊柱的轴线水平，以防止脊柱发生错位继发脊髓损伤导致截瘫。

三、导管固定

保证各引流管通畅。妥善固定，安全放置，管道长短适宜，防止因患者烦躁及体位变化发生脱落，防止管道扭曲、受压、堵塞等。现场交接各管路的名称、位置及观察情况；现场交接暂时封闭管路应连接的装置、放置位置及既往观察情况。

四、患者交接

患者到达目标科室后，负责护送的医护人员必须与目标科室的医护人员进行详细的患者床旁交接，如患者基本信息、病情变化、治疗过程、应急处置等转运途中有意义的临床事件、各管路的名称、位置及观察情况、护理记录、药品等，交接后双方书面签字确认。

五、转运工具

院内患者最常用的转运工具有平车、轮椅。

（一）平车

平车适用于各种重症患者，是目前最为安全、舒适、方便的转运工具，一般不受道路、地形影响。缺点是慢，费力，受气候条件影响。一般在转运过程中要遵循足在前头在后、牢固固定、保持水平的原则。

（二）轮椅

轮椅适用于不能平卧或病情较轻但行动不便的患者，使用时较为安全、灵活、易于掌控。一般在使用轮椅转运时要掌握上坡正走、下坡倒走的原则，即上坡时患者的正面向前，下坡时使患者的背面向前，始终保持重心向后，以免患者前倾摔倒。

六、转运过程中的注意事项

（1）转运前准备好途中所需的药品、物品、仪器设备，确保转运途中患者一旦发生病情变化可以随时抢救。

（2）做好转运途中抢救、观察、监护等相关医疗文件的记录，运输途中要保持患者生命体征相对稳定并做好患者的交接工作。

（3）转运过程中对患者的治疗措施不间断、记录不间断。

（曲春萌）

第四节　呼吸功能监测

进行机械通气的患者都存在不同程度的原发性或者继发性的呼吸功能损害，呼吸功能状态常常决定着这些患者的病情严重程度和治疗成败，因此治疗过程中需要密切监测呼吸功能。近年来，随着机械通气理论和实践的发展，危重病病理生理的深入研究与电子计算机技术和传感技术的不断融合，呼吸机智能化程度不断增强。临床上，呼吸功能监测的指标可以用数据、各种波形或者动态趋势图表示，包括呼吸力学监测、肺容积监测、呼吸功监测等，通过分析连续性的监测数据，有利于及时采取相应诊治措施，有利于判断治疗效果和评估预后。

一、压力监测指标

压力监测一般指气道压力监测，气道压力在每一个呼吸周期内不断变化，常用的指标有峰压（P_{peak}）、平台压（P_{plat}）、呼气末气道正压（PEEP）等。P_{peak}指呼吸周期中压力感受器显示的最大压力，其数值过高会造成气压伤，原则上不能超过 $3.92\sim4.41$ kPa（$40\sim45$ cmH$_2$O）；P_{plat}指吸气末屏气，压力感受器显示的气道压力，实际上反映吸气末最大的肺泡跨壁压，原则上 P_{plat} 应该控制在 2.94 kPa（30 cmH$_2$O）以下；PEEP 指呼气末的气道压力，PEEP$_i$ 是指 PEEP 为 0 时的呼气末肺泡压力，PEEP 可以改善气体在肺内的分布，但如果时间过长或者设置过高，会对循环系统造成不利影响。P_{peak}与 P_{plat} 主要反映气道阻力（包括人工气道和管路），二者差值越大，说明气道阻力越大。P_{plat} 与 PEEP 之差主要反映肺组织弹性阻力，差值越大，阻力越大。P_{peak} 下降至 P_{plat} 的坡度和持续时间反映肺组织的黏性阻力，坡度越大肺组织的黏性阻力越大。

二、流量监测指标

机械通气时吸气相流速的形态可由呼吸机设置，呼气相流速的形态由系统顺应性和气道阻力决定。临床上常用的吸气流速波形为减速波,气流为减速气流时平均气道压力高、峰压低,且接近呼吸生理,因此减速波得到了广泛应用。

流量-时间曲线可以判断压力支持通气(PSV)模式的呼气转换水平,压力控制通气(PCV)或辅助/控制通气(A/C)模式时的吸气时间是否足够,有无屏气时间;判断气流阻塞导致的$PEEP_i$的高低以及气道扩张药的疗效。当呼气末流速未降至0(回到基线),说明存在$PEEP_i$,较高的呼气末流速对应较高的$PEEP_i$。应用支气管扩张剂后呼气峰流速增加,回到基线的时间缩短,提示病情有改善。如果管路中冷凝水积聚、气道内分泌物增多以及气道痉挛等,流速曲线出现锯齿样变化。

三、容量监测指标

(一)潮气量和分钟通气量

容量是流量对时间的积分,多数呼吸功能够监测潮气量(V_T),而分钟通气量则是潮气量与呼吸频率的乘积。正常人的V_T一般为5~10 mL/kg,其中一部分进入肺泡内能够有效地进行气体交换即肺泡容量,另一部分则进入传导气道和完全没有血流的肺泡,即无效腔。一般无效腔占V_T的1/4~1/3,相当于2~3 mL/kg。正常人的分钟通气量约为6 L/min。机械通气时应该根据不同疾病和同一疾病的不同阶段选择合适的呼吸频率(RR)和V_T,例如严重支气管哮喘和急性呼吸窘迫综合征(ARDS)患者均应选择小V_T,但前者RR应较慢,后者RR应较快,如果人机对抗,应适当用镇静药抑制自主呼吸。对于肺外疾病导致的呼吸衰竭或者慢性阻塞性肺疾病(COPD)患者相对稳定时可选择深慢呼吸,即大V_T慢RR。一般情况下V_T的变化与RR有关,RR增快,V_T变小;反之V_T增大,RR减慢。如果V_T增大伴RR增快常常提示肺组织严重损伤或者水肿。

定压通气是通过调节吸气压力来改变潮气量的,因而潮气量相对不稳定,可随着患者气道阻力及顺应性的变化而发生变化。定容通气时由于管路的顺应性,患者实际通气潮气量也略低于设定的潮气量。潮气量-时间曲线也可以用来判断回路中有无气体泄漏以及反映呼气阻力。如有漏气,呼气量少于吸气量,潮气量曲线呼气支不能回到基线而开始下一次吸气。如果潮气量曲线呼气支呈线性递减而非指数递减,而且恢复至基线的时间延长,提示呼气阻力增高。

(二)肺活量

正常为60~80 mL/kg,是反映肺通气储备功能的基本指标。

(三)功能残气量

正常人功能残气量为40 mL/kg,或者占肺总量的35%~40%。体位改变会影响功能残气量。

四、气流阻力指标

气流阻力指控制通气时,整个呼吸系统的黏性阻力,包括气道、肺和胸廓的黏性阻力。一般来说,气流阻力主要反映气道阻力的变化。

吸气阻力$(R_i) = (P_{peak} - P_{plat})/(V_T/T_i)$

呼气阻力$(R_e) = (P_{plat} - PEEP)/V_{max}$

V_{max}指呼气初期的流速。阻力增大,说明气道分泌物增加或气道痉挛,也可能是肺组织水肿、肺泡萎陷不张或者胸腔积液。

五、顺应性指标

机械通气时一般测定呼吸系统的总顺应性,分为静态顺应性(C_S)和动态顺应性(C_{dyn})。C_S反映气流消失后单位压力变化时 V_T 的变化,其计算公式是:$C_S = V_T/(P_{plat} - PEEP)$,其正常值为 $60\sim100$ mL/cmH₂O,Cs 主要反映胸肺弹性阻力的变化;C_{dyn} 则为呼吸运动时,即气流存在时单位压力变化时 V_T 的变化,其计算公式是:$C_{dyn} = V_T/(P_{peak} - PEEP)$,其正常值为 $50\sim80$ mL/cmH₂O,C_{dyn} 不仅受胸肺弹性阻力的影响,也受气道阻力和黏性阻力等变化的影响。

六、呼吸中枢驱动能力和呼吸肌力量指标

吸气用力开始 0.1 秒时对抗闭合气道产生的气道压,通常记录开始吸气 0.1 秒时的口腔压力,称为口腔闭合压($P_{0.1}$),正常人小于 0.2 kPa(2 cmH₂O)。$P_{0.1}$ 可用来评价呼吸中枢的驱动水平。

最大吸气压(P_{imax})测定的标准方法是在功能残气量(FRC)位,用单向活瓣堵塞吸气口,并迅速进行最大努力吸气,用压力表直接或者传感器间接测定,可以反映患者的自主呼吸能力,是呼吸肌和腹肌等辅助呼吸肌力量的综合反映。其正常值为 $-9.81\sim-4.90$ kPa($-100\sim-50$ cmH₂O)。P_{imax} 大于 -1.96 kPa(-20 cmH₂O)时,一般需要机械通气。而机械通气患者,P_{imax} 小于 -2.45 kPa(-25 cmH₂O)时,撤机较易成功。

$P_{0.1}$ 和最大经膈压(P_{dimax})的监测一般需要留置食管气囊,以食管内压代替胸内压。

P_{dimax} 是反映各肌收缩力量的准确指标,用一条带气囊的双腔管道,分别测定吸气时胃内和食管内的压力,两者的差值即为经膈压。在 FRC 位做最大努力吸气所测得的经膈压为 P_{dimax},正常 P_{dimax} 为 $7.85\sim21.58$ kPa($80\sim220$ cmH₂O)。

膈肌肌电图(EMG)常用食管法测定,根据 EMG 的功率频谱评价膈肌功能,一般应用中位频率(Fc)、高位频率(H,$150\sim250$ Hz)与低位频率(L,$20\sim50$ Hz)的比值(H/L)表示。正常值范围:Fc 为 $70\sim120$,H/L 为 $0.3\sim1.9$。临床上需要动态观察,较基础值下降 20% 以上,提示可能有膈肌疲劳。

七、呼吸功指标

克服整个通气阻力(主要是气道阻力和胸肺组织的弹性阻力)所做的功称为呼吸功,因为吸气主动、呼气被动,所以呼吸功一般指吸气功,一般用胸腔压力变化与容积变化的乘积或者 P-V 曲线的面积来计算呼吸功。但是存在较高通气阻力,尤其是存在 PEEP,和较高气流阻力情况时,在吸气初期存在呼吸肌做功但无容量的变化,也就是说患者的触发功增加,因此上述计算方法有时低估了实际做功量。理论上流速触发可以减少触发功,更接近于生理。呼吸功包括呼吸肌和呼吸机做功两部分,原则上应该充分发挥自主呼吸做功,但在呼吸肌疲劳时应尽量减少自主呼吸做功。

八、呼吸形式的监测

呼吸频率(RR)是较敏感的反映病情变化的指标,呼吸动力不足或者通气阻力加大均可增加 RR。呼吸中枢兴奋性显著下降则 RR 明显减慢。由于通气模式或者参数调节不当也会影响 RR,因此该指标特异性较差。呼吸节律对诊断呼吸中枢的兴奋性有一定的价值,但是焦虑患

常常出现不规则呼吸,高碳酸血症患者可以出现陈-施呼吸。

正常情况下,胸腹式呼吸同步,且以腹式呼吸为主。当呼吸肌疲劳或者胸廓结构变化时可以引起胸腹式呼吸幅度的变化,甚至胸腹矛盾运动。如果辅助呼吸肌如胸锁乳突肌、斜角肌等参与呼吸运动、张口呼吸或者出现吸气"三凹征"(吸气时胸骨上窝、锁骨上窝和肋间隙明显凹陷),则提示呼吸阻力显著增加、通气量不能满足需求或者呼吸肌疲劳。

九、吸、呼气时间比(I/E)和吸气时间分数(T_i/T_{tot})

关于I/E的监测和调节应该根据基础疾病和患者的耐受以及舒适程度进行针对性个体化的调节。气流阻塞性疾病应采用深、慢呼吸,适当延长呼气时间;限制性通气障碍的患者宜选择浅快呼吸,适当延长吸气时间;急性肺组织疾病患者宜采用深快呼吸(以快为主)。

T_i/T_{tot}是吸气时间/呼吸周期时间,一般呼吸肌在吸气时起作用,呼气则由肺和胸廓的弹性回缩驱动,正常人的 T_i/T_{tot} 值约为0.3,一般不超过0.35,如果延长至0.4~0.5,则提示呼吸肌无力。

(曲春萌)

第五节　循环功能监测

循环功能监测的目的在于能及时、准确地发现各种循环功能异常,如容量负荷过重或不足、心律失常、循环阻力增高等,对于及时、合理地指导治疗,防止严重并发症及提高患者的救治成功率有重要的意义。

传统的循环功能监测项目包括观察意识表情、皮肤色泽、皮肤温度、触摸周围动脉搏动的频率和节律、测量动脉血压等,这些都是评估心功能和循环功能的极有价值的指标。随着现代急危重症医学的发展,完整而系统的循环功能监测不仅要有以上的一般监测方法,还需要持续心电监护、直接或间接动脉血压监测、无创伤性和创伤性血流动力学监测等方法来共同实现。目前临床上常用的循环功能监测方法如下。

一、一般监测

(一)意识状态

循环系统的功能状态改变可直接引起中枢神经系统的血流灌注量改变,从而影响脑功能的表达,因此意识状态是循环功能的直接观察指标。患者如出现意识障碍如嗜睡、意识模糊、谵妄、昏迷,或出现表情异常,如烦躁、焦虑或淡漠、迟钝,甚至意识丧失,在排除了神经系统疾病之后,主要是由于循环功能障碍的加重。

(二)心率

正常成人心率60~100次/分,监测心率可反映心血管功能状态的变化。心率增快,可能是循环血量丢失的早期征象,这种反应可先于血压及中心静脉压的变化或与两者同时出现。合并感染的患者,机体代谢率增高,需有足够的心排血量才能满足机体代谢的需要。根据心排血量(CO)＝心搏量(SV)×心率(HR),适当提高心率有利于提高心排血量。当心率大于150次/分,心动周期缩短,舒张期充盈不足,CO 明显减少,且增加耗氧量。监测心率可以及时发现心动过速、心动过缓、期前收缩和心搏骤停等心律失常。

（三）呼吸状态

呼吸状态的改变可以间接反映循环功能的改变。例如,急性左心衰竭表现为阵发性呼吸困难,休克、创伤或重症感染的患者早期呼吸多浅快,呈现呼吸性碱中毒,随着病情发展可出现酸中毒,严重时可出现呼吸窘迫。

（四）尿量

心排血量减少,循环功能不良必将导致肾脏血流灌注减少。临床上患者出现少尿或者无尿,尿比重升高时,需观察每小时尿量、尿比重,当每小时尿量小于 30 mL,尿比重增加时,如果排除了肾性和肾后性因素,即表示出现了组织灌注不足或循环衰竭。

（五）颜面、口唇和肢端色泽

当周围小血管收缩及微血管血流减少时,如急性失血、创伤或剧痛时,临床上可表现为面颊、口唇及皮肤色泽由红润转为苍白,甚至发绀;急性心功能不全发作时表现为面色青灰、口唇发绀;重症感染发展至微循环障碍时可表现为发绀。

（六）毛细血管充盈时间和肢端温度

毛细血管充盈时间延长是微循环灌注不良及血液淤滞的表现,是反映周围循环状态的指标。如果在保暖的状态下,仍然出现四肢末端温度下降、四肢冰凉的现象,可以证实周围血管收缩,皮肤血流减少,是反映周围循环血容量不足的重要指标。

二、心电监护

心电监护是急诊室和重症监护病房最基本的床旁监测项目,临床心电监护的直接目的是及时发现、识别和确诊各种心律失常,最终目的是对各种致命性心律失常进行及时有效的处理,减少心律失常猝死率,提高急危重症患者抢救成功率,同时确保手术、特殊检查与治疗的安全。心电监护具有以下临床意义。

（一）及时发现和诊断致命性心律失常及其先兆

这是心电监护的主要目的,通过动态观察心律失常的发展趋势和规律,可预示致命性心律失常的发生。如某些急性器质性心脏病患者出现进行性增加的高危险性室性期前收缩,应警惕和预防随后可能出现的致命性心律失常。

（二）指导抗心律失常治疗

通过心电监护不仅可及时发现心律失常,初步确定心律失常的类型和程度,还能有效评价各种治疗措施的疗效及不良反应。

（三）监测电解质紊乱

电解质紊乱可影响心脏电生理活动,出现心电图的改变,诱发各种心律失常。通过心电监护可及时发现并对已经处理的患者进行治疗效果评价。

（四）手术监护

对各种手术,特别是心血管手术的术前、术中、术后及各种特殊检查和治疗过程中实行心电监护,以及时发现可能出现的并发症并迅速采取救治措施。

（五）指导其他可能影响心电活动的治疗

当非抗心律失常治疗措施有可能影响到患者的心电活动时,也可进行心电监护以指导治疗。

三、血流动力学监测方法

血流动力学监测是通过监测患者循环系统各部位的压力,同时监测心排血量(CO)、外周血管阻力(SVR)、肺血管阻力(PVR),结合氧动力学计算氧输送量(DO_2)、氧消耗量(VO_2)等参数,对患者循环功能异常作出判断,同时进行针对性的治疗。

(一)动脉压监测

动脉压监测分为无创血压监测和创伤性动脉压监测。

无创动脉压监测可采用人工袖套测压法或电子自动测压法,需注意袖带绑缚的位置正确(肘上 2 cm)及松紧度适宜(可伸入一到两指);电子自动测压时需注意避免频繁测压、测压时间过长或测压间隔太短,有可能发生疼痛、上肢水肿、血栓性静脉炎等。

创伤性动脉压(ABP)监测:通过在周围动脉置入动脉导管,并经由换能器将机械性压力波转变为电子信号,由示波屏直接显示动脉压力波形和相关数值,并可连续监测、记录及分析。适用于各类危重患者、循环不稳定者。

1.置管途径

置管途径首选桡动脉,亦可酌情挑选足背动脉及股动脉;尽量避免行肱动脉穿刺置管,以防发生动脉血肿或阻塞引起前臂血供障碍。

2.测压装置

测压装置包括换能器、加压冲洗袋、冲洗液及连接管道等。

3.有创动脉压波形

创伤性动脉压监测不仅能连续、实时地获得患者血压的数值,其波形亦带给我们很多信息。正常的动脉压波形分为收缩期和舒张期,主动脉瓣开放和快速射血入主动脉时动脉压波迅速上升至峰顶;而血流从主动脉到周围动脉时波形下降至基线。下降支的重搏切迹是主动脉弹性回缩产生的。

(二)中心静脉压(CVP)监测

中心静脉压(CVP)监测是测定位于胸腔内的上、下腔静脉或右心房内的压力,衡量右心对排出回心血量能力的指标。操作简单方便,不需特殊设备,在临床上应用广泛。

1.建立静脉通路

需经颈内静脉或锁骨下静脉穿刺置入深静脉导管,导管头端的位置以位于上腔静脉内为宜。

2.影响CVP测定值的因素

(1)导管位置:头端应位于右心房或近右心房的上、下腔静脉内。

(2)标准零点:以右心房中部水平线为标准零点,在体表的投射位置相当于仰卧位时第四肋间腋中线水平,患者体位发生改变应相应调整零点位置。

(3)胸膜腔内压:行机械通气的患者胸膜腔内压增高,影响测得的CVP数值。

3.CVP数值

CVP 正常为 0.49～1.18 kPa(5～12 cmH_2O),通常认为小于 0.25 kPa(2.5 cmH_2O)提示心腔充盈欠佳或血容量不足,大于 1.47 kPa(15 cmH_2O)提示右心功能不全。但 CVP 的个体差异极大,临床上对其绝对数值的参考意义争论较大,通过动态观察其数值变化可能更有利于判断患者容量情况。

4.CVP波形分析

正常波形有a、c、v三个正波和x、y两个负波,波形与心脏活动和心电图之间有恒定的关系。

(三)肺动脉漂浮导管

该方法又称肺动脉导管法(PAC)。1970年,气囊漂浮(Swan-Ganz)导管应用于临床,为心功能障碍和其他危重患者的血流动力学监测提供了重要的手段,经过不断发展,目前Swan-Ganz导管不但能测量传统的参数如CVP、肺动脉压(PAP)、肺动脉嵌入压(PAWP)[或称肺毛细血管嵌入压(PCWP)]、连续心排血量(CCO)、每搏量(SV)等,新型的Swan-Ganz导管(图1-1)与仪器还可以连续测量右心室舒张末期容量(RVEDV)和右心室收缩末容量(RVESV),因此将压力监测与容量监测融为一体。应用Swan-Ganz导管的方法监测心排血量在多种方法中被临床视为"金标准"。同时可以监测外周血管阻力(SVR)与肺血管阻力(PVR),其计算方法与正常参考值见表1-1,在较多新型监护仪可以自动计算。

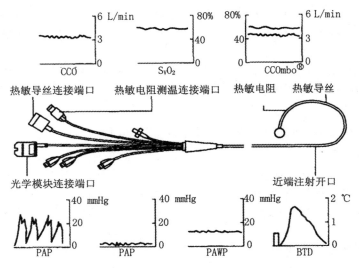

图1-1 Swan-Ganz漂浮导管的结构示意图

表1-1 常用血流动力学监测参数与正常参考值

参数	缩写	单位	计算方法	正常参考值
平均动脉压	MAP	kPa	直接测量	10.9～13.6
中心静脉压	CVP	kPa	直接测量	0.8～1.6
肺动脉嵌顿压	PAWP	kPa	直接测量	0.8～1.6
平均肺动脉压	MPAP	kPa	直接测量	1.5～2.1
心排血量	CO	L/min	直接测量	5～6
每搏输出量	SV	mL/beat	CO/HR	60～90
心脏指数	CI	L/min·m²	CO/BSA*	2.8～3.6
外周血管阻力	SVR	dyne·s/cm⁵	80×(MAP−CVP)/CO	800～1200
肺血管阻力	PVR	dyne·s/cm⁵	80×(MPAP−PAWP)/CO	<250
氧输送指数	DO₂I	mL/min·m²	CI×CaO₂×10	520～720
氧消耗指数	VO₂I	mL/min·m²	CI×(CaO₂−CvO₂)×10	100～180

参数	缩写	单位	计算方法	正常参考值
氧摄取率	O_2ER	%	$(CaO_2 - CvO_2)/CaO_2$	22~30
动脉血乳酸	LA	mmol/L	直接测量	<2.2
混合静脉血氧饱和度	SvO_2	%	直接测量	60~80

* BSA 为体表面积

（四）脉搏指数连续心排血量（PiCCO）监测

PiCCO 是一种较新的微创心排血量监测，是将肺温度稀释技术和动脉搏动曲线分析技术相结合的方法，能对心脏前负荷以及血管外肺水进行监测。

1.所需导管

中心静脉置管及股动脉放置一次性压力传感器（PULSION）导管。

2.操作方法

做三次经肺温度稀释法测量对脉搏曲线心排血量测量作校正，然后根据脉搏曲线变化可以连续监测。

3.优势

与漂浮导管比较，PiCCO 损伤较小，置管可能发生的并发症亦少；同时，PiCCO 可以监测胸腔内血容量（ITBV）及血管外肺水（EVLW），能够更准确、及时地反映体内液体情况。

（五）每搏输出量变异度（SVV）

根据心功能曲线（Frank-Starling 曲线），当回心血量超过一定程度后，心排血量不再随着心脏前负荷的增加而加大，呼吸对回心血量的影响也不会很大；反之，如果存在循环容量不足，随着呼吸而发生回心血量的周期性变化，导致心脏每搏输出量随之发生变化，即在基线的水平上产生一个变异度，即为 SVV。正常值应小于 13%，如果超过 13%，则提示继续扩容对提高心排血量仍有帮助。

（六）混合静脉血氧饱和度（SvO_2）及乳酸监测

对危重病和重大手术患者围术期血流动力学及组织氧供需平衡的评估有重要意义。

1.SvO_2

SvO_2 指肺动脉血的血氧饱和度，即经过全身机体摄氧、代谢后的静脉血在右心混合后所残留的氧含量，反映了全身供氧和耗氧之间的平衡，正常值为 60%~80%。当发生贫血、心排血量降低（低血容量、心源性休克等）时，氧供减少，则 SvO_2 值降低。临床上通常以上腔静脉血氧饱和度（$ScvO_2$）来代替较难获取的 SvO_2，$ScvO_2$ 或 SvO_2 降低提示全身低灌注状态。《SSC 2008年严重与脓毒性休克治疗国际指南》（后文简称为《SSC 2008 指南》）强调了早期目标治疗（early goal directed therapy，EGDT），推荐意见指出，应在最初的6小时之内，通过液体复苏与循环支持，使 $ScvO_2$ 达到70%，或 SvO_2 达到65%。

2.乳酸

当机体处于应激状态时，组织氧利用度提高，若存在循环容量不足，氧供难以满足机体需要，则出现无氧代谢，乳酸值升高，并大于 4 mmol/L。近年来，许多临床循证依据证明了严重脓毒症与脓毒性休克的患者，血乳酸是可以反映预后的重要临床依据。同时，乳酸也是救治严重脓毒症与脓毒性休克患者疗效评价的重要监测指标。

四、血流动力学参数的临床意义

CVP 是临床十分常用的评估容量状态的参数,但是很多因素会影响 CVP,如正压机械通气与呼气末正压(PEEP)等,同时 CVP 反映容量状态也较迟缓。临床应用中对同一患者的连续监测对评估与治疗有意义,同时可以在脓毒性休克救治中参考应用早期目标治疗(EGDT)。

乳酸检查(LA)在救治复杂休克患者时十分重要,因为动脉压正常并不等于解除了全身或局部器官组织的低灌注。应用时可参考《SSC 2008 指南》。临床研究也证实了 LA 升高是重症患者预后的独立相关因素。LA 升高提示低灌注状态。

SvO_2 如果是经导管抽取混合静脉血作血气分析,就需要看该血气分析仪是否是直接测定氧饱和度,而不是换算得到的,否则结果不可靠。SvO_2 是指经 Swan-Ganz 导管监测的,而经上腔静脉导管监测的为 $ScvO_2$,根据患者原发疾病的不同应具体分析。

平均动脉压(MAP)是临床救治休克的最常用目标参数,按 EGDT 的早期治疗目标,应在尽量快的时间内(6 小时)提高至 8.7 kPa(65 mmHg)以上。但是抗休克的根本目标并不是提高MAP,而应该是纠正组织器官的低灌注,所以,LA 和尿排出量[>0.5 mL/(kg·h)]可以作为补充的参考指标。

PAWP 升高提示左心功能不全,在鉴别诊断 ARDS 与心源性肺水肿时是重要的指标。如果PAWP 大于 2.4 kPa(18 mmHg),提示心源性肺水肿,即左心衰竭。但是,在腹腔高压与腹腔间室综合征(ACS)的特殊条件下,应当根据患者的个体化特征作出具体分析。

五、循环支持

(一)容量治疗

1.胶体液

血浆、人血清蛋白、羟乙基淀粉、动物胶、右旋糖苷等,能有效维持血浆胶体渗透压,改善循环状况。血液制品的来源有限,使得无法保证其临床应用,在应用人工胶体时应注意:羟乙基淀粉有不同的制剂品种,每个商品有不同的平均相对分子质量、中位相对分子质量、分子替换率和每日最大用量;动物胶的平均相对分子质量较小,另外还可能具有抗原性;右旋糖苷制剂有不同的相对分子质量,应用有最大量限制,同时可能影响凝血功能。

2.晶体液

通常可选用林格液或生理盐水,但需注意大量输注生理盐水可能产生高氯性酸中毒。

(二)血管活性药物

血管活性药物可以分为强心药物、血管收缩剂、血管扩张剂,应根据患者血流动力学的特征应用。

常用的药物包括多巴胺、去甲肾上腺素、血管加压素和多巴酚丁胺。

1.多巴胺(dopamine)

作为治疗脓毒性休克的血管活性药物,多巴胺兼具多巴胺能与肾上腺素能 α 和 β 受体的兴奋效应,在不同的剂量下表现出不同的受体效应。小剂量[<5 μg/(kg·min)]多巴胺主要作用于多巴胺受体(DA),具有轻度的血管扩张作用。中等剂量[5~10 μg/(kg·min)]以 $β_1$ 受体兴奋为主,可以增加心肌收缩力及心率,从而增加心肌的做功与氧耗。大剂量多巴胺[10~

20 μg/(kg·min)]则以 α_1 受体兴奋为主,出现显著的血管收缩。

2.去甲肾上腺素(norepinephrine)

去甲肾上腺素具有兴奋 α 和 β 受体的双重效应。其兴奋 α 受体的作用较强,通过提升平均动脉压(MAP)来改善组织灌注;对 β 受体的兴奋作用为中度,可以提高心率和增加心脏做功,但由于其增加静脉回流充盈和对右心压力感受器的作用,可以部分抵消心率和心肌收缩力的增加,从而相对减少心肌氧耗。因此,亦被认为是治疗感染中毒性休克的一线血管活性药物。其常用剂量为 0.03～1.50 μg/(kg·min),但剂量大于 1.00 μg/(kg·min)时,由于对 β 受体的兴奋加强,可增加心肌做功与氧耗。

3.肾上腺素(epinephrine)

由于具有强烈的 α 和 β 受体的双重兴奋效应,特别是具有较强的 β 受体兴奋效应,肾上腺素在增加心脏做功、增加氧输送的同时也显著增加着氧消耗,升高血乳酸水平。目前,不推荐肾上腺素作为感染中毒性休克的一线治疗药物,仅在其他治疗手段无效时才可考虑尝试应用。

4.血管加压素(vasopressin)

血管加压素通过强力收缩血管,提高外周血管阻力而改善血流的分布,起到提升血压、增加尿量的作用。血管加压素还可以与儿茶酚胺类药物协同作用。由于大剂量血管加压素具有极强的收缩血管作用,使得包括冠状动脉在内的内脏血管强力收缩,甚至加重内脏器官缺血,故目前多主张在去甲肾上腺素等儿茶酚胺类药物无效时才可考虑应用,且以小剂量给予(0.01～0.04 U/min)。

5.多巴酚丁胺(dobutamine)

多巴酚丁胺具有强烈的 β_1、β_2 受体和中度的 α 受体兴奋作用,而 β_2 受体的作用可以降低肺动脉楔压,有利于改善右心射血,提高心排血量。总体而言,多巴酚丁胺既可以增加氧输送,也可以增加(特别是心肌)氧消耗,因此在脓毒性休克治疗中一般用于经过充分液体复苏后心脏功能仍未见改善的患者,对于合并低血压者,宜联合应用血管收缩药物。其常用剂量为 2～20 μg/(kg·min)。

(曲春萌)

第六节　急性脊髓炎

一、概述

脊髓炎系指由于感染或毒素侵及脊髓所致的疾病,其在脊髓的病变常为横贯性,故亦称其为横贯性脊髓炎。

二、病因

脊髓炎不是一个独立的疾病,它可由许多不同的病因引起,主要包括感染与毒素。

(一)感染

感染是引致脊髓炎的主要原因之一。可以是原发的,亦可以为继发的。原发者最为多见,即由病毒引起的急性脊髓炎。继发者起病于急性传染病,如在麻疹、猩红热、白喉、流行性感冒、丹毒、水痘、肺炎、心内膜炎、淋病与百日咳等病的病程中发病,或在疫苗接种后或泌尿系统慢性感染性疾病的病程中发病。

(二)毒素

无论外源毒素还是内源毒素,当作用于脊髓时均可引致脊髓炎。可引起脊髓炎的、较为常见的外源毒素有下列几种:一氧化碳中毒、二氧化碳中毒、脊髓麻醉与蛛网膜下腔注射药物等。脊髓炎亦偶可发生于妊娠或产后期。

三、病理

脊髓炎的病理改变,主要在脊髓本身。

(一)急性期

脊髓肿胀、充血、发软、灰质与白质界限不清。镜检可见细胞浸润,小量出血,神经胶质增生,血管壁增厚,神经细胞改变和纤维变性。

(二)慢性期

脊髓萎缩、苍白、发硬,镜检可见神经细胞和纤维消失,神经胶质纤维增生。

四、临床表现

病毒所致的急性脊髓炎多见于青壮年,散在发病。起病较急,一般多有轻度前驱症状,如低热、全身不适或上呼吸道感染,脊髓症状急骤发生。可有下肢的麻木与麻刺感,背痛并放射至下肢或围绕躯体的束带状感觉等,一般持续一或二日(罕有持续数小时者),长者可至1周,即显现脊髓横贯性损害症状,因脊髓横贯性损害可为完全性者,亦可为不完全性者,同时因脊髓罹患部位的不同,其症状与体征亦各异。胸节脊髓最易罹患,盖因胸髓最长且循环功能不全之故。要根据脊髓罹患节段,分别论述其症状与体征。

(一)胸髓

胸髓脊髓炎患者的最初症状为下肢肌力弱,可迅速进展成完全性瘫痪。病之早期,瘫痪为弛缓性者,肌张力低下,浅层反射与深层反射消失,不能引出病理反射,即脊髓休克,为痉挛性截瘫。与此同时出现膀胱与直肠的麻痹,故初为尿与大便潴留,其后为失禁。因病变的横贯性,所有感觉束皆受损,因此病变水平下的各种感觉皆减退或消失。感觉障碍的程度,取决于病变的严重度。瘫痪的下肢可出现血管运动障碍,如水肿与少汗或无汗。偶可见到阴茎异常搏起。

由于感觉消失、营养障碍与污染,压疮常发生于骶部,股骨粗隆,足跟等骨骼隆起处。

(二)颈髓

颈髓脊髓炎患者,弛缓性瘫痪见于上肢,而痉挛性瘫痪见于下肢。感觉障碍在相应的颈髓病变水平下,病变若在高颈髓(第3、4颈髓)则为完全性痉挛性四肢瘫痪且并有膈肌瘫痪,可出现呼吸麻痹,并有高热,可导致死亡。

(三)腰骶髓

严重的腰骶髓脊髓炎呈现下肢的完全性弛缓性瘫痪,明显的膀胱与直肠功能障碍,下肢腱反射消失,其后肌肉萎缩。

五、实验室检查

血液中白细胞数增多,尤以中性多形核者为甚。脑脊髓液压力正常,除个别急性期脊髓水肿严重者外,一般无椎管阻塞现象。脑脊髓液外观无色透明,白细胞数增高,主要为淋巴细胞,蛋白质含量增高、糖与氯化物含量正常。

六、诊断与鉴别诊断

确定脊髓炎的部位与病理诊断并不困难,其特点包括起病急骤,有前驱症状,迅即发生的脊髓横贯性损害症状与体征以及脑脊髓液的异常等。但有时不易确定病因,详细的病史非常重要,例如起病前不久曾接种疫苗,则其脊髓炎极可能与之有关。

本病需与急性硬脊膜外脓肿,急性多发性神经根神经炎,视神经脊髓炎和脊髓瘤相鉴别。

七、治疗

一切脊髓炎患者在急性期皆应绝对卧床休息。急性期可应用糖皮质激素,如氢化可的松 $100\sim200$ mg或地塞米松 $5\sim10$ mg 静脉滴注,每天 1 次,连续 10 天,以后改为口服强的松。已有并发感染或为预防感染,可选用适当的抗生素,并应加用维生素 B_1、维生素 B_{12} 等。

有呼吸困难者应注意呼吸道通畅,勤翻身,定时拍背,务使痰液尽量排出,如痰不能咳出或有分泌物储积,可行气管切开。

必须采取一切措施预防压疮的发生,患者睡衣与被褥必须保持清洁、干燥、柔软、且无任何皱褶。骶部应置于裹有白布的橡皮圈上,应定时变换体位,受压部分的皮肤亦应涂擦滑石粉。若压疮已发生,可局部应用氧化锌粉、代马妥或鞣酸软膏。

尿潴留时应使用留置导尿管,每 $3\sim4$ 小时放尿一次,每日应以 3‰硼酸或 1‰呋喃西林或者 1‰高锰酸钾液,每次 250 mL 冲洗灌注,应停留 0.5 小时再放出,每天冲洗 $1\sim2$ 次,一有功能恢复迹象时即取去导尿管,训练患者自动排尿。

便秘时应在食物中增加蔬菜,给予缓泄剂,必要时灌肠。

急性期时应注意避免屈曲性截瘫的发生以及注意足下垂的预防,急性期后应对瘫痪肢进行按摩、全关节的被动运动与温浴,可改善局部血循环与防止挛缩。急性期后仍为弛缓性瘫痪时,可应用平流电治疗。

八、护理

(一)评估要点

1.一般情况

了解患者起病的方式、缓急;有无接种疫苗、病毒感染史;有无受凉、过劳、外伤等明显的诱因和前驱症状。评估患者的生命体征有无改变,了解对疾病的认识。

2.专科情况

(1)评估患者是否存在呼吸费力、吞咽困难和构音障碍。

(2)评估患者感觉障碍的部位、类型、范围及性质;观察双下肢麻木、无力的范围、持续时间;了解运动障碍的性质、分布、程度及伴发症状;评估运动和感觉障碍的平面是否上升。

(3)评估排尿情况:观察排尿的方式、次数与量,了解膀胱是否膨隆。区分是尿潴留还是充溢性尿失禁。

(4)评估皮肤的情况:有无皮肤破损、发红等。

3.实验室及其他检查

(1)肌电图是否呈失神经改变；下肢体感诱发电位及运动诱发电位是否异常。

(2)脊髓 MRI 是否有典型的改变，即病变部位脊髓增粗。

(二)护理诊断

1.躯体移动障碍

躯体移动障碍与脊髓病变所致截瘫有关。

2.排尿异常

排尿异常与自主神经功能障碍有关。

3.低效性呼吸形态

低效性呼吸形态与高位脊髓病变所致呼吸肌麻痹有关。

4.感知改变

感知改变与脊髓病变、感觉传导通路受损有关。

5.潜在并发症

潜在并发症有压疮、肺炎、泌尿系统感染等。

(三)护理措施

1.心理护理

双下肢麻木、无力易引起患者情绪紧张，护理人员应给予安慰，向患者及家属讲解疼痛过程。教会患者分散注意力的方法，如听音乐、看书。多与患者进行沟通，树立战胜疾病的信心，可提高疗效。

2.病情观察

(1)监测生命体征：如血压偏低、心率慢、呼吸慢、血氧饱和度低、肌张力低，应立即报告医师，同时建立静脉通道，每 15 分钟监测生命体征一次，直至正常。

(2)观察双下肢麻木、无力的范围、持续时间。

(3)监测血常规、脑脊液中淋巴细胞及蛋白、肝功能、肾功能情况，并准确记录。

3.皮肤护理

每 1～2 小时翻身一次，并观察受压部位皮肤情况。保持皮肤清洁、干燥，床单柔软、平坦、舒适，受压部位皮肤用软枕、海绵垫悬空，防止压疮形成。保持肢体的功能位置，定时活动，防止关节挛缩和畸形，避免屈曲性痉挛的发生。

4.饮食护理

饮食上给予清淡、易消化、营养丰富的食物，给予新鲜的瓜果和蔬菜，如苹果、梨、香蕉、冬瓜、木耳等，避免辛辣刺激和油炸食物。

5.预防并发症

(1)预防压疮，做到"七勤"。如已发生压疮，应积极换药治疗。

(2)做好便秘、尿失禁、尿潴留的护理，防治尿路感染。

(3)注意保暖，避免受凉。经常拍背，帮助排痰，防止坠积性肺炎。

(四)应急措施

如患者出现呼吸费力、呼吸动度减弱、呼吸浅慢、发绀、吞咽困难时，即刻给予清理呼吸道，吸氧，建立人工气道，应用简易呼吸器进行人工捏球辅助呼吸，有条件者给予呼吸机辅助呼吸，建立静脉液路，按医嘱给予抢救用药，必要时行气管插管或气管切开。

（五）健康教育

1.入院教育

（1）鼓励患者保持良好的心态,关心、体贴、尊重患者,树立战胜疾病的信心。

（2）告知本病的治疗、护理及预后等相关知识。

（3）病情稳定后及早开始瘫痪肢体的功能锻炼。

2.住院教育

（1）指导患者按医嘱正确服药,告知药物的不良反应与服药注意事项。

（2）给予高热量、高蛋白、高维生素饮食,多吃酸性及纤维素丰富的食物,少食会导致胀气的食物。

（3）告知患者及家属膀胱充盈的表现及尿路感染的表现,鼓励多饮水,2500～3000 mL/d,保持会阴部清洁。保持床单位及衣物整洁、干燥。

（4）指导患者早期进行肢体的被动与主动运动。

3.出院指导

（1）坚持肢体的功能锻炼和日常生活动作的训练,忌烟酒,做力所能及的家务和工作,促进功能恢复。

（2）患者出院后,继续遵医嘱服药。

（3）定期门诊复查,一旦发现肢体麻木、乏力、四肢瘫痪等情况,立即就医。

（曲春萌）

第七节　脑卒中

脑卒中是目前我国城市导致死亡的第三位原因,是导致成人残疾的首要原因。脑组织不能储备氧气,因而需要血液持续不断地提供一些营养物,若血流供应障碍则出现脑卒中,可由不同的原因引起,如栓子、血栓、出血,以及血管受压或血管痉挛。缺血性中风是由于栓子和血栓形成脑卒中,占80％～85％。缺血区发生水肿或梗死,导致神经细胞的死亡。如果不能及时纠正缺血,那么这部分神经细胞死亡,会导致脑组织梗死。一旦纠正脑血流灌注,中心缺血区周围组织阴影区可以逐渐恢复。

一、卒中危险因子

卒中危险因子包括高血压、心脏疾病(房颤,卵圆孔未闭,颈动脉疾病)、糖尿病等,另外年龄增加、性别差异(男性好发)、种族(非洲裔,美国人),以及中风史、家族史、高脂血症、高凝血机能(如癌症、怀孕、血细胞增多、镰状红细胞、吸烟、节食/肥胖等,以及口服避孕药者)等。一过性缺血症是中风的一项重要警示症状。基于血管内沉淀发生情况不同,卒中的病理生理不尽相同,其中血栓或栓子形成可导致急性缺血性中风。

（一）血栓

血栓是最常见的原因,常与动脉粥样硬化、动脉内斑块形成有关。血流速度减慢引起脑组织缺血,脑血管中动脉粥样硬化斑块脱落的栓子引起血管阻塞,导致大面积的梗死,继而发生脑水肿,周围水肿的细胞对梗塞部位造成压迫,进一步加重缺血,可出现功能的缺失(如障碍),如果栓子在细小分支动脉中形成,则可压迫发生腔隙性脑梗死。腔隙性脑梗死造成小范围神经细胞死亡,除了发生在内囊等重要部位的梗死,常不影响神经功能。有动脉粥样硬化或动脉炎的患者最有可能发生栓塞性卒中,当血液流动缓慢时,栓塞性卒中往往发生于睡眠或静止状态。

(二)栓塞

栓塞指脑血管闭塞,常见原因是血凝块,也可因感染性微粒、脂肪、空气和癌栓引起。20%的卒中患者是由于心脏栓子脱落而发病的,栓子常与细菌感染导致的心脏疾病或由心脏内壁、瓣膜上的膜脱落相关,如慢性房颤、瓣膜病、人工瓣膜、动脉粥样硬化等是栓塞的常见原因,少见于心房黏液瘤、卵圆孔未闭和细菌性心内膜炎。血栓性闭塞发病迅速,可无任何先期征兆即出现症状。

二、卒中临床表现和检查结果

卒中的临床症状变化多样,可以表现非常轻微,也可以表现为相关功能完全丧失。常见的症状和体征包括一侧肢体或半边躯体无力,感觉异常,发音困难或能够讲话但表述困难,视力改变等,临床表现依据梗塞部位不同而不同。

(一)大脑半球卒中

大脑半球卒中发生后,症状和体征常表现在受支配的一侧躯体,如上肢或一侧上下肢无力或瘫痪,同时有感觉缺失;也可出现双侧肢体改变。患者可表现有同侧眼睛凝视。以右手为优势的群体中,左半球为主导;控制着语言功能和语言依赖性记忆功能,因此可产生接受信息困难、表达或发音困难等。非主导半球常常为右半球,与空间定向、视力、感觉和记忆等功能有关。

(二)小脑和中脑卒中

小脑和中脑出现一侧或双侧躯体运动和感觉功能损害的典型表现为失衡、精细活动功能减弱、恶心、呕吐;可能出现常见的脑神经功能缺失,如构音困难、发音困难、不能言语,以及咳嗽反射下降。对于此类患者应仔细评估呼吸道防护和吞咽能力,确定有无吸入的危险。如患者出现多项功能缺失,需要在给予喂食前判断是否应行气管切开,避免误吸及肺炎等并发症。阻塞性脑积水常因脑水肿致脑室引流系统堵塞,而出现相应症状。由于皮质尚未损伤,患者还可维持正常精神状态,意识清晰,直至后颅窝压力升高,脑干受压,方可能出现精神及神志异常。实施外科手术减压可预防和解除脑干受压。

(三)诊断性检查

CT是排除可疑颅内出血、确诊急性脑卒中的基本诊断性检查项目。磁共振(MRI)检查项目能够探查到病变部位,较CT检查更早地显示阳性结果。磁共振血管造影(MRA)检测能发现血流异常的区域,同时能看到动脉内血凝块。其他检查还包括颅动脉超声影像、颅内多普勒(Doppler)检查、颅内血流(TCD)检查等。由于脑血管疾病和心血管疾病密切关联,卒中患者都应常规行心电图检查,并通过心电图(EKG)检查判断微小卒中。

三、急性脑卒中的治疗和护理

脑卒中是一种急诊情况,其需要治疗的紧迫性如同抢救心肌梗死的患者,也就是说当心脏缺血时,"时间就是心肌细胞",那么当脑缺血发生时,"时间就是脑细胞"。因此治疗目标是尽可能重建脑循环,阻止缺血进程,预防继发并发症。

（一）治疗原则

加强急性缺血性中风的病情评估,实施溶栓治疗,控制血压,做好颅内压升高的治疗和护理,控制血糖,预防卒中的再次发生。

（二）重症护理措施

1.体位

脑血栓和脑栓塞的患者需要增加脑的灌注,因此头部需要保持水平位,出血性脑血管病或颅内压增高的患者需要减少脑的灌注,床头需抬高。

2.降温

使用低温毯可控制中枢性高热和(或)通过降低体温从而减少脑组织的代谢。

3.病情观察

心电监护,因脑血管病通常有心血管疾病的基础,尤其是脑栓塞,因此必需加强相关监测。

4.动脉血气监测

监测呼吸功能和代谢的改变。

5.维持体液平衡

保留导尿管有助于精确监测液体出入量,以维持体液和电解质平衡。

6.加强营养

危重患者在发病24小时内,由于脑血液循环障碍,致使消化功能减退,进食后会引起胃扩张、食物滞留,压迫腹腔静脉,使回心血量减少。加上患者常伴有呕吐症状,易导致吸入性肺炎,因此应暂禁食。在补充营养时,应尽量避免静脉内输液,以免增加缺血性脑水肿的蓄积作用,最好的方法是鼻饲。鼻饲胃管在疾病初期可用于胃肠减压,如果患者有吞咽困难,也可用其进行喂食。

7.伴有感觉障碍的护理

运动障碍的患者往往同时伴有感觉障碍,因此需评估和确定患者身体感觉障碍的部位和程度。每天用温水擦洗感觉障碍的部位,以促进血液循环和感觉恢复。注意肢体保暖,但慎用热水袋,可加盖被子保暖。患者洗脸或洗足时,用前臂测试一下水温,防止患者烫伤。

8.预防并发症

急性脑卒中患者容易伴发并发症,若能及时预防,可使患者早日康复。否则,不但可能加重患者病情,甚至导致患者死亡。常见并发症包括呼吸道感染、心脏损害、消化道出血、泌尿系统感染、压疮、深静脉血栓和高热等。

9.语言训练

失语是指患者意识清楚,听力正常,咽喉、软腭、唇及舌等发音构音结构并无病变,但其语言的表达或感受能力发生障碍的一种总称。护理失语首先要测定失语的严重程度,并注意患者尚保留的最有效交流方式,从而采用这些方式与患者交流。

（曲春萌）

第八节　多器官功能障碍综合征

多器官功能障碍综合征(multiple organ dysfunction syndrome,MODS)是指在严重创伤、感

染和休克时,原无器官功能障碍的患者同时或者在短时间内相继出现两个以上器官系统的功能障碍以致机体内环境的稳定必须靠临床干预才能维持的综合征。

MODS 的原发致病因素是急性而继发受损器官可在远隔原发伤部位,不能将慢性疾病、组织器官退化、机体失代偿时的损伤归属其中。MODS 常呈序惯性器官受累,致病因素与 MODS 的发生必须间隔大于 24 小时。发生 MODS 前,机体器官功能基本正常,功能损害呈可逆性,一旦阻断发病机制、及时救治,有望恢复器官功能。

一、病因

(一)严重创伤

严重创伤是诱发 MODS 的常见因素之一,主要见于复合伤、多发伤、战地伤、烧伤及大手术创伤,并可引起心、肺、肝、肾、造血系统、消化道等多个组织器官系统的功能障碍。

(二)休克

各种原因导致的休克是引起 MODS 的重要发病因素,尤其是出血性休克和感染性休克更易引发 MODS。休克过程中机体各重要器官血流不足而呈低灌注状态,引起广泛性全身组织缺氧、缺血,代谢产物蓄积,影响细胞代谢、损害器官的功能,最后导致 MODS。

(三)严重感染

严重感染是引发 MODS 的最主要因素之一,尤其是腹腔感染,是诱发 MODS 的重要原因。据相关资料统计,腹腔感染在多种 MODS 致病因素中占首位。其中革兰氏阴性杆菌占大多数,如腹腔内脓肿、急性化脓性阑尾炎、急性坏死性胰腺炎、急性腹膜炎、急性胆囊炎等更易导致 MODS 的发生。有报道称,69%～75% 的 MODS 患者的病因与感染有关。

(四)医源性因素

医源性因素也是造成 MODS 的一个重要因素,尤其是急危重症患者,病情错综复杂,如治疗措施应用不当,对脏器容易造成不必要的损伤而引发 MODS。较常见的因素如下。

(1)长时间(至少＞6 小时)高浓度给氧可破坏肺表面活性物质,损害肺血管内皮细胞。

(2)大量输血、输液可导致急性肺水肿、急性左心功能不全。

(3)药物使用不当可导致肝、肾等重要脏器功能障碍。

(4)不适当的人工机械通气可造成心肺功能障碍。

(5)血液吸附或血液透析造成的不均衡综合征、出血和血小板减少。

(五)心搏、呼吸骤停

心搏、呼吸骤停致使机体各重要脏器严重缺血、缺氧,若能在短时间内得到有效及时的抢救,复苏成功后,血流动力学改善,各大器官恢复灌流,形成"缺血-再灌注",但同时也可能引发"再灌注"损伤,导致 MODS。

二、临床表现

MODS 多以某一器官功能受损开始发病,并序贯的影响到其他器官,由于首先受累器官的不同以及受累器官组合的不同,其临床表现也不尽相同,下面将各器官受累时的主要表现分别加以介绍(表 1-2)。

表 1-2 MODS 的临床表现

	休克	复苏	高分解代谢	多器官功能衰竭（MOF）
全身情况	萎靡、不安	差、烦躁	很差	终末
循环	需输液	依赖容量	CO↓,休克	药物依赖
呼吸	气促	呼碱低氧	ARDS	O_2↓,CO_2↑
肾脏	少尿	氮↑	氮↑,需透析	恶化
胃肠	胀气	摄食↓	应激性溃疡	功能紊乱
肝脏	肝功轻度↓	中度↓	严重↓	衰竭
代谢	血糖↑,需胰岛素	高分解代谢	代谢性酸中毒,血糖↑	肌萎缩,酸中毒
中枢神经系统（CNS）	模糊	嗜睡	昏迷	深昏迷
血液	轻度异常	血小板计数（BPC）↓,白细胞计数（WBC）↑	凝血异常	弥散性血管内凝血（DIC）

（一）心脏

心脏的主要功能是泵功能,并推动血液在体内进行周而复始的循环。无论是心脏发生继发性损伤还是原发性损伤都能够引起泵功能障碍,从而引起急性心功能不全,主要临床特征表现为急性肺循环淤血和供血不足。

急性心功能不全可概括为急性右心功能不全和急性左心功能不全,临床上急性右心功能不全极为少见,因此一般急性心功能不全即泛指急性左心功能不全,临床上最常见的是急性左室功能不全。临床症状及体征表现如下。

1.呼吸困难

按诱发呼吸困难急性程度的不同又可分为:劳力性呼吸困难、夜间阵发性呼吸困难和端坐呼吸,而端坐呼吸和夜间阵发性呼吸困难是急性左心功能不全早期或急性发作时的典型表现之一,必须给予高度重视。

2.咳嗽与咯血

急性心功能不全引起的咳嗽主要特征为无其他原因可解释的刺激性干咳,尤以平卧或活动时为明显,半卧位或坐起及休息时咳嗽可缓解。若发生肺水肿,可见大量白色或粉红色泡沫样痰,严重者可发生咯血。

心排血量急剧下降是严重急性左心功能不全可引起的病变,从而引起心源性晕厥、心源性休克及心搏骤停。

（二）呼吸功能

临床特征表现为发绀和呼吸困难,血气分析检查常呈现为低氧血症。严重者可出现急性呼吸窘迫综合征（ARDS）或急性呼吸功能不全。ARDS 是 MODS 常伴发的一种临床表现,其病理改变为急性非心源性肺水肿。临床特点如下。

（1）起病急,呼吸极度困难,经鼻导管高流量吸氧不能缓解。

（2）呼吸频率加快,常超过每分钟 28～30 次,并进行性加快,严重者可达每分钟 60 次以上,患者所有呼吸肌都参与了呼吸运动,仍不能满足呼吸对氧的需求而呈现为窘迫呼吸。

（3）血气分析呈现为 PO_2 小于 60 mmHg,并呈进行性下降,高流量氧疗也难以使 PO_2 提高,而必须采用人工机械通气。

（三）肝

当肝脏功能遭到严重损害时，临床表现为肝细胞性黄疸，巩膜、皮服黄染，尿色加深呈酱油样，血清生化检查显示：总胆红素升高（直接胆红素与间接胆红素均升高）并伴有肝脏酶学水平升高，同时谷丙转氨酶（ALT）、谷草转氨酶（AST）、乳酸脱氢酶（LDH）均大于正常值的 2 倍以上，还可伴有清蛋白含量、血清总蛋白下降及凝血因子减少，既往有肝病史者或病情严重者可发生肝性脑病。

（四）肾

在急危重症的抢救过程中，多种原因都可能造成肾小管功能受损或急性肾小球功能受损，从而引起急性肾功能不全，其临床表现主要为氮质血症、少尿、无尿和水、电解质及酸碱平衡失调。当发生急性肾功能不全后，常易导致病情急剧进展或明显恶化，在各种原因导致的休克为 MODS 的原发病变中，肾功能不全也可能为最早的表现。

（五）胃肠道

各种原因引起的胃肠黏膜缺血及病变、治疗过程中的应激，导致的胃泌素与肾上腺皮质激素分泌增加，而导致胃黏膜病变，引起消化道大出血，或者其他因素所致的胃肠道蠕动减弱，从而发生胃肠麻痹。

（六）凝血功能

毛细血管床开放，血流缓慢或淤积，致使凝血系统被激活，引起微循环内广泛形成微血栓，导致弥散性血管内凝血可由任何原因所致的组织微循环功能障碍造成。进一步使大量凝血因子和血小板被消耗，引发全身组织发生广泛出血。临床常表现为黏膜、皮肤形成花斑，皮下出血，注射部位或手术切口、创面自发性弥漫性渗血，术后引流管内出血量增多，严重者内脏器官也发生出血。化验检查可见血浆蛋白原含量降低，纤维组织蛋白原降解产物增加，血小板计数呈进行性减少，凝血酶原时间延长。

（七）脑

由于危重病病变发生发展过程中的多种因素影响而使脑组织发生缺血、缺氧和水肿，从而在临床上引起患者意识障碍。如出现淡漠、烦躁、自制力和定向力下降，对外界环境、自己及亲人不能确认，甚至出现嗜睡、昏睡、昏迷。同时常伴有瞳孔、神经系统的病理反射及呼吸病理性变化等。

三、护理

（一）一般护理

1.饮食护理

MODS 患者机体常处于全身炎性反应高代谢状态，机体消耗极度升高，免疫功能受损，内环境紊乱，因此保证营养供应至关重要。根据病情选择进食方式，尽量经口进食，必要时给予管饲或静脉营养，管饲时注意营养液的温度及速度，避免误吸及潴留。

（1）肠道营养：根据患者病情选择管饲途径：口胃管、鼻胃管、鼻肠管、胃造口管、空肠造瘘等。

（2）肠外营养：根据患者病情给予不同成分的全静脉营养（TPN）治疗。

2.环境管理

病室清洁安静，最好住单人房间，室内每天消毒一次。

3.心理护理

因患者起病突然、病情严重,容易恐惧,护士耐心解释疾病发生发展的原因,帮助患者树立信心并积极配合治疗,保证患者情绪稳定。

(二)重症护理

1.病情观察

全面观察,及早发现、预防各器官功能不全征象。

(1)循环系统:血压,心率及心律,中心静脉压(CVP),肺动脉楔压(PCWP)的监测,严格记录出入液量。

(2)呼吸系统:呼吸频率及节律,动脉血气分析,经皮血氧饱和度的监测。

(3)肾功能监测:监测尿量,计算肌酐清除率,规范使用抗生素,避免使用肾毒性强的药物,必要时行连续肾脏替代疗法(CRRT)治疗。

(4)神经系统:观察患者的意识状态、神志、瞳孔、反应等的变化。

(5)定时检测肝功能,注意保肝,必要时行人工肝治疗。加强血糖监测。

(6)肠道功能监测与支持:根据医嘱正确给予营养支持,合理使用肠道动力药物,保持肠道通畅。

(7)观察末梢温度和皮肤色泽。

2.各脏器功能的护理

(1)呼吸功能的护理:加强呼吸道的湿化与管理,合理湿化,建立人工气道患者及时吸痰。根据患者病情,及时稳定脱机。多次进行机械通气、病情反复的患者,对脱机存在恐惧感,得知要脱机即表现为紧张、恐惧,这种情绪将影响患者的正常生理功能,如产生呼吸、心率加快、血压升高等,影响脱机的实施。需对患者实施有效的心理护理。

(2)循环功能的护理:MODS患者在抢救治疗过程中,循环系统不稳定,血压波动大且变化迅速,需通过有创动脉测压及时、可靠、准确、连续地提供动脉血压,为及时发现病情变化并给治疗提供可靠的资料。同时注意观察患者痰液色质量,及时发现心衰早期表现。严格控制出入液量。

(3)肝肾功能的护理:注意肝肾功化验指标的变化,严密监测尿量、尿色、尿比重,保持水电解质平衡。避免使用肝肾毒性药物。维持血容量及血压,保证和改善肾脏血流灌注。对严重衰竭患者及时采用连续血液净化治疗。

(4)胃肠道功能的护理:应激性溃疡出血是MODS常见的胃肠功能衰竭症状,早期进行胃肠道内营养补充,补充能量,促进胃肠蠕动的恢复,维持菌群平衡,保护胃黏膜。观察患者是否存在腹胀,及时听诊肠鸣音,观察腹部体征的变化。患者发生恶心、呕吐时及时清理呕吐物,避免误吸。发生腹泻时,及时清理,保持床单位清洁,观察大便性状、色质量,留取异常大便标本并及时送检。

3.药物治疗的护理

(1)根据医嘱补液,为避免发生肺水肿,可在PCWP及CVP指导下调整补液量及速度。

(2)按常规使用血管活性药物。

(3)血压过低时不可使用利尿剂,用后观察尿量变化。

(4)使用制酸剂和胃黏膜保护剂后,要监测胃液pH。

(5)观察要点:持续心电监护,监测体温。

(曲春萌)

第九节　急性中毒

一、急性中毒的诊断

急性中毒的诊断主要根据中毒病史和临床表现以及实验室检查。

（一）中毒病史

采集中毒病史是诊断的首要环节。生产性中毒者重点询问工种、操作过程，接触的毒物种类和数量、接触途径、同伴发病情况。非生产性中毒者，了解患者的精神状态、本人或家人经常服用的药物，收集患者可能盛放毒物的容器、纸袋和剩余毒物。仔细询问发病过程、症状、治疗药物与剂量及治疗反应等。

（二）临床表现

急性中毒常有其特征性临床表现，现将具有这些特征的常见毒物举例如下。

1.呼气、呕吐物和体表的气味

（1）蒜臭味：有机磷农药、磷。

（2）酒味：酒精及其他醇类化合物。

（3）苦杏仁味：氰化物及含氰甙果仁。

（4）尿味：氨水、硝酸铵。

（5）其他有特殊气味的毒物：汽油、煤油、苯、硝基苯。

2.皮肤黏膜

（1）樱桃红：氰化物、一氧化碳。

（2）潮红：酒精、抗胆碱药（含曼陀罗类）。

（3）发绀：亚硝酸盐、苯的氨基与硝基化合物。

（4）多汗：有机磷毒物、毒蘑菇、解热镇痛剂。

（5）无汗：抗胆碱药。

（6）牙痕：毒蛇和毒虫咬蜇中毒。

3.眼

（1）瞳孔缩小：有机磷毒物、阿片类。

（2）瞳孔扩大：抗胆碱药、苯丙胺类、可卡因。

（3）视力障碍：有机磷毒物、甲醇、肉毒毒素。

4.口腔

（1）流涎：有机磷毒物、毒蘑菇。

（2）口干：抗胆碱药、苯丙胺类。

5.神经系统

（1）嗜睡、昏迷：镇静催眠药、抗组胺类、抗抑郁药、醇类、阿片类、有机磷毒物、有机溶剂等。

（2）抽搐惊厥：毒鼠强、氟乙酰胺、有机磷毒物、氯化烃类、氰化物、肼类（如异烟肼）、士的宁。

（3）肌肉颤动：有机磷毒物、毒扁豆碱。

(4)谵妄:抗胆碱药。

(5)瘫痪:肉毒毒素、可溶性钡盐。

6.消化系统

(1)呕吐:有机磷毒物、毒蘑菇。

(2)腹绞痛:有机磷毒物、毒蘑菇、巴豆、砷、汞化合物、腐蚀性毒物。

(3)腹泻:毒蘑菇、砷、汞化合物、巴豆、蓖麻子。

7.循环系统

(1)心动过速:抗胆碱药、拟肾上腺素药、醇类。

(2)心动过缓:有机磷毒物、毒蘑菇、乌头、可溶性钡盐、洋地黄类、β受体阻断剂、钙拮抗剂。

(3)血压升高:苯丙胺类、拟肾上腺素药。

(4)血压下降:亚硝酸盐类、各种降压药。

8.呼吸系统

(1)呼吸减慢:阿片类、镇静安眠药。

(2)哮喘:刺激性气体、有机磷毒物。

(3)肺水肿:刺激性气体、有机磷农药。

急性中毒常侵犯多种器官,不同的毒物中毒侵犯的器官亦异,各种急性中毒引起的不同系统中毒的表现和相关的中毒毒物及可能的中毒机制见表1-3。

表1-3　急性中毒的临床表现、相关毒物和中毒机制

中毒表现	相关毒物和中毒机制
皮肤黏膜	
1.灼伤	直接腐蚀作用:强酸、强碱、甲醛、苯酚、甲酚皂溶液(来苏儿)
2.发绀	(1)肺水肿:有机磷杀虫剂、刺激性气体、安妥 (2)高铁血红蛋白血症:亚硝酸盐、苯胺、硝基苯等
3.黄疸	(1)肝损害:四氯化碳,抗结核药、雄激素、毒蕈等 (2)溶血性贫血:苯胺、硝基苯、有毒动植物(毒蛇、毒蕈)
眼	
1.瞳孔扩大	抗胆碱能作用:阿托品和莨菪碱类
2.瞳孔缩小	胆碱能作用:有机磷杀虫剂、氨基甲酸酯类杀虫剂
3.视神经损害	致代谢障碍:甲醇
呼吸系统	
1.呼吸气味	乙醇(酒味);氰化物(苦杏仁味);有机磷杀虫剂、黄磷、铊(蒜味);硫化氢(臭蛋味);氯化氢胆碱(鱼腥样臭味)
2.呼吸加快	酸中毒:水杨酸类、甲醇
3.呼吸减慢或无力	(1)窒息性毒物:一氧化碳、硫化氢、氰化物 (2)中枢神经抑制:麻醉药、镇静安眠药、抗精神失常药 (3)神经肌肉接头麻醉:箭毒、肉毒、蛇毒、河豚
4.呼吸困难	肺水肿:同发绀

续表

中毒表现	相关毒物和中毒机制
循环系统	
1.心律失常	(1)强心苷:洋地黄、夹竹桃、蟾蜍 (2)兴奋迷走神经:乌头、附子 (3)兴奋交感神经拟肾上腺素药、三环类抑郁药 (4)心肌损害:吐根碱、砷剂、锑剂、磷化氢
2.心脏骤停	(1)毒物直接作用于心肌:洋地黄、奎尼丁、氨茶碱、吐根碱 (2)缺氧:窒息性毒物 (3)低钾血症:可溶性钡盐、棉酚、排钾性利尿剂
3.低血压、休克	(1)窒息性毒物 (2)中枢神经抑制:麻醉药、镇静安眠药、抗精神失常药 (3)降血压药 (4)剧烈吐泻:三氧化二砷、二氧化汞、硫酸铜 (5)有毒动物:毒蛇、毒蜘蛛、河豚
消化系统	
急性胃肠炎症状	(1)直接刺激:三氧化二砷等金属 (2)胆碱能作用:有机磷杀虫剂、毒蕈等
泌尿系统	
急性肾衰竭	(1)肾小管中毒:升汞、四氯化碳、氨基糖苷类抗生素、噻嗪类利尿药、有毒动植物(毒蕈、鱼胆、斑蝥) (2)肾缺血:上述引起低血压、休克的毒物 (3)肾小管堵塞:磺胺药的磺胺结晶、砷化氢引起的血红蛋白尿
血液系统	
1.溶血性贫血	红细胞破坏增多:苯胺、硝基苯、有毒的动植物(毒蛇、毒蕈)
2.再生障碍性贫血或白细胞减少	骨髓造血抑制:抗肿瘤药、放射病
3.出血	(1)血小板减少:见上述骨髓造血抑制 (2)血小板功能异常:阿司匹林 (3)凝血功能异常:肝素、香豆素类、敌鼠钠盐等
神经系统	
1.昏迷	(1)中枢神经抑制:麻醉药、镇静安眠药、抗精神失常药 (2)抑制呼吸中枢:有机溶剂 (3)缺氧:窒息样毒物、亚硝酸盐、有机磷杀虫剂等
2.惊厥	(1)窒息性毒物 (2)中枢神经兴奋药、抗抑郁药 (3)其他:异烟肼、有机氯杀虫剂

(三)实验室检查

　　毒物的实验室过筛对确定诊断和判定毒物类型有帮助,急性口服中毒者,检验呕吐物和胃抽吸物或尿液,其阳性率大于血液,对中毒的靶器官可进行相应的功能和器械检查。对于慢性中毒,检查环境中及病尿和血液中的毒物,可帮助确诊或排除诊断。

1.毒物分析

从可疑物质、食物和水中检查毒物,也可从中毒患者呕吐物、洗胃液、血、尿中检查毒物或其分解产物。

2.特异性化验检查

如有机磷中毒者血液胆碱酯酶活性减低,一氧化碳中毒者血中可测出碳氧血红蛋白,亚硝酸盐中毒者血中可检出高铁血红蛋白。

3.非特异性化验检查

根据病情进行检查:血常规、血气分析、血清电解质、血糖、肌酐、尿素氮、肝功、心电图、X线检查、CT检查等,从而了解各脏器的功能及并发症。

(四)急性中毒的诊断

平素健康者若突然出现昏迷、惊厥、呼吸困难、发绀、呕吐等危重症状和体征,又有明确的毒物接触史,不难诊断为急性中毒,解毒药试验治疗有效和相应毒物的实验室鉴定可帮助确诊,尤其对毒物接触史不明确者更有意义;另外,还要进行相应的鉴别诊断(图 1-2)。

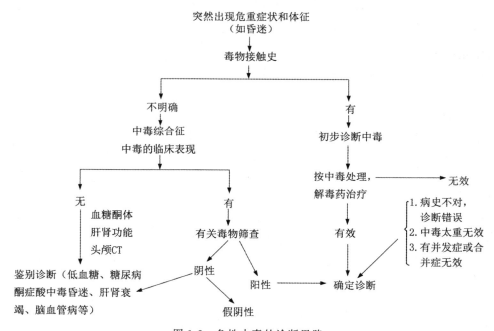

图 1-2　急性中毒的诊断思路

二、急性中毒的救治

急性中毒的救治原则是阻止毒物继续作用于人体和维持生命,包括清除未被吸收的毒物、促进已吸收进入血液毒物的排除、特异性抗毒治疗及对症支持疗法。

急救:对于危重患者,先检查生命体征,如呼吸、血压、心率和意识状态,立即采取有效急救措施,保证有效循环和呼吸功能。

(一)清除未被吸收的毒物

1.呼吸道染毒

脱离染毒环境,撤至上风或侧风方向,以3%硼酸、2%碳酸氢钠拭洗鼻咽腔及含漱。

2.皮肤染毒

脱去染毒衣服,用棉花、卫生纸吸去肉眼可见的液态毒物,用镊子夹去毒物颗粒,对染毒的皮肤用5%碳酸氢钠液或肥皂水清洗。

3.眼睛染毒

毒物液滴或微粒溅入眼内或接触有毒气体时,用3%硼酸、2%碳酸氢钠或大量清水冲洗。

4.经口中毒

(1)催吐:对神志清醒胃内尚存留有毒物者,立即催吐。常用催吐方法:用压舌板探触咽腭弓或咽后壁催吐,吐前可令其先喝适量温水或温盐水200~300 mL,或口服1/2000高锰酸钾200~300 mL;口服吐根糖浆15~20 mL,以少量水送服;皮下注射阿扑吗啡3~5 mg(只用于成人)。腐蚀性毒物中毒、惊厥、昏迷、肺水肿,严重心血管疾病及肝病患者禁催吐,孕妇慎用。

(2)洗胃:经口中毒者,胃内毒物尚未完全排空,可用洗胃法清除毒物。一般在摄入4~6小时后效果最好,饱腹、中毒量大或减慢胃排空的毒物,超过6小时仍要洗胃。腐蚀性毒物中毒禁洗胃,要防止昏迷者误吸。常用洗胃液为1:5000高锰酸钾,2%~4%碳酸氢钠,紧急情况下用一般清水。腐蚀性毒物中毒早期用蛋清或牛奶灌入后吸出1~2次。若已知毒物种类,可选用含相应成分的洗胃液(表1-4),以利于解毒,特别是药用炭作为强有力的吸附剂,能有效地吸收毒物促进排泄,近年来受到重视。

表1-4 已知毒物对洗胃液的选择

洗胃液的种类	适用的毒物	禁用(无效)的毒物
保护剂		
5%牛奶或蛋清	一般腐蚀性毒物、硫酸铜、氯酸盐、铬酸盐	
溶解剂		
液体石蜡	脂溶性毒物:汽油、煤油等	
吸附剂		无效的毒物:汞、铁、锂、溴化物、碳酸氢物、无机酸和碱、乙醇
10%药用炭悬液	大多数毒物,除外右侧的无效毒物	
氧化解毒剂		禁用:硫代磷酸酯如对硫磷等
1:5000高锰酸钾	催眠药、镇静药、阿片类、烟碱、生物碱、氰化物、砷化物、无机磷、士的宁	
中和剂		
0.3%氧化镁	硫酸、阿司匹林、草酸	
10%面糊和淀粉	碘、碘化物	
沉淀剂		
2%碳酸氢钠	有机磷杀虫剂、氨基甲酸酯类、拟菊酯类、苯、铊、汞、硫、铬、硫酸亚铁、磷	禁用:敌百虫和强酸(硫酸、硝酸、盐酸、碳酸)
1%~3%鞣酸	吗啡类、辛可芬、洋地黄、阿托品、草酸、乌头、黎芦、发芽马铃薯、毒蕈	
5%硫酸钠	氯化钡、碳酸钡	
5%氯化钙	氟化物	

洗胃宜用较粗的胃管,以防食物堵塞。洗胃时应先吸出胃内容物留作毒物鉴定,然后再灌入洗胃液,每次灌入 300～500 mL,反复灌洗。洗胃液总量根据情况而定,一般洗至无毒物气味或高锰酸钾溶液不变色为止,成人一般常需 2～5 L,个别可达 10 L。在拔出胃管时,应将胃管前部夹住,以免残留在管内的液体流入气管而引起吸入性肺炎和窒息。洗胃的禁忌证与催吐相同,但昏迷患者可气管插管后洗胃,以防误吸。

(3)吸附:洗胃后从胃管灌入药用药用炭 50～100 g 的悬浮液 1～2 次。

(4)导泻:用以清除肠道内尚未吸收的毒物。灌入吸附剂后,再注入泻药如 50% 硫酸镁 50 mL,20% 甘露醇 50～100 mL。肾功能不全者和昏迷患者不宜使用硫酸镁,以免抑制中枢神经系统。一般不用油类泻药,以免促进脂溶性毒物吸收。近年来提出的有效导泻剂是山梨醇1～2 g/kg。

(5)洗肠:经导泻处理如无下泻,可用盐水、温水高位灌肠数次。灌肠适用于毒物已摄入 6 小时以上,且导泻尚未发生作用者,对抑制肠蠕动的毒物(如巴比妥类、阿托品类和阿片类等)和重金属所致中毒等尤其适用,而腐蚀剂中毒时禁用。一般用 1% 温肥皂水 500～1000 mL 做高位连续灌洗,若加入药用炭会促使毒物吸附后排出。

(二)排除已吸收进入血液的毒物

1.加强利尿

大量输液加利尿剂,可清除大部分分布于细胞外液、与蛋白质结合少,主要经肾由尿排出的毒物或代谢产物。利尿剂与控制尿 pH 相结合可增加毒物的离子化,减少肾小管的再吸收,加速毒物排出。碱性利尿(5% 碳酸氢钠静脉滴注使尿 pH 达到 7.5～9.0)对下列毒物排泄效果好:苯巴比妥、阿斯匹林、磺胺。酸性利尿(维生素 C 静脉滴注使尿 pH 达到 4.5～6.0)对苯丙胺类、奎宁、奎尼丁有效。

加强利尿时应注意水、电解质、酸碱平衡,禁忌证为心肾功能不全、低钾等。

2.血液置换

放出中毒者含有毒物的血液,输入健康供血者的血液做置换以排除已吸收的毒物,特别适用于溶血性毒物(如砷化氢)、形成高铁血红蛋白的毒物(如苯胺)及水杨酸类中毒。因大量输血易产生输血反应及其他并发症,目前此法已少用,但在无特效抗毒药及其他有效排除血中毒物方法的情况下,仍可采用。

3.血液透析

血液透析适用于分子量在 350 D 以下、水溶性、不与蛋白质结合、在体内分布比较均匀的毒物中毒,毒物可经透析液排出体外。急性中毒血液透析的适应证:摄入大量可透析的毒物;血药浓度已高达致死量;临床症状重,一般治疗无效;有肝、肾功能损害;已发生严重并发症。

血液透析可清除的毒物:巴比妥类、副醛、水合氯醛、苯海拉明、苯妥英钠、苯丙胺类、酒精、甲醇、异丙醇、乙二醇、柳酸盐、非那西丁、各种抗生素、卤素化合物、硫氰酸盐、氯酸钠(钾)、重铬酸钾、地高辛、氨甲喋呤、奎宁等。

4.血液灌流

血液灌流适用于分子量大、非水溶性、与蛋白质结合的毒物,比血液透析效果好。适应证与血液透析相同。

适用于血液灌流清除的药物有短效巴比妥类、安眠酮、导眠能、安定类、眠尔通、吩噻嗪类、阿米替林、去郁敏、丙咪嗪、地高辛、普鲁卡因酰胺、毒蕈毒素、有机氯农药、百草枯、有机磷农药等。

5.血浆置换

理论上可清除血浆中的任何毒物,但实际应用于与血浆蛋白结合牢固、不能以血液透析或血液灌流清除的毒物中毒。用血液分离机可以在短时间内连续从患者体内除去含有毒物的血浆,并输入等量的置换液,方法简便安全。

(三)特效解毒治疗

急性中毒诊断明确后,应及时针对不同中毒毒物使用特效解毒剂治疗,常用特效解毒剂见表1-5。

表1-5　常用特效解毒剂

特效解毒剂	适应证
纳洛酮	阿片类麻醉性镇痛剂中毒
氯解磷定、碘解磷定、双复磷	有机磷化合物中毒
盐酸戊乙奎醚、阿托品、东莨菪碱	有机磷化合物中毒
二巯丁二钠、二巯丙磺钠	砷、汞、锑等中毒
依地酸钙钠、喷替酸钙钠	铅、铜、镉、钴等中毒
普鲁士蓝(亚铁氰化铁)	铊中毒
去铁胺	急性铁剂过量中毒
亚甲蓝(美蓝)	亚硝酸钠、苯胺等中毒
维生素 K_1	抗凝血类杀鼠剂中毒
氟马西尼	苯二氮䓬类药物中毒
维生素 B_6	肼类(含异烟肼)中毒
亚硝酸钠、亚硝酸异戊酯	氰化物中毒
硫代硫酸钠	氰化物中毒
乙醇	甲醇中毒
毒扁豆碱、催醒宁	莨菪类药物中毒
乙酰半胱氨酸(痰易净)	对乙酰氨基酚(扑热息痛)中毒
乙酰胺(解氟灵)	有机氟农药中毒
氧、高压氧	一氧化碳中毒
特异性地高辛抗体片段	地高辛类药物中毒
各种抗毒血清	肉毒、蛇毒、蜘蛛毒等中毒

特异的解毒药应用后会获得显著疗效,宜尽早使用。常用解毒药的种类、作用机制和用法详见表1-6。

表1-6　常用解毒药的种类、作用机制和用法

解毒药	拮抗毒物	作用机制	用法
依地酸钙钠	铅	形成螯合物	1 g/d 静脉滴注,3 天为一个疗程,休息3～4 天可重复
二巯丙醇	砷、汞	同上	2～3 mg/kg 肌内注射,第1～2 天每4～6 小时一次,第3～10 天每天 2 次

续表

解毒药	拮抗毒物	作用机制	用法
二巯丙磺钠	砷、汞、铜、锑	同上	5%溶液 5 mL/d 肌内注射,3 天为一个疗程,休息 4 天后可重复
二巯丁二钠	锑、铅、汞、砷、铜	同上	1~2 g/d 静脉注射或肌内注射,连用 3 天为一个疗程,休息4 天可重复
去铁胺	铁	同上	肌内注射:开始 1 g,以后每 4 小时一次,每次 0.5 g,注射2 天后,每 4~12 小时一次,一日总量<6 g;静脉注射:剂量同肌内注射,速度保持 15 mg/(kg·h)
亚甲蓝(美蓝)	亚硝酸盐、苯胺、硝基苯	还原高铁血红蛋白	1~2 mg/kg 稀释后缓慢静脉注射,必要时 30 分钟后重复1 次
亚硝酸钠	氰化物	形成氰化高铁血红蛋白	3%溶液 10 mL 缓慢静脉注射(速度 2 mL/min)
硫代硫酸钠	氰化物	形成毒性低的硫氰酸盐	25%溶液 50 mL 缓慢静脉注射,紧接在亚硝酸钠后应用
盐酸戊乙奎醚	有机磷杀虫剂	抗胆碱能作用	见有机磷中毒部分
阿托品	有机磷杀虫剂、氨基甲酸酯类	抗胆碱能作用	见有机磷中毒部分
氯磷定	有机磷杀虫剂	复活胆碱酯酶	见有机磷中毒部分
纳洛酮	阿片类	拮抗阿片受体	肌内注射或静脉注射:每次 0.4~0.8 mg,根据病情重复
氟马西尼	苯二氮䓬类	拮抗苯二氮䓬受体	开始静脉注射 0.3 mg,60 秒内未达到要求可重复,连续总量达 20 mg

（四）对症支持疗法

急性中毒不论有无特效解毒药物,应及时给予一般内科对症支持治疗,如给氧、输液、维持电解质酸碱平衡、抗感染、抗休克等。

三、急性中毒的预防

除自杀或他杀性蓄意中毒较难预防外,一般中毒都可通过各种预防措施收到良好的效果。

（一）加强防毒宣传

为防止中毒发生,应针对各种中毒的不同特点做好宣传教育,如冬天农村或部分城镇居民多用煤火炉取暖,应宣传如何预防一氧化碳中毒等。

（二）加强环境保护及药品和毒物管理

（1）加强环境保护措施,预防大气和水资源污染,改善生产环境条件,做到有毒车间的化学毒物不发生跑、冒、滴、漏,并进行卫生监督,以预防职业中毒和地方病的发生。

（2）加强药物的管理:一定要严格管理医院和家庭用药,特别是麻醉药品、精神病药品及其他毒物药品,以免误服(特别是小儿)或过量使用中毒。

（3）加强毒物管理:对所有毒物,不管是贮存、运输还是使用,均应严格按规定管理,以确保安全。

（三）预防日常生活中毒

除常见的药物中毒外，主要是预防食用有毒或变质的动植物如各种毒蕈、河豚等。

四、急性中毒的护理

（一）护理目标

（1）挽救患者生命。

（2）终止毒物的继续接触和吸收。

（3）减轻身体、心理痛苦。

（4）健康教育，避免再发生。

（二）护理措施

（1）接诊及护理：①护士要有序地按事先分工开始接诊和施救。首先判断意识、触摸大动脉搏动，对生命功能做出初步评估。如果判断为心脏、呼吸停止，呼叫医师并立即开始心肺复苏。除上述情况之外，测量血压、呼吸、体温，进一步评价。如发现有生命征不稳定，则首先开放和保护气道，建立静脉通道，维持血压，纠正心律失常，在生命征稳定后方能执行其他治疗措施。②接诊昏迷或意识状态改变的患者，一定要将中毒作为可能原因之一，向护送其入院的亲属、同事、医师等询问情况。常见的情况，如不明原因的昏迷、伤者从火场被救出、不明原因的代谢性酸中毒、年轻人发生不明原因可能危及生命的心律失常、小儿发生无法解释的疲倦及意识不清、不明原因的急性多发性器官受损、群体出现类似的症状体征等都应考虑到中毒的可能性。怀疑存在中毒时，注意询问毒物接触史、既往史、用药史、生活习惯、生活和工作环境、性格变化等。多数情况能确定中毒原因、背景、时间和初始症状。③护士应时刻保持敏锐的观察力和应变能力，如果怀疑为特大突发公共卫生事件时，应迅速报告行政部和护理部，迅速启动紧急预案，启动以急诊科为中心的护理救治网络。对大规模患者快速分类，将患者分为重、中、轻、死亡四类并标识。在分类的同时，迅速简洁地分流患者。原则上在急诊科就地抢救重症患者；中度患者在进行一些必要的处理后转运至病房继续治疗；在救治人员不足的情况下轻度患者可暂缓处理或直接在门诊及病房观察。救治批量患者的应急状态，工作要流程化，如准备床单位、准备抢救设施、输液等批量工作分别由3名（组）护士执行，可节约时间。建简易病历，固定在床尾，随做随记，便于医师、护士查阅，同时保证患者个人资料的完整性。

（2）清除毒物：①皮肤、黏膜和眼内污染毒物或呕吐物沾染患者皮肤时，护士要迅速除去患者衣物，用大量流水或生理盐水冲洗。②指导和帮助患者催吐。机械催吐法，先让患者一次饮入大杯清水（约500 mL），再用手指或汤匙等餐具刺激咽后壁，引起呕吐，排出毒物，反复进行直到吐出物为清水为止，此过程护士予以协助，防止患者呛咳、虚脱或病情变化。催吐禁用于昏迷、惊厥、主动脉瘤、食管静脉曲张、近期发生过心肌梗死的患者、孕妇、服汽油煤油及腐蚀性毒物者。③胃肠排空后的患者才可给服药用炭吸附毒性物质，若4小时后大便中没有出现药用炭，可再给予半量。但观察到患者有肠胀气、肠阻塞为禁忌。服用泻剂时注意观察患者大便次数、量、性状。

（3）密切观察病情：持续监测心电、血压、呼吸等生命体征，注意瞳孔、意识的变化，通过疼痛刺激、呼唤姓名、对话等方法判断意识状态。发现任何异常变化及时报告医师处理。

护士应该熟悉常见毒物中毒的特殊症候群。例如，有机磷中毒的特征性表现是呼吸大蒜味、流涎、多汗、肌颤、瞳孔缩小、肺水肿；急性酒精中毒表现为颜面潮红或苍白，呼气带酒味，情绪激动、兴奋多语，自控力丧失，有时粗鲁无礼，重度中毒表现为躁动不安、昏睡或昏迷、呼吸浅慢；甲醇中毒出现视力模糊,呼吸深大;洋地黄、奎宁类、毒蕈等中毒时心动过缓;巴比妥、安定类药物、严重一氧化碳中毒时肌力减弱;巴比妥、阿片类、氰化物中毒时呼吸骤停或屏气。各种刺激性毒物,如有机磷、强酸强碱、毒蕈、食物中毒时剧烈腹痛、腹泻伴恶心呕吐;有机磷、吗啡类、毒蕈、巴比妥类中毒时瞳孔缩小;阿托品、酒精、莨菪碱类、麻黄碱类中毒时瞳孔散大;亚硝酸盐类、氰化物、苯胺、麻醉药等中毒时皮肤黏膜发绀,而一氧化碳中毒时呈樱桃红色;亚硝酸盐中毒时氧疗下皮肤黏膜仍显著发绀;蛇毒、阿司匹林、肝素等中毒时出血等。

(4)保持呼吸道通畅,有效给氧:对昏迷或意识障碍者立即使其平卧,头后仰、偏向一侧,及时清除口、鼻腔分泌物和呕吐物,防止误吸导致窒息,保持呼吸道畅通。观察患者面色、口唇、指(趾)甲有无发绀,监测血氧饱和度来判断缺氧情况和了解是否改善。在气道通畅的基础上,根据病情采取鼻导管、面罩等不同方法吸氧,重症患者行气管插管、气管切开术后机械通气给氧,做好相应的护理。

(5)在治疗和处置开始前留取血、尿、呕吐物、衣物等标本,注明标本收集时间,由医师、护士双签名封存,以备毒物鉴定和作为法律依据。

(6)迅速建立2～3条静脉通道,选肘正中等粗大静脉,大号留置针输液,固定良好,防止因患者烦躁脱落。根据患者血压、心率、中心静脉压、尿量等综合情况调整输液速度,根据治疗需要的急缓,合理安排用药顺序。

(7)留置导尿,观察尿量、颜色、性质,准确记录出入量。尿量是反映组织灌注和有效循环血流量的指标,是临床治疗的重要依据。

(8)做好意识不清、兴奋、躁动者的安全防护,经常巡视、防止意外发生。使用床栏,必要时约束肢体,以防坠床。按时翻身,防止压疮。

(9)心理护理和健康指导:急性中毒中,自杀性中毒占首位,这类患者多有巨大的心理问题,诱因可能是负性生活事件、精神抑郁、对未来失去信心等,了解自杀原因和患者心理,是心理护理的关键。自杀性中毒者常有情绪性自我贬低,存在悔恨、羞耻情绪,心理脆弱,缺乏自我调节和控制能力,不愿交流也不愿亲友探视,有时不配合抢救,甚至再次自杀。护士要加强与患者及其家庭的沟通,鼓励患者找到倾诉对象,通过沟通减轻自杀者心理冲突所致的负性情绪,引导其正确地对待失败和各种心理压力,树立宽容、积极的人生观。要尊重自杀者的人格、感情、志向,不伤害其自尊,消除其自杀未遂的羞耻感,使其能理智地面对现实,接受治疗。对有强烈自杀倾向的患者,必须设专人陪护,密切观察,与其家人沟通配合,防范再发生类似事件,渡过危机期。

不洁食物、含过量亚硝酸盐食物、未煮熟的四季豆、毒蕈等食物中毒常群体发病,应就有关常识指导患者。农药中毒病死率高,要宣传农药安全使用和保管方法,降低危害。劝诫酗酒和滥用药物者,说明危害。

(曲春萌)

第十节 休 克

休克是一个由多种病因引起的以循环障碍为主要特征的急性循环衰竭。在休克时,由于组织灌注不良,组织血、氧及营养物质供应不充足,并产生代谢方面的异常。细胞代谢异常将导致细胞的功能异常、炎性递质释放和细胞损伤。如果组织的灌注能得以迅速恢复,细胞的损伤将可得到控制;如果细胞的损伤和代谢功能方面的异常严重或广泛,则休克就不可逆转。因此,对于休克的现代解释为持续的、血液灌注不足的多器官功能障碍综合征(multiple organ dysfunction syndrome,MODS)的亚临床病变。休克典型的临床表现是意识障碍、皮肤苍白、湿冷、血压下降、脉压减小、脉搏细速、发绀及尿少等。

一、病因

(一)血容量不足

由于大量出血(内出血或外出血)、失水(呕吐、腹泻、大量排尿等)、失血浆(烧伤、腹膜炎、创伤、炎症)等原因,血容量突然减少。

(二)创伤

因撕裂伤、挤压伤、爆炸伤、冲击波伤等引起内脏、肌肉和中枢神经系统损伤。此外骨折和手术亦可引起创伤性休克,属神经源性休克。

(三)感染

细菌、真菌、病毒、立克次体、衣原体、原虫等感染,亦称中毒性休克。

(四)变态反应

某些药物或生物制品使机体发生变态反应,尤其是青霉素过敏,常引起血压下降、喉头水肿、支气管痉挛、呼吸极度困难甚至死亡。

(五)心源性因素

常继发于急性心肌梗死、心脏压塞、心瓣膜口堵塞、心肌炎、心肌病变和严重心律失常等。

(六)神经源性因素

剧痛、麻醉意外、脑脊髓损伤等刺激,致使周围血管反射性扩张,有效血容量相对减少。

二、分类

休克分类方法很多,目前尚无一致的意见。传统的休克分类法主要按病因及病理生理学分类。

(一)按病因分类

(1)失血性休克(低血容量性休克)。

(2)感染性休克。

(3)心源性休克。

(4)过敏性休克。

(5)神经源性休克。

(6)内分泌性休克(黏液性水肿、嗜铬细胞瘤和肾上腺皮质功能不全等)。

(7)伴血流阻塞的休克(肺栓塞、夹层动脉瘤)。

(二)按病理生理学分类

根据血流动力学机制、血容量分布的改变,韦伊(Weil)提出了一种新的休克早期的分类方法(表1-7)。

表 1-7　休克分类

休克类型	特征
Ⅰ.低血容量性	
A.外源性	出血引起的全血丢失,烧伤、炎症引起的血浆丧失,腹泻、脱水引起的电解质丧失
B.内源性	炎症、创伤、过敏、嗜铬细胞瘤、蜇刺毒素作用引起的血浆外渗
Ⅱ.心源性	心肌梗死、急性二尖瓣关闭不全、室间隔破裂、心力衰竭、心律失常
Ⅲ.阻塞性(按解剖部位)	
A.腔静脉	压迫
B.心包	填塞
C.心腔	环状瓣膜血栓形成、心房黏液瘤
D.肺动脉	栓塞
E.主动脉	夹层动脉瘤
Ⅳ.血流分布性(机制不十分清楚)	
1.高或正常阻力(静脉容量增加,心排血量正常或降低)	杆菌性休克(革兰氏阴性肠道杆菌)、巴比妥类药物中毒、神经节阻滞(容量负荷后)、颈脊髓横断
2.低阻力(血管扩张、体循环动静脉短路伴正常高心排血量)	炎症(革兰氏阳性菌肺炎)、腹膜炎、反应性充血

传统的分类方法过于繁杂,完全可以将这些种类的休克浓缩集中,以便于临床分类与治疗。美国《克氏外科学(第 15 版)》中按病原将休克分类的方法,克服了传统分类法的不利面,有明显的优越性。但在实际临床应用时,仍会有一定的限制,因为休克患者的病因常常包括多种致病因素,如创伤休克者可能同时伴有败血症,或同时存在神经方面的因素,判断这种患者的休克分类是比较困难的,故在临床诊断和治疗各种休克时,一定要综合分析判断其病因病原,以便使患者得到最有效的治疗。以下将参考新的休克分类法进行叙述。

(1)低血容量性休克:出血和血浆容量丢失。

(2)心源性休克:本身因素和外来因素。

(3)神经源性休克。

(4)血管源性休克:①全身性炎症反应综合征、感染(脓毒血症)、非感染。②过敏。③肾上腺皮质功能不全。④创伤。

三、休克的分期

不同原因造成的休克过程是十分复杂的,不论什么原因造成的心功能不全及外周组织器官灌注差,均可产生一系列组织低灌注的临床症状。休克的发生是有一定阶段性的,了解其各个阶段的特点和临床表现对于指导抢救治疗是非常有益的。一般情况下,休克时微循环的变化分为三个阶段。

(一)缺血缺氧期

由于组织的低灌注,使氧供明显减少。此期心排血量明显下降,临床表现为血压下降、脉压小、脉搏频速、尿量减少、心烦气躁、皮肤苍白、出冷汗、四肢发凉、四肢末梢出现轻度缺氧性发绀等。参与此期机体代偿的病理生理机制有如下几个方面。

1.交感-肾上腺髓质系统兴奋

由于该系统的激活,使内源性儿茶酚胺类物质的释放增加,以利增加心肌收缩力、增快心率、收缩外周血管使血压回升。

2.肾素-血管紧张素系统的作用

该系统兴奋后肾素的释放增多,在血管紧张素转化酶的作用下,肾素转化为血管紧张素Ⅱ和血管紧张素Ⅲ,在精氨酸加压素(arginine vasopressin,AVP)和肾上腺释放的醛固酮协同作用下,使腹腔脏器和外周大血管的阻力增加,使血压回升。

3.血管活性脂的作用

细胞膜磷脂在磷脂酶 A_2 作用下生成的几种具有广泛生物活性的物质:血小板激活因子(PAF)、花生四烯酸环氧合代谢产物中的血栓素(TXA_2)、脂氧合代谢产物白三烯(LTC_4,LTD_4,LTE_4,LTB_4),可使全身的微血管收缩,但同时也有抑制心肌的作用。

4.溶酶体水解酶-心肌抑制因子系统

在该系统的作用下,溶酶体膜不稳定以致肠、肝、胰释放溶酶体酶类。胰腺则产生心肌抑制因子(MDF)并可使腹腔脏器小血管收缩。该系统的激活也可以代偿性地使回心血量增加以达到回升血压的目的。

此阶段系休克的早期代偿阶段,如果病变不十分严重,或其他因素干扰较小,或原有的病因解除得好,那么经紧急处理与对症对因治疗后患者的情况可较快好转。例如,患者是因为外伤后所造成的大失血等原因而致休克,在此休克的代偿期给予补充血容量和有效的伤部处理止痛等,患者的休克状态可以很快恢复到正常循环功能。但如果是严重感染后的细菌内外毒素所造成的休克,由于病因不可能马上解除,因此休克的治疗效果就不那么明显或迅速。此期的正确判定与治疗是十分重要的,如果不能很好地控制病情,而使之进入淤血缺氧期(失代偿期),则治疗的难度更大。

(二)淤血缺氧期

此期是指休克进入失代偿期,由于缺氧情况的进一步加重,组织的灌注状态更加不好。由于明显的缺氧代谢,组织器官产生酸中毒现象,各器官的功能进一步减退,机体的代偿功能也明显转向失代偿。其临床表现为血压下降、脉搏细速、四肢末梢表现为严重的发绀及皮肤花斑,全身湿冷,尿量减少等。参与此期的病理生理机制有如下几个方面。

1.氢离子的作用

由于组织的供氧不足,造成严重的酸性代谢产物增加,同时也由于血供不足,造成酸性代谢产物不能及时排出,血液中缓冲物质减少,肾功能不全和肺功能不全等,使得氢离子大量蓄积,致使体内的各种酶类的功能下降、器官功能不全。此时机体的心血管系统对于各种药物的敏感性明显下降而疗效不佳,休克的程度逐渐加重。

2.血管活性物质的作用

由于各种致病因子的作用,血压降低和炎性物质的进一步刺激,前列腺素的释放增加,组胺、缓激肽、腺苷、PAF 等逐渐增多,而且代偿期的几个加压系统功能不全,升血压物质,心血管系统对于血管活性物质的反应减弱致使全身的血管扩张、血小板趋于聚集而使微循环状态更差甚至造成微循环衰竭。

3.自由基的作用

由于组织的严重缺氧和酸中毒,使之产生大量的氧自由基和羟自由基,促使脂质过氧化加剧,对组织细胞造成严重的损伤,继而加重器官的功能不全或衰竭。

4.其他

由于血管内皮细胞的损伤,使白细胞易于附壁黏着,因大量的细胞造成血管功能改变,使毛细血管后阻力增加,加重微循环障碍。

淤血缺氧期是休克的严重病变期,此期内如果不能除去病因和进行有效的对症治疗,将不可避免地使休克进入终末期,即 DIC 期。因此,在此期的救治过程中,要除去病因,纠正缺氧与酸中毒,使病情向好的方向转化,而不使之进入下一期。

(三)微循环凝血期

微循环凝血期(DIC 期)是休克的终末期,由于微血管内广泛形成血栓,组织已经无法得到充分的血供氧供,也不能排出体内或组织器官的酸性代谢产物,各器官的功能已基本走向衰竭。患者临床表现为严重的烦躁不安,有的患者表现为意识不清或出现昏迷等,血压显著下降甚至测不到血压、肺出血或消化道出血、皮肤出现出血点或者瘀斑、无尿。患者于此期已处于濒死状态。化验室检查示凝血因子减少,血小板减少,鱼精蛋白副凝固试验(3P 试验)阳性等。

四、临床表现

按照休克的发病过程可分为休克代偿期、休克抑制期和休克失代偿期,或称休克早期、休克期和休克晚期。

(一)休克代偿期

血容量丧失未超过总血容量的 20% 时,机体处于代偿阶段,患者的中枢神经系统兴奋性提高,交感神经的活动增强,表现为精神紧张、兴奋、烦躁不安、面色苍白、四肢湿冷、脉搏细速、呼吸增快血压正常或稍高、脉压缩小、肾血管收缩、尿量减少、每小时尿量少于 30 mL。如能在此期间及时正确处理,补足血容量,可迅速纠正休克;反之,如处理不当导致病情发展,会进入休克抑制期。

(二)休克抑制期

当血容量丧失达到总血容量的 20%～40% 时,患者由兴奋转为抑制,表现为神志淡漠、反应迟钝,口唇和肢端发绀。皮肤出现花斑纹,四肢厥冷,出冷汗,脉搏细速,血压下降,收缩压下降至 10.7 kPa(80 mmHg)以下。病情严重时,全身皮肤黏膜明显发绀,摸不清脉搏,测不到无创血压,体内组织严重缺氧,乳酸及有机酸大量增加,出现代谢性酸中毒。若抢救及时仍可好转,若处理不当,病情迅速恶化,出现进行性呼吸困难。脉速或咳出粉红色痰,动脉血氧分压降至 8 kPa(60 mmHg)以下,虽大量给氧也不能改善呼吸困难症状,提示已发生呼吸窘迫综合征。如皮肤、黏膜出现瘀斑或发生消化道出血,则表示病情已发展至弥散性血管内凝血阶段,常继发心、脑、肾等器官的功能衰竭而死亡。

(三)休克失代偿期

当血容量丧失超过总血容量的 40% 时,由于组织缺少血液灌注,细胞因严重缺氧而发生变性坏死。加之严重的酸中毒又可使细胞内的溶酶体膜破裂,释出的溶酶体酶(如蛋白水解酶等)和某些休克动因(如脂多糖等)都可使细胞发生严重的乃至不可逆的损害,从而使包括脑、心在内的各重要器官的功能代谢障碍也更加严重,这样就给治疗造成极大的困难,故本期又称休克难治期(表 1-8)。

表 1-8　休克的临床表现

分期	意识	口渴	皮肤黏膜		脉搏	血压	体表血管	尿量	估计血量
			色泽	温度					
休克代偿期	神志清楚,伴有痛苦表情,精神紧张	口渴	开始苍白	正常发凉	100 次/分以下,尚有力	收缩压正常或稍升高,舒张压升高,脉压缩小	正常	正常	20%以下(800 mL 以下)
休克抑制期	神志尚清楚,表情淡漠	很口渴	苍白	发冷	100 ～ 200 次/分	收缩压为 90～70 mmHg,脉压小	表浅静脉塌陷,毛细血管充盈迟缓	尿少	20%～40%(800～1600 mL)
休克失代偿期	意识模糊	非常口渴可能无主诉	显著苍白,肢端发紫	厥冷(肢端更明显)	速而细弱,或模糊不清	收缩压在 70 mmHg 以下或测不到	毛细血管充盈非常迟缓,表浅静脉塌陷	尿少或无尿	40%以上(1600 mL 以上)

五、治疗

尽管引起休克的原因不同,但都有共同的病理生理变化,即存在有效循环血量不足,微循环障碍和程度不同的体液代谢变化,故治疗的原则是针对引起休克的原因和休克不同发展阶段的生理紊乱,实施相应的治疗。

(一)一般措施

一般措施包括积极处理引起休克的原发伤、病;适当应用镇痛剂;头和躯干抬高20°～30°,下肢抬高 15°～20°体位,以增加回心血量,减轻呼吸负荷;及早建立静脉通路,并注意保温。病情危重者,可考虑做气管内插管或气管切开。休克患者气管内插管和机械通气的指征如下。

(1)每分通气量低于 9～12 L/min 或高于 18 L/min。

(2)潮气量低于 4～5 mL/kg。

(3)肺活量低于 10～12 mL/kg。

(4)$PaCO_2$ 大于 45 mmHg,合并代谢性酸中毒;或 $PaCO_2$ 大于 50～55 mmHg,碳酸氢盐正常。

(5)吸入氧浓度为 40%时,PaO_2 小于 60 mmHg;或吸入氧浓度为 100%时,PaO_2 小于 200 mmHg。

(6)呼吸频率大于 30～35 次/分。

(7)呼吸困难。

(二)补充血容量

纠正休克引起的组织低灌注及缺氧的关键,应在连续监测动脉血压、尿量和 CVP 的基础上,结合患者皮肤温、末梢循环、脉搏幅度及毛细血管充盈时间等微循环情况,观察补充血容量的效果。通常首先采用晶体液,但由于其维持扩容作用的时间仅 1 小时左右,故还应准备全血、血浆、压缩红细胞、清蛋白或血浆增量剂等胶体液输注。也有用 3%～7.5%高渗溶液进行休克复苏治疗。通过高渗液的渗透压作用,吸出组织间隙和肿胀细胞内的水分,从而起到扩容的效果,高钠还可增加碱储备,纠正酸中毒。

（三）积极处理原发病

外科疾病引起的休克,如内脏大出血的控制、坏死肠祥切除、消化道穿孔修补和脓液引流等,多存在需手术处理的原发病变。应在尽快恢复有效循环血量后,及时施行手术处理原发病变,才能有效地治疗休克。紧急情况下,应在积极抗休克的同时施行手术,以保障抢救时机。

（四）纠正酸碱平衡失调

由于休克患者组织灌注不足和细胞缺氧,常伴有不同程度的酸中毒,而酸性内环境均抑制心肌、血管平滑肌和肾功能。在休克早期,又可能因过度通气,引起低碳酸血症、呼吸性碱中毒。根据血红蛋白氧解离曲线的规律,碱中毒使血红蛋白氧解离曲线左移,氧不易从血红蛋白中释出,可使组织缺氧加重。故早期不主张使用碱性药物。而酸性环境有利于氧与血红蛋白解离,从而增加组织供氧。机体在获得充足血容量和微循环改善后,轻度酸中毒得到缓解而不需再用碱性药。但重度休克合并酸中毒经扩容治疗不满意时,仍需使用碱性药物。用药前需保证呼吸功能正常,以免引起 CO_2 潴留和继发呼吸性酸中毒。给药后应按血气分析的结果调整剂量。

（五）血管活性药物的应用

严重休克时,单靠扩容治疗不易迅速改善循环和升高血压。若血容量已基本补足,但循环状态仍未好转,表现为发绀、皮肤湿冷时,则应选用下列血管活性药物。

1.血管收缩剂

血管收缩剂包括去甲肾上腺素、间羟胺和多巴胺等。

去甲肾上腺素是以兴奋 α 受体为主、轻度兴奋 β 受体的血管收缩剂,能兴奋心肌、收缩血管、升高血压及增加冠状动脉血流量,作用时间短。常用量为 $0.5 \sim 2$ mg,加入 5% 葡萄糖溶液 100 mL 静脉滴注。

间羟胺(阿拉明)间接兴奋 α、β 受体,对心脏和血管的作用同去甲肾上腺素,但作用弱,维持时间约 30 分钟。常 $2 \sim 10$ mg 肌内注射或 $2 \sim 5$ mg 静脉注射,也可 $10 \sim 20$ mg 加入 5% 葡萄糖溶液 100 mL 静脉滴注。

多巴胺是最常用的血管收缩剂,具有兴奋 α、β_1 和多巴胺受体的作用,其药理作用与剂量有关。当每分钟剂量小于 10 $\mu g/kg$ 时,主要作用于 β_1 受体,可增强心肌收缩力和增加 CO,并扩张肾和胃肠道等内脏器官血管;每分钟剂量大于 15 $\mu g/kg$ 时则为 α 受体作用,增加外周血管阻力;抗休克时主要用其强心和扩张内脏血管的作用,宜采取小剂量。为提升血压,可将小剂量多巴胺与其他缩血管药物合用,不增加多巴胺的剂量。

多巴酚丁胺对心肌的正性肌力作用较多巴胺强,能增加 CO,降低 PCWP,改善心泵功能。常用量为 $2.5 \sim 10$ $\mu g/min$。小剂量有轻度缩血管作用。

异丙肾上腺素是能增强心肌收缩和提高心率的 β 受体兴奋剂,剂量 $0.1 \sim 0.2$ mg,溶于 100 mL 输液中。但对心肌有强大收缩作用和容易发生心律失常,不能用于心源性休克。

2.血管扩张剂

血管扩张剂分 α 受体阻滞剂和抗胆碱能药两类。α 受体阻滞剂包括酚妥拉明、酚苄明等,能解除去甲肾上腺素所引起的小血管收缩和微循环淤滞并增强左室收缩力。

抗胆碱能药物包括阿托品、山莨菪碱和东莨菪碱。临床上较多用于休克治疗的是山莨菪碱(人工合成品为 654-2),可对抗乙酰胆碱所致平滑肌痉挛使血管舒张,起到改善微循环的作用。

用法是每次 10 mg,每 15 分钟一次,静脉注射,或者每小时 40～80 mg 持续泵入,直到临床症状改善。

硝普钠也是一种血管扩张剂,作用于血管平滑肌,能同时扩张小动脉和小静脉,但对心脏无直接作用。剂量为 100 mL 液体中加入 5～10 mg 静脉滴注。滴速应控制在每分钟 20～100 μg,以防其中的高铁离子转变为亚铁离子。用药超过 3 天者应每天检测血硫氰酸盐浓度,血硫氰酸盐浓度超过 12.8% 时即应停药。

3.强心药

强心药包括兴奋 α 和 β 肾上腺素能受体兼有强心功能的药物,如多巴胺和多巴酚丁胺等,其他还有可增强心肌收缩力、减慢心率作用的强心苷,如毛花苷 C。在中心静脉压监测下,输液量已充分,当动脉压仍低而其中心静脉压显示已达 15 cmH$_2$O 以上时,可经静脉注射毛花苷 C 行快速洋地黄化(每天 0.8 mg),首次剂量 0.4 mg 缓慢静脉注射,有效时可再给维持量。

休克时应结合当时的主要病情选择血管活性药物,如休克早期主要病情与毛细血管前微血管痉挛有关,后期则与微静脉和小静脉痉挛有关。固应采用血管扩张剂配合扩容治疗。在扩容尚未完成时,如有必要,可适量使用血管收缩剂,应抓紧时间扩容,所用血管收缩剂的剂量不宜太大,时间不能太长。

为了兼顾各重要脏器的灌注水平,常将血管收缩剂与扩张剂联合应用。例如:去甲肾上腺素 0.1～0.5 μg/(kg·min)和硝普钠 1.0～10 μg/(kg·min)联合静脉滴注,可增加心脏指数 30%,减少外周阻力 45%,使血压提高到 10.7 kPa(80 mmHg)以上,尿量维持在每天 40 mL 以上。

(六)皮质类固醇和其他药物的应用

皮质类固醇可用于感染性休克及其他较严重的休克。其作用主要如下。

(1)阻断 α 受体兴奋作用,使血管扩张,降低外周血管阻力,改善微循环。

(2)保护细胞内溶酶体,防止溶酶体破裂。

(3)增强心肌收缩力,增加心排血量。

(4)增进线粒体功能和防止白细胞凝集。

(5)促进糖异生,使乳酸转化为葡萄糖,减轻酸中毒。一般主张应用大剂量,静脉滴注,一次滴完。为了防止大量使用皮质类固醇后可能产生的不良反应,一般只用 1～2 次。

(七)治疗 DIC 改善微循环

对诊断明确的 DIC,可用肝素抗凝,成人首次可用 10 000 U(1 mg 相当于 125 U 左右),一般 1.0 mg/kg,每 6 小时一次;有时还使用抗纤溶药如氨甲苯酸、氨基己酸,抗血小板黏附和聚集的阿司匹林、双嘧达莫和小分子右旋糖酐。

(八)营养支持

休克患者行合理的营养支持有助于保护胃肠黏膜完整性、提高免疫功能、促进伤口愈合和减少脓毒血症的发生。严重创伤或感染时,机体呈高分解状态,每天所供热量应在(125～146 kJ/kg)。发生呼吸衰竭时,糖类供给过多会加重二氧化碳潴留,可用长链脂肪酸来提供部分热量。增加蛋白质供应以维持正氮平衡。补充各种维生素和微量元素。维生素 C 和维生素 E 是氧自由基清除剂,可适当增加用量。

肠道淋巴组织控制病原菌的局部免疫反应。休克时,缺血、应激和应用抗生素、H$_2$ 受体阻断药、抗酸药和糖皮质激素治疗常破坏肠道免疫防御功能,易发生细菌易位。长期肠外营养可导致胃肠黏膜萎缩。肠道营养能刺激 IgA 和黏液分泌,保护胃肠黏膜免遭损伤,防止细菌易位和脂多糖吸收进入血液循环。只要胃肠功能存在,可开始肠道营养。

其他类药物包括:①钙离子阻滞如维拉帕米、硝苯地平和地尔硫䓬等,具有防止钙离子内流、保护细胞结构与功能的作用;②吗啡类拮抗剂纳洛酮,可改善组织血液灌流和防止细胞功能异常;③氧自由基清除剂如超氧化物歧化酶(SOD),能减轻缺血再灌注损伤中氧自由基对组织的破坏作用;④调节体内前列腺素(PGS),如输注依前列醇(PGI$_2$)以改善微循环。

六、病情监测和护理

根据病因,结合临床表现,通过监测,不但可了解患者病情变化和治疗反应,还可以为休克的早期诊治争取有利时机,为调整治疗方案提供客观依据。

(一)病情监测

1.一般监测

(1)精神状态。精神状态是脑组织有效血液灌流和全身循环状况的反映。例如患者意识清楚,对外界的刺激能正常反应,说明患者循环血量已基本恢复;相反,若患者表情淡漠、不安、谵妄或嗜睡、昏迷,反映大脑因循环不良而发生障碍。

(2)皮肤温度、色泽。皮肤温度、色泽是体现灌流情况的标志。如患者的四肢暖,皮肤干,轻压甲床或口唇时,局部暂时缺血呈苍白,松压后色泽迅速转为正常,可判断末梢循环已恢复、休克好转;反之说明休克情况仍存在。

(3)血压。维持血压稳定在休克治疗中十分重要。但是,血压并不是反映休克程度最敏感的指标。例如心排血量已有明显下降时,血压的下降常滞后约40分钟;当心排血量尚未完全恢复时,血压可已趋正常。因此,在判断病情时,还应兼顾其他的参数进行综合分析。在观察血压情况时,还要强调定时测量、比较血压情况。通常认为收缩压小于90 mmHg、脉压小于20 mmHg是休克的表现,血压回升、脉压增大则是休克好转的征象。

(4)脉率。脉率的变化多出现在血压变化之前。脉率已恢复且肢体温暖者,虽血压还较低,但仍表示休克趋向好转。常用脉率/收缩压(mmHg)计算休克指数,帮助判定休克的有无及轻重。指数为0.5左右多表示无休克;1.0~1.5表示有休克;大于2.0表示严重休克。

(5)尿量。尿量是反映肾血液灌注情况的有用指标。早期休克和休克复苏不完全的表现通常是少尿。对疑有休克或已确诊者,应观察每小时尿量,必要时留置导尿管。尿量小于25 mL/h、比重增加者表明仍存在肾血管收缩和供血量不足;血压正常但尿量仍少且比重偏低者,提示有急性肾衰竭可能。当尿量维持在30 mL/h以上时,则休克已得到纠正。此外,创伤危重患者复苏时使用高渗溶液可能有明显的利尿作用;涉及垂体后叶的颅脑损伤可出现尿崩现象;尿路损伤可导致少尿与无尿。判断病情时应予注意。

2.特殊监测

(1)中心静脉压(CVP)。中心静脉压代表右心房或者胸腔段腔静脉内压力的变化,一般比动脉压要早,反映全身血容量及心功能状况。CVP的正常值为0.49~0.98 kPa(5~12 cmH$_2$O)。当CVP小于0.49 kPa时,表示血容量不足;高于1.47 kPa(15 cmH$_2$O)时,则提示心功能不全、肺循环阻力增高或静脉血管床过度收缩;若CVP超过1.96 kPa(20 cmH$_2$O),则表示存在充血性心力衰竭。临床实践中,通常进行连续测定,动态观察其变化趋势以准确反映右心前负荷的情况(表1-9)。

表 1-9　休克时中心静脉压与血压变化的关系及处理原则

CVP	血压	原因	处理原则
低	低	血容量相对不足	充分补液
低	正常	心收缩力良好,血容量相对不足	适当补液,注意改善心功能
高	低	心功能不全或血容量相对过多	强心剂、纠正酸中毒、扩张血管
高	正常	容量血管过度收缩,肺循环阻力增高	扩张血管
正常	低	心功能不全或血容量不足	补液试验

(2)肺毛细血管楔压(PCWP)。应用 Swan-Ganz 导管可测得肺动脉(PAP)和肺毛细血管楔压(PCWP),可反映左心房、左心室压和肺静脉。PCWP 的正常值为 0.8～2 kPa(6～15 mmHg),与左心房内压接近;PAP 的正常值为 1.3～2.9 kPa(10～22 mmHg)。PCWP 增高常见于肺循环阻力增高,如肺水肿时,PCWP 低于正常值反映血容量不足(较 CVP 敏感)。因此,临床上当发现 PCWP 增高时,即使 CVP 尚属正常,也应限制输液量以免发生或加重肺水肿。此外,还可在作 PCWP 时获得血标本进行混合静脉血气分析,了解肺内通气/灌流比或肺内动静脉分流的变化情况。但必须指出,肺动脉导管技术是一项有创性检查,有发生严重并发症的可能(发生率为 3%～5%),故应当严格掌握适应证。

(3)心排血量(CO)和心脏指数(CI)。CO 是心率和每搏排出量的乘积,可经 Swan-Ganz 倒灌应用热稀释法测出。成人 CO 的正常值为每分钟 4～6 L。单位体表面积上的 CO 便称作心脏指数(CI),正常值为每分钟 2.5～3.5 L/m²。此外,还可按下列公式计算出总外周血管阻力(SVR):SVR＝(平均动脉压－中心静脉压)/心排血量×80。

SVR 正常值为 100～130 kPa。了解和监测上述各参数对于抢救休克时及时发现和调整异常的血流动力学有重要意义。CO 值通常在休克时均较正常值有所降低,感染性休克时却可能高于正常值。因此在临床实践中,应测定患者的 CO 值并结合正常值。

(二)休克护理

1.一般护理

(1)将患者安置在单间病房,室温 22～28 ℃,湿度 70%左右,保持通风良好,空气新鲜。

(2)设专人护理,护理人员不离开患者身边,保持病室安静,避免过多搬动患者,建立护理记录,详细记录病情变化及用药。

(3)体位。休克患者的体位很重要,最有利的体位是头和腿均适当抬高 30°,松解患者紧身的领口、衣服,使患者平卧,立即测量患者的血压、脉搏、呼吸,并在以后每 5～10 分钟重复一次,直至平稳。

(4)保温。大多数患者有体温下降、怕冷等表现,需要适当保暖,但不需在体表加温,不用热水袋。因体表加温可使皮肤血管扩张,减少了生命器官的血液供应,破坏了机体调节作用,对抗休克不利。但在感染性休克持续高热时,可采用降温措施,因低温能降低机体对氧的消耗。

(5)吸氧与保持呼吸道通畅。休克患者都有不同程度缺氧症状,应给予氧气吸入。吸入氧浓度 40%左右,并保持气道通畅。必要时可以建立人工气道。用鼻导管或面罩吸氧时,尤应注意某些影响气道通畅的因素,如舌后坠,有颌面、颅底骨折、咽部血肿、鼻腔出血、吸入异物及呕吐物、气道灼伤、变态反应引起喉头水肿、颈部血肿压迫气管及严重的胸部创伤的患者,为防止出现气道梗阻,应给予必要的急救护理措施。例如用舌钳将舌头拉出;清除患者口中异物、分泌物;使患者侧卧,头偏向一侧;尽可能建立人工气道,确保呼吸道通畅。

(6)输液。开放两条及以上静脉通路,尽快进行静脉输液。必要时可采用中心静脉置管输液。深静脉适宜快速输液,浅表静脉适宜均匀而缓慢地滴入血管活性药物或其他需要控制滴速的药物。输液前要采集血标本进行有关化验,并根据病情变化随时调整药物。低血容量性休克且无心脏疾患的患者,速度可适当加快,老年人或有心肺疾病患者速度不宜过快,避免发生急性肺水肿。抗休克时,输液药物繁多,要注意药物间的配伍禁忌、药物浓度及滴速。此外,抢救过程中常有大量的临时口头医嘱,用药后及时记录,且执行前后应及时查对,避免差错。意识不清、烦躁不安患者输液时,肢体应以夹板固定。输液装置上应写出床号、姓名、药名及剂量等。

(7)记出入液量。密切观察病情变化,准确记录 24 小时出入液量,以供补液计划做参考。放置导尿管,以观察和记录单位时间尿量,扩容的有效指标是每小时尿量维持在 30 mL 以上。

2.临床护理

(1)判断休克的前期、加重期、好转期。护理人员通过密切观察病情,及早发现与判断休克的症状,与医师密切联系,做到及早给予治疗。①休克前期:护理人员要及早判断患者病情,在休克症状未充分表现之前,就给予治疗,往往可以使病情向有利方面转化,避免因治疗不及时而导致病情恶化。患者意识清醒,烦躁不安,恶心、呕吐,略有发绀或面色苍白,肢体湿冷,出冷汗,心搏加快,但脉搏尚有力,收缩压可接近正常,但不稳定,遇到这些情况,应考虑到有休克早期表现,及时采取措施,使患者病情向好的方面发展。②休克加重期:表现为烦躁不安,表情淡漠,意识模糊甚至昏迷,皮肤发紫,冷汗,或出现出血点,瞳孔反射迟钝,脉搏细弱,血压下降,脉压变小,尿少或无尿。此时医护人员必须密切合作,采取各种措施,想方设法挽救患者生命。③休克好转期:表现为神志逐渐转清、表情安静、皮肤转为红润、出冷汗停止、脉搏有力且变慢,呼吸平稳而规则,脉压增大,血压回升,尿量增多且每小时多于 30 mL,皮肤及肢体变暖。

(2)迅速除去病因,积极采取相应措施:临床上多种多样的原因可导致休克,积极而又迅速除去病因占重要地位。如立即对开放伤口进行包扎、止血、固定伤肢、抗过敏、抗感染治疗,给予镇静、镇痛药物,使患者能安静接受治疗等。如过敏性休克患者,在医师未到之前,应立即给予皮下或肌内注射 0.1% 肾上腺素 1 mL,并且给予氧气吸入及建立输液通道。如外科疾病,内脏出血、肠坏死、急性化脓性胆管炎及妇产科前置胎盘、宫外孕大出血等,一方面应及时地恢复有效循环血量;另一方面要积极地除去休克的病因,及时施行手术才能挽救患者生命。护理人员在抗休克治疗的同时,必须迅速做好术前准备,立即将患者送至手术室进行手术。

(3)输液的合理安排。护理人员在执行医嘱时,要注意输液速度及量与质的合理安排,开始输液时决定量和速度比决定补什么溶液更为重要。在紧急情况下,如血源困难时抢救休克,可立即大量迅速输入 0.9% 氯化钠溶液。输入单纯的晶体液虽然能补充血容量,但由于晶体液很快转移到血管外,不能有效地维持血管内的血容量,应将该晶体液与胶体液交替输入,以便保持血管胶体渗透压来维持血容量。在输入血管收缩剂或血管扩张剂时,如去甲肾上腺素、多巴胺等,因这些药物刺激性强,注射局部容易产生坏死,而休克患者反应迟钝,故护理患者要特别谨慎,经常观察输液局部变化,发现异常要及时处理和更换部位。

(4)仔细观察病情变化。休克是一个严重的变化多端的动态过程,要取得最好的治疗效果,必须注意加强临床护理中的动态观察。护理人员在精心护理的过程中,从病床边可以随时获得可靠的病情进展的重要指标。关键是不能放过任何细微的变化,同时,要作出科学的判断。其观察与判断的内容如下。

①意识表情：患者意识表情的变化能反映中枢神经系统血液灌流情况。脑组织灌注不足、缺氧，表现为烦躁、神志淡漠、意识模糊或昏迷等。严重休克时细胞反应降低，患者由兴奋转为抑制，表示脑缺氧加重病情恶化。患者经治疗后意识转清，反应良好，提示循环改善。早期休克患者有时需要心理护理，耐心劝慰患者，使之配合治疗与护理。另外对谵妄、烦躁、意识障碍者，应给予适当约束加用床档，以防坠床发生意外。

②末梢循环：患者皮肤色泽、温度、湿度能反映体表的血液灌注情况。正常人轻压指甲或唇部时，局部因暂时缺血而呈苍白色，松压后迅速转为红润。轻压口唇、甲床苍白色区消失时间超过 1 秒，为微循环灌注不足或有瘀滞现象。休克时患者面色苍白、皮肤湿冷表明病情较重，患者皮色从苍白转为发绀，则提示进入严重休克，由发绀又出现皮下瘀点、瘀斑，注射部位渗血，则提示有弥散性血管内凝血（DIC）的可能，应立即与医师联系。如果患者四肢温暖，皮肤干燥，压口唇或指甲后苍白消失快（<1 秒），迅速转为红润，表明血液灌注良好，休克好转。

③颈静脉和周围静脉：颈静脉和周围静脉充盈常提示高血容量的情况。休克时，由于血容量锐减，静脉瘪陷，当休克得到纠正时，颈静脉和周围静脉充盈，若静脉怒张则提示补液量过多或心功能不全。

④体温：休克患者体温常低于正常，但感染性休克有高热。护理时应注意保暖，如盖被、低温电热毯或空气调温等，但不宜用热水袋加温，以免烫伤和使皮肤血管扩张，加重休克。高热患者可以采用冰袋、冰帽或低温等渗盐水灌肠等方法进行物理降温，也可配合室内通风或药物降温法。

⑤脉搏：休克时脉率增快，常出现于血压下降之前。随着病情恶化，脉率加速，脉搏变细弱甚至摸不到。若脉搏逐渐增强，脉率转为正常，脉压由小变大，提示病情好转。为准确起见，有时需结合心脏听诊和心电图监测。若心率超过每分钟 150 次或高度房室传导阻滞等可降低心排血量，值得注意。

⑥呼吸：注意呼吸次数，有无节律变化。呼吸增速、变浅、不规则，说明病情恶化；反之，呼吸频率、节律及深浅度逐渐恢复正常，提示病情好转。呼吸增至每分钟 30 次以上或降至每分钟 8 次以下，表示病情危重。应保持呼吸道通畅，有分泌物及时吸出，鼻导管给氧时用每分钟 6～8 L 的高流量（氧浓度 40%～50%）。输入氧气应通过湿化器或在患者口罩处盖上湿纱布，以保持呼吸道湿润，防止黏膜干燥。每 2～4 小时检查鼻导管是否通畅。行气管插管或切开、人工辅助通气的患者，更应注意全面观察机器工作状态和患者反应两方面的变化。每 4～6 小时测量全套血流动力学指标、呼吸功能及血气分析一次。高流量用氧者停用前应先降低流量，逐渐停用，使呼吸中枢逐渐兴奋，不能骤停吸氧。

⑦瞳孔：正常瞳孔两侧等大、圆形。双侧瞳孔不等大应警惕脑疝的发生。如双侧瞳孔散大，对光反射减弱或消失，说明脑组织缺氧，病情危重。

⑧血压与脉压：观察血压的动态变化对判断休克有重要作用。脉压越低，说明血管痉挛程度越重。而脉压增大，则说明血管痉挛开始解除，微循环趋向好转。此外，在补充血容量后，血流改善，血压也必然上升。通常认为上肢收缩压低于 12 kPa（90 mmHg）、脉压小于 2.7 kPa（20 mmHg），且伴有毛细血管灌流量减少症状，如肢端厥冷、皮肤苍白等是休克存在的证据。休克过程中，血流和血压是成正比的。因此，不能忽视对休克患者的血压观察。但治疗休克的目的在于改善全身组织血液灌注，恢复机体的正常代谢。不能单纯以血压高低来判断休克的治疗效果。在休克早期或代偿期，由于交感神经兴奋，儿茶酚胺释放，舒张压升高，而收缩压则无明显改变，故应注

意脉压下降和交感兴奋的征象。相反,如使用血管扩张剂或硬膜外麻醉时,收缩压 12 kPa 左右而脉压正常(4～5.3 kPa),且无其他循环障碍表现,则为非休克状态。此外,平时患高血压的患者,发生休克后收缩压仍可能大于 16 kPa(120 mmHg),但组织灌注已不足。因此,应了解患者基础血压。致休克因素使收缩压降低 20% 以上时考虑休克。重度休克患者,袖带测压往往不准确,可用桡动脉穿刺直接测压。休克治疗过程,定时测压,对判断病情、指导治疗很有价值。若血压逐渐下降甚至不能测知,且脉压减小,则说明病情加重。血压回升到正常值,或血压虽低,但脉搏有力,手足转暖,则休克趋于好转。

⑨尿量:观察尿量就是观察肾功能的变化,也是护理人员对休克患者重点观察的内容之一。尿量和尿比重是反映肾脏毛细血管的灌流量,也是内脏血液流量的一个重要指标。在休克过程,长时间的低血容量和低血压,或使用了大量血管收缩剂后,可使肾脏灌流量不足,肾缺血而影响肾功能。此时,患者肾小球滤过率严重下降,临床出现少尿或无尿。如经扩容治疗后,尿量仍少于 25～30 mL/h,应与医师联系,协助医师进行利尿试验。用 20% 甘露醇溶液 100～200 mL 于 15～30 分钟静脉滴注,或用呋塞米 20～40 mg 于 1～2 分钟静脉注入。如不能使尿量改善,则表示已发生肾衰竭。此时应立即控制入量,补液应十分慎重。急性肾衰竭时,肾小管分泌钾的功能下降,同时大量组织破坏,蛋白质分解代谢亢进,钾从细胞内大量溢出进入细胞外液,故急性肾衰竭少尿期,血钾必然升高。当血钾升高超过 7 mmol/L 时,如不积极治疗,可发生各种心室颤动和心搏停止,因此要限制钾的摄入。反复测定血钾、钠、氯,根据化验报告和尿量的情况来考虑钾的应用。可给予碳酸氢钠纠正酸中毒,使钾离子再进入细胞内,或给予葡萄糖加胰岛素静脉滴入,可使血清钾离子暂时降低。如果经过治疗尿量稳定在每小时 30 mL 以上,提示休克好转。因此,严格、认真记录尿量极为重要。

除此之外,还应注意并发症的观察,休克肺、心力衰竭、肾衰竭及 DIC 是休克死亡的常见并发症。①成人呼吸窘迫综合征(ARDS,又称休克肺):应注意观察有无进行性呼吸困难、呼吸频率加快(每分钟＞35 次);有无进行性严重缺氧,经一般氧疗不能纠正,PaO_2 小于 70 mmHg(9.33 kPa)并有进行性下降的趋势。特别常见于原有心、肾功能不全的患者,过度输入非胶体溶液更易发生。如有上述表现立即报告医师,及时处理。②急性肾衰竭:如血容量已基本补足,血压已回升接近正常或已达正常,而尿量仍少于 20 mL/h,并对利尿剂无反应者,应考虑急性肾衰竭的可能。③心功能不全:如血容量已补足,中心静脉压达 12 cmH_2O(1.18 kPa),又无酸中毒存在,而患者血压仍未回升,则提示心功能不全,尤其老年人或原有慢性心脏病的患者有发生急性肺水肿的可能,应立即减慢输液速度或暂停输液。④DIC:如患者休克时间较长,应注意观察皮肤有无痕点、瘀斑或血尿、便血等,如有以上出血表现,则需考虑并发 DIC,应立即取血做血小板、凝血酶原时间、纤维蛋白原等检查,并协助医师进行抗凝治疗。

(5)应用血管活性药物的护理。开始用升压药或更换升压药时血压常不稳定,应每 5～10 分钟测量一次血压,有条件的连续监测动脉压。随血压的高低调节药物浓度。对升压药较敏感的患者,收缩压可由测不到而突然升高甚至可达 26.7 kPa(200 mmHg)。在患者感到头痛、头晕、烦躁不安时应立即停药,并报告医师。用升压药必须从最低浓度且慢速开始,每 5 分钟测一次血压,待血压平稳及全身情况改善后,改为 30 分钟/次,并按药物浓度及剂量计算输入量。

静脉滴注升压药时,切忌药物外渗,以免导致局部组织坏死。

长期输液的患者,应每 24 小时更换一次输液管,并注意保护血管及穿刺点。选择血管时先难后易,先下后上。输液肢体应适当制动,但必须松紧合适,以免回流不畅。

(6)预防肺部感染。病房内定期行空气消毒并控制探视,定期湿化消毒。避免交叉感染,进行治疗操作时,注意遮挡,适当暴露以免受凉。如有人工气道,注意口腔护理,鼓励患者有效咳痰。痰不易咳出时,行雾化吸入。不能咳痰者及时吸痰,保证呼吸道通畅,以防止肺部并发症。

(7)心理护理。经历繁多而紧急的抢救后,患者受强烈刺激,易倍感病情危重,面对死亡后产生恐惧、焦虑、紧张、烦躁不安的心情。这时亲属的承受能力、应变能力也随之下降,将严重影响与医护人员的配合。因此,护士应积极主动配合医疗,认真、准确无误地执行医嘱。紧急情况下医护人员也要保持镇静,快而有序、忙而不乱地进行抢救工作,以稳定患者及家属的情绪,并取得他们的信赖和主动配合。待患者病情稳定后,及时做好安慰和解释工作,使患者积极配合治疗及护理,树立战胜疾病的信心。保持安静、整洁舒适的环境,减少噪声,让患者充分休息。应将患者病情的危险性和治疗、护理方案及期望治疗结果告诉患者家属,让他们在做到心中有数的同时,协助医护人员做好患者的心理支持,以利于早日康复。

(曲春萌)

第二章

呼吸内科护理

第一节 慢性阻塞性肺疾病

慢性阻塞性肺疾病(chronic obstructive pulmonary disease,COPD)是一种以不完全可逆性气流受限为特征,呈进行性发展的肺部疾病。COPD 是呼吸系统疾病中的常见病和多发病,由于其患病人数多,死亡率高,社会经济负担重,已成为一个重要的公共卫生问题。在世界范围内,COPD 的死亡率居所有死因的第四位。根据世界银行/世界卫生组织发表的研究,至 2020 年 COPD 将成为世界疾病经济负担的第五位。在我国,COPD 同样是严重危害人民群体健康的重要慢性呼吸系统疾病,1992 年对我国北部及中部地区农村 102 230 名成人调查显示,COPD 约占 15 岁以上人群的 3%;近年来对我国 7 个地区 20 245 名成年人进行调查,COPD 的患病率占 40 岁以上人群的 8.2%,患病率之高是十分惊人的。

COPD 与慢性支气管炎及肺气肿密切相关。慢性支气管炎(简称慢支)是指气管、支气管黏膜及其周围组织的慢性、非特异性炎症。如患者每年咳嗽、咳痰达 3 个月以上,连续两年或以上,并排除其他已知原因的慢性咳嗽,即可诊断为慢性支气管炎。阻塞性肺气肿(简称肺气肿)是指肺部终末细支气管远端气腔出现异常持久的扩张,并伴有肺泡壁和细支气管的破坏而无明显肺纤维化。当慢性支气管炎和(或)肺气肿患者肺功能检查出现气流受限并且不能完全可逆时,可视为 COPD。如患者只有慢性支气管炎和(或)肺气肿,而无气流受限,则不能视为 COPD,而视为 COPD 的高危期。支气管哮喘也具有气流受限。但支气管哮喘是一种特殊的气道炎症性疾病,其气流受限具有可逆性,它不属于 COPD。

一、护理评估

(一)病因及发病机制
确切的病因不清,可能与下列因素有关。

1.吸烟
吸烟是最危险的因素。国内外的研究均证明吸烟与慢支的发生有密切关系,吸烟者慢性支气管炎的患病率比不吸烟者高 2~8 倍,吸烟时间愈长,量愈大,COPD 患病率愈高。烟草中的多种有害化学成分,可损伤气道上皮细胞使巨噬细胞吞噬功能降低和纤毛运动减退;黏液分泌增加,使气道净化能力减弱;支气管黏膜充血水肿、黏液积聚,而易引起感染。慢性炎症及吸烟刺激黏膜下感受器,引起支气管平滑肌收缩,气流受限。烟草、烟雾还可使氧自由基增多,诱导中性粒细胞释放蛋白酶,抑制抗蛋白酶系统,使肺弹力纤维受到破坏,诱发肺气肿形成。

2.职业性粉尘和化学物质

职业性粉尘及化学物质,如烟雾、变应原、工业废气及室内污染空气等,浓度过大或接触时间过长,均可导致与吸烟无关的COPD。

3.空气污染

大气污染中的有害气体(如二氧化硫、二氧化氮、氯气等)可损伤气道黏膜,并有细胞毒作用,使纤毛清除功能下降,黏液分泌增多,为细菌感染创造条件。

4.感染

感染是COPD发生发展的重要因素之一。长期、反复感染可破坏气道正常的防御功能,损伤细支气管和肺泡。主要病毒为流感病毒、鼻病毒和呼吸道合胞病毒等,细菌感染以肺炎链球菌、流感嗜血杆菌、卡他莫拉菌及葡萄球菌为多见,支原体感染也是重要因素之一。

5.蛋白酶-抗蛋白酶失衡

蛋白酶对组织有损伤和破坏作用,抗蛋白酶对弹性蛋白酶等多种蛋白酶有抑制功能。在正常情况下,弹性蛋白酶与其抑制因子处于平衡状态。其中 α_1-抗胰蛋白酶(α_1-AT)是活性最强的一种。蛋白酶增多和抗蛋白酶不足均可导致组织结构破坏,产生肺气肿。

6.其他

机体内在因素如呼吸道防御及免疫功能降低、自主神经功能失调、营养、气温的突变等都可能参与COPD的发生、发展。

(二)病理生理

COPD的病理改变主要为慢性支气管炎和肺气肿的病理改变。COPD对呼吸功能的影响:早期病变仅局限于细小气道,表现为闭合容积增大。病变侵入大气道时,肺通气功能明显障碍,随肺气肿的日益加重,大量肺泡周围的毛细血管受膨胀的肺泡挤压而退化,使毛细血管大量减少,肺泡间的血流量减少,导致通气与血流比例失调,使换气功能障碍。由通气和换气功能障碍引起缺氧和二氧化碳潴留,进而发展为呼吸衰竭。

(三)健康史

询问患者是否存在引起慢支的各种因素,如感染、吸烟、大气污染、职业性粉尘和有害气体的长期吸入、过敏等;是否有呼吸道防御及免疫功能降低、自主神经功能失调等。

(四)身体状况

1.主要症状

(1)慢性咳嗽:晨间起床时咳嗽明显,白天较轻,睡眠时有阵咳或排痰。随病程发展可终生不愈。

(2)咳痰:一般为白色黏液或浆液性泡沫痰,偶可带血丝,清晨排痰较多。急性发作伴有细菌感染时,痰量增多,可有脓性痰。

(3)气短或呼吸困难:早期仅在体力劳动或上楼等活动时出现,随着病情发展逐渐加重,日常活动甚至休息时也感到气短。是COPD的标志性症状。

(4)喘息和胸闷:重度患者或急性加重时出现喘息,甚至静息状态下也感气促。

(5)其他:晚期患者有体重下降,食欲减退等全身症状。

2.护理体检

早期可无异常,随疾病进展慢性支气管炎病例可闻及干啰音或少量湿啰音。有喘息症状者可在小范围内出现轻度哮鸣音。肺气肿早期体征不明显,随疾病进展出现桶状胸,呼吸活动减弱,触觉语颤减弱或消失;叩诊呈过清音,心浊音界缩小或不易叩出,肺下界和肝浊音界下移,听诊心音遥远,两肺呼吸音普遍减弱,呼气延长,并发感染时,可闻及湿啰音。

3.COPD严重程度分级

根据第一秒用力呼气容积占用力肺活量的百分比(FEV$_1$/FVC%)、第一秒用力呼气容积占预计值百分比(FEV$_1$%预计值)和症状对COPD的严重程度做出分级。

Ⅰ级:轻度,FEV$_1$/FVC小于70%、FEV$_1$大于等于80%预计值,有或无慢性咳嗽、咳痰症状。

Ⅱ级:中度,FEV$_1$/FVC小于70%、50%预计值小于等于FEV$_1$小于80%预计值,有或无慢性咳嗽、咳痰痒状。

Ⅲ级:重度,FEV$_1$/FVC小于70%、30%预计值小于等于FEV$_1$小于50%预计值,有或无慢性咳嗽、咳痰症状。

Ⅳ级:极重度,FEV$_1$/FVC小于70%、FEV$_1$小于30%预计值或FEV$_1$小于50%预计值,伴慢性呼吸衰竭。

4.COPD病程分期

COPD按病程可分为急性加重期和稳定期,前者指在短期内咳嗽、咳痰、气短和(或)喘息加重、脓痰量增多,可伴发热等症状;稳定期指咳嗽、咳痰、气短症状稳定或轻微。

5.并发症

COPD可并发慢性呼吸衰竭、自发性气胸、慢性肺源性心脏病。

(五)实验室及其他检查

1.肺功能检查

肺功能检查是判断气流受限的主要客观指标,对COPD诊断、严重程度评价、疾病进展、预后及治疗反应等有重要意义。第一秒用力呼气容积(FEV$_1$)占用力肺活量(FVC)的百分比(FEV$_1$/FVC%)是评价气流受限的敏感指标。第一秒用力呼气容积(FEV$_1$)占预计值百分比(FEV$_1$%预计值),是评估COPD严重程度的良好指标。当FEV$_1$/FVC小于70%及FEV$_1$小于80%预计值时,可确定为不能完全可逆的气流受限。FEV$_1$的变化,大致提示肺部疾病的严重程度和疾病进展的阶段。

肺气肿呼吸功能检查示残气量增加,残气量占肺总量的百分比增大,最大通气量低于预计值的80%;第一秒时间肺活量常低于60%;残气量占肺总量的百分比增大,往往超过40%,对阻塞性肺气肿的诊断有重要意义。

2.胸部X线检查

早期胸片可无变化,可逐渐出现肺纹理增粗、紊乱等非特异性改变,肺气肿的典型X线表现为胸廓前后径增大,肋间隙增宽,肋骨平行,膈低平。两肺透亮度增加,肺血管纹理减少或有肺大泡征象。X线检查对COPD诊断特异性不高。

3.动脉血气分析

动脉血气分析在早期无异常,随病情进展可出现低氧血症、高碳酸血症、酸碱平衡失调等,用于判断呼吸衰竭的类型。

4.其他

COPD合并细菌感染时,血白细胞增高,核左移。痰培养可能检出病原菌。

（六）心理、社会评估

COPD 由于病程长、反复发作，健康状态每况愈下，给患者带来较重的精神和经济负担，出现焦虑、悲观、沮丧等心理反应，甚至对治疗丧失信心。病情可能会导致患者心理压力增加，生活方式发生改变，也会影响到工作，甚至因无法工作而感到孤独。

二、主要护理诊断及医护合作性问题

（一）气体交换受损

气体交换受损与气道阻塞、通气不足、呼吸肌疲劳、分泌物过多和肺泡呼吸有关。

（二）清理呼吸道无效

清理呼吸道无效与分泌物增多而黏稠、气道湿度减低和无效咳嗽有关。

（三）低效性呼吸形态

低效性呼吸形态与气道阻塞、膈肌变平以及能量不足有关。

（四）活动无耐力

活动无耐力与疲劳、呼吸困难、氧供与氧耗失衡有关。

（五）营养失调，低于机体需要量

营养失调，低于机体需要量与食欲降低、摄入减少、腹胀、呼吸困难、痰液增多有关。

（六）焦虑

焦虑与健康状况的改变、病情危重、经济状况有关。

三、护理目标

患者痰能咳出，喘息缓解；活动耐力增强；营养得到改善；焦虑减轻。

四、护理措施

（一）一般护理

1.休息和活动

患者采取舒适的体位，晚期患者宜采取身体前倾位，使辅助呼吸肌参与呼吸。发热、咳喘时应卧床休息，视病情安排适当的活动量，活动以不感到疲劳、不加重症状为宜。室内保持合适的温湿度，冬季注意保暖，避免直接吸入冷空气。

2.饮食护理

呼吸功的增加可使热量和蛋白质消耗增多，导致营养不良。应制订出高热量、高蛋白、高维生素的饮食计划。正餐进食量不足时，应安排少量多餐，避免餐前和进餐时过多饮水。避免餐后平卧，有利于消化。为减少呼吸困难，保存能量，患者饭前至少休息 30 分钟。每天正餐应安排在患者最饥饿、休息最好的时间。指导患者采用缩唇呼吸和腹式呼吸减轻呼吸困难。为促进食欲，提供给患者舒适的就餐环境和喜爱的食物，餐前及咳痰后漱口，保持口腔清洁。腹胀的患者应进软质饮食，细嚼慢咽。避免进食产气的食物，如汽水、啤酒、豆类、马铃薯和胡萝卜等；避免易引起便秘的食物，如油煎食物、干果、坚果等。如果患者通过进食不能吸收足够的营养，可应用管喂饮食或全胃肠外营养。

（二）病情观察

观察咳嗽、咳痰的情况，痰液的颜色、量及性状，咳痰是否顺畅；呼吸困难的程度，能否平卧，与活动的关系,有无进行性加重;患者的营养状况、肺部体征及有无慢性呼吸衰竭、自发性气胸、慢性肺源性心脏病等并发症产生。监测动脉血气分析和水、电解质、酸碱平衡情况。

（三）氧疗的护理

呼吸困难伴低氧血症者,遵医嘱给予氧疗。一般采用鼻导管持续低流量吸氧,氧流量 $1\sim2$ L/min。对 COPD 慢性呼吸衰竭者提倡进行长期家庭氧疗(LTOT)。LTOT 为持续低流量吸氧,它能改变疾病的自然病程,改善生活质量。LTOT 是指一昼夜吸入低浓度氧 15 小时以上,并持续较长时间,使 PaO_2 大于等于 60 mmHg(7.99 kPa),或 SaO_2 升至 90% 的一种氧疗方法。LTOT 指征:①PaO_2 小于等于 55 mmHg(7.33 kPa)或 SaO_2 小于等于 88%,有或没有高碳酸血症;②PaO_2 55$\sim$60 mmHg(7.99$\sim$7.33 kPa)或 SaO_2 小于 88%,并有肺动脉高压、心力衰竭所致的水肿或红细胞增多症(血细胞比容>0.55)。LTOT 对血流动力学、运动耐力、肺生理和精神状态均会产生有益的影响,从而提高 COPD 患者的生活质量和生存率。

COPD 患者因长期二氧化碳潴留,主要靠缺氧刺激呼吸中枢,如果吸入高浓度的氧,反而会导致呼吸频率和幅度降低,引起二氧化碳潴留。而持续低流量吸氧维持 PaO_2 大于等于 60 mmHg(7.99 kPa),既能改善组织缺氧,也可防止因缺氧状态解除而抑制呼吸中枢。护理人员应密切注意患者吸氧后的变化,如观察患者的意识状态、呼吸的频率及幅度、有无窒息或呼吸停止和动脉血气复查结果。氧疗有效指标:患者呼吸困难减轻、呼吸频率减慢、发绀减轻、心率减慢、活动耐力增加。

（四）用药护理

1.稳定期治疗用药

(1)支气管舒张药:短期应用以缓解症状,长期规律应用预防和减轻症状。常选用 β_2 肾上腺素受体激动剂、抗胆碱药、氨茶碱或其缓(控)释片。

(2)祛痰药:对痰不易咳出者可选用盐酸氨溴索或羧甲司坦。

2.急性加重期的治疗用药

除使用支气管舒张药及对低氧血症者进行吸氧外,应根据病原菌类型及药物敏感情况合理选用抗生素治疗。如给予 β 内酰胺类/β 内酰胺酶抑制剂、第二代头孢菌素、大环内酯类或喹诺酮类。如出现持续气道阻塞,可使用糖皮质激素。

3.遵医嘱用药

遵医嘱应用抗生素,支气管舒张药,祛痰药物,注意观察疗效及不良反应。

（五）呼吸功能锻炼

COPD 患者需要增加呼吸频率来代偿呼吸困难,这种代偿多数是依赖于辅助呼吸肌参与呼吸,即胸式呼吸,而非腹式呼吸。然而胸式呼吸的有效性要低于腹式呼吸,患者容易疲劳。因此,护理人员应指导患者进行缩唇呼气、腹式呼吸、膈肌起搏(体外膈神经电刺激)、吸气阻力器等呼吸锻炼,以加强胸、膈呼吸肌肌力和耐力,改善呼吸功能。

1.缩唇呼吸

缩唇呼吸的技巧是通过缩唇形成的微弱阻力来延长呼气时间,增加气道压力,延缓气道塌陷。患者闭嘴经鼻吸气,然后通过缩唇(吹口哨样)缓慢呼气,同时收缩腹部。吸气与呼气时间比为 1:2 或 1:3。缩唇大小程度与呼气流量,以能使距口唇 15$\sim$20 cm 处,与口唇等高点水平的蜡烛火焰随气流倾斜又不至于熄灭为宜。

2.膈式或腹式呼吸

患者可取立位、平卧位或半卧位,两手分别放于前胸部和上腹部。用鼻缓慢吸气时,膈肌最大程度下降,腹肌松弛,腹部凸出,手感到腹部向上抬起。呼气时用口呼出,腹肌收缩,膈肌松弛,膈肌随腹腔内压增加而上抬,推动肺部气体排出,手感到腹部下降。

另外,可以在腹部放置小枕头、杂志或书锻炼腹式呼吸。如果吸气时,物体上升,证明是腹式呼吸。缩唇呼吸和腹式呼吸每天训练 3～4 次,每次重复 8～10 次。腹式呼吸需要增加能量消耗,因此指导患者只能在疾病恢复期,如出院前进行训练。

(六)心理护理

COPD 患者因长期患病,社会活动减少、经济收入降低等方面发生的变化,容易形成焦虑和压抑的心理状态,失去自信,躲避生活。或者由于经济原因,患者可能无法按医嘱常规使用某些药物,只能在病情加重时应用。医护人员应详细了解患者及其家庭对疾病的态度,关心体贴患者,了解患者心理、性格、生活方式等方面发生的变化,与患者和家属共同制订和实施康复计划,定期进行呼吸肌功能锻炼、合理用药等,减轻症状,增强患者战胜疾病的信心。对表现焦虑的患者,教会患者缓解焦虑的方法,如听轻音乐、下棋、做游戏等娱乐活动,以分散注意力,减轻焦虑。

(七)健康指导

1.疾病知识指导

使患者了解 COPD 的相关知识,识别和消除使疾病恶化的因素,戒烟是预防 COPD 的重要且简单易行的措施,应劝导患者戒烟,避免粉尘和刺激性气体的吸入,避免和呼吸道感染患者接触,在呼吸道传染病流行期间,尽量避免去人群密集的公共场所。指导患者要根据气候变化及时增减衣物,避免受凉感冒。学会识别感染或病情加重的早期症状,尽早就医。

2.康复锻炼

使患者理解康复锻炼的意义,充分发挥患者进行康复的主观能动性,制订个体化的锻炼计划,选择空气新鲜、安静的环境,进行步行、慢跑、气功等体育锻炼。在潮湿、大风、严寒气候时,避免室外活动。教会患者和家属依据呼吸困难与活动之间的关系,判断呼吸困难的严重程度,以便合理的安排工作和生活。

3.家庭氧疗

对实施家庭氧疗的患者,护理人员应指导患者和家属做到以下几点。

(1)了解氧疗的目的、必要性及注意事项;注意安全,供氧装置周围严禁烟火,防止氧气燃烧爆炸;吸氧鼻导管需每天更换,以防堵塞,防止感染;氧疗装置定期更换、清洁、消毒。

(2)告诉患者和家属宜采取低流量(氧流量 1～2 L/min 或氧浓度 25%～29%)吸氧,且每天吸氧的时间不宜少于 10～15 小时。因夜间睡眠时,部分患者低氧血症更为明显,故夜间吸氧不宜间断。监测氧流量,防止随意调高氧流量。

4.心理指导

引导患者适应慢性病并以积极的心态对待疾病,培养生活乐趣,如听音乐、培养养花种草等爱好,以分散注意力,减少孤独感,缓解焦虑、紧张的精神状态。

五、护理评价

氧分压和二氧化碳分压维持在正常范围内;能坚持药物治疗;能演示缩唇呼吸和腹式呼吸技术;呼吸困难发作时能采取正确体位,使用节能法;清除过多痰液,保持呼吸道通畅;使用控制咳嗽方法;增加体液摄入;减少症状恶化;根据身高和年龄维持正常体重;减少急诊就诊和入院的次数。

（尹爱青）

第二节　肺结核

肺结核是由结核分枝杆菌感染引起的肺部慢性传染性疾病。排菌患者为重要传染源,病原菌通过呼吸道传播感染,当机体抵抗力降低时发病。结核病可累及全身多个脏器,以肺部感染最为常见,发病以青壮年居多,男性多于女性。结核病为全球流行的传染病之一,为传染疾病的主要死因,在我国仍属于需要高度重视的公共卫生问题。

一、病因及发病机制

（一）结核菌

肺炎致病菌为结核分枝杆菌,又称抗酸杆菌。可分为人型、牛型、非洲型和鼠型四类,引起人类感染的为人型结核分枝杆菌,少数为牛型菌感染。结核菌抵抗力强,在阴湿处能生存5个月以上,但在烈日暴晒下2小时,5%～12%甲酚(来苏水)接触2～12小时,70%乙醇接触2分钟,或煮沸1分钟,即被杀死。该病原菌有较强的耐药性,最简单的灭菌方法是将痰吐在纸上直接焚烧。

（二）感染途径

肺结核通过呼吸道传染,患者随地吐痰,痰液干燥后随尘埃飞扬;病原菌也可通过飞沫传播,免疫力低下者吸入传染源喷出的带菌飞沫可发病。少数患者可经饮用未消毒的带菌牛奶引起消化道传染。少见其他感染途径。

（三）人体反应性

机体对入侵结核菌的反应有两种。

1.免疫力

机体对结核菌的免疫力分非特异性和特异性免疫力两种。后者通过接种卡介苗或感染结核菌后获得免疫力。机体免疫力强可不发病或病情较轻,免疫力低下者易感染发病,或引发原病灶重新发病。

2.变态反应

结核菌入侵4周后,机体针对致病菌及其代谢产物所发生的变态反应,属Ⅳ型(迟发型)变态反应。

（四）结核感染及肺结核的发生发展

1.原发性结核

初次感染结核,病菌毒力强、机体抵抗力弱,病原菌在体内存活并大量繁殖引起局部炎性病变,称原发病灶。可经淋巴引起血行播散。

2.继发性结核

原发病灶遗留的结核分枝杆菌重新活动引起结核病,属内源性感染。由结核分枝杆菌再次感染而发病,由于机体具备特异性免疫力,一般不引起局部淋巴结肿大和全身播散,但可导致空洞形成和干酪性坏死。

(五)临床类型

1.Ⅰ型肺结核(原发性肺结核)

Ⅰ型肺结核多发生于儿童或边远山区、农村初次进入城市的成人。初次感染肺结核即发病,以上叶底部、中叶或下叶上部多见,X线典型征象为哑铃型阴影。通常病灶逐渐自行吸收或钙化。

2.Ⅱ型肺结核(血行播散型肺结核)

Ⅱ型肺结核分急性、慢性或亚急性血行播散型肺结核。成人多见,结核病灶破溃,致病菌短时间内大量进入血液循环可引起肺内广泛播散引起急性病征,X线显示肺内病灶细如粟米、均匀散布于两肺。若机体免疫力强,少量致病菌经血分批侵入肺部,形成亚急性或慢性血行性播散型肺结核。

3.Ⅲ型肺结核(浸润型肺结核)

Ⅲ型肺结核包括干酪性肺炎和结核球两种特殊类型。以成人多见,抵抗力降低时,原发病灶重新活动,引起渗出和细胞浸润,是最常见的继发性肺结核。病灶多位于上肺野,X线显示渗出和浸润征象,可有不同程度的干酪样病变和空洞形成。

4.Ⅳ型肺结核(慢性纤维空洞型肺结核)

Ⅳ型肺结核为各种原因使肺结核迁延不愈,症状起伏所致,属于肺结核晚期,痰中常有结核菌,为结核病的重要传染源。X线显示单或双侧肺有厚壁空洞,伴明显胸膜肥厚。由于肺组织纤维收缩,肺门向上牵拉,肺纹理呈垂柳状阴影,纵隔向患侧移位,健侧呈代偿性肺气肿。

5.Ⅴ型肺结核(结核性胸膜炎)

Ⅴ型肺结核多见于青少年,结核菌累及胸膜引起渗出性胸膜炎。X线显示病变部位均匀致密阴影,可随体位变换而改变。

二、临床表现

(一)症状与体征

1.全身症状

肺结核起病缓慢,病程长。常有午后低热、面颊潮红、乏力、食欲缺乏、体重减轻、盗汗等结核毒性症状。当肺部病灶急剧进展播散时,可出现持续高热。妇女可有月经失调、结节性红斑。

2.呼吸系统症状

患者表现为干咳或有少量黏液痰。继发感染时,痰呈黏液性或脓性。痰中偶有干酪样物,约1/3患者有痰血或不同程度咯血。少数患者可出现大量咯血。胸痛、干酪样肺炎或大量胸腔积液者,可有发绀和渐进性呼吸困难。病灶范围大而表浅者可有实变体征,叩诊呈浊音。大量胸腔积液,局部叩诊浊音或实音。锁骨上下及肩胛间区可闻及湿啰音。慢性纤维空洞型肺结核及胸膜增厚者可有胸廓内陷,肋间变窄,气管偏移等。

(二)并发症

患者可并发自发性气胸、脓气胸、支气管扩张、慢性肺源性心脏病等。

三、辅助检查

（一）血常规检查

活动性肺结核有轻度白细胞计数升高,红细胞沉降率增快,急性粟粒性肺结核时白细胞计数可减少,有时出现类白血病反应的血象。

（二）结核菌检查

痰中查到结核菌是确诊肺结核的主要依据。涂片抗酸染色镜检快捷方便,痰菌量较少时可用集菌法。痰培养、聚合酶链反应(PCR)检查更为敏感。痰菌检查阳性,提示病灶为开放性,有传染性。

（三）影像学检查

胸部 X 线检查可早期发现肺结核。常见肺结核 X 线检查表现有:有纤维钙化的硬结病灶者呈高密度、边缘清晰的斑点、条索或结节;浸润性病灶则呈现出低密度、边缘模糊的云雾状阴影;X 线征象呈现出较高密度、浓淡不一,有环形边界的透光空洞者,提示干酪样病灶。胸部 CT 检查可发现微小、隐蔽性病变。

（四）结核菌素（简称结素）试验

本试验用于测定人体是否感染过结核菌。常用结核菌素(PPD)试验的方法为:取 0.1 mL 纯结素(5 U)稀释液,常规消毒后于左前臂屈侧中、上 1/3 交界处行皮内注射,48 小时后观察皮肤硬结的直径,小于 5 mm 为阴性,5～9 mm 为弱阳性,10～19 mm 为阳性反应,超过 20 mm 或局部发生水疱与坏死者为强阳性反应。

我国城镇居民的结核感染率高,5 U 阳性表示已有结核感染,若 1 U 皮试强阳性提示体内有活动性结核病灶。成人结素试验阳性表示曾感染过结核菌或接种过卡介苗,并不一定患病;反之,则提示未感染过结核菌,或感染初期机体变态反应尚未建立。机体免疫功能低下或受抑制,可显示结素试验阴性。

（五）其他检查

纤维支气管镜检查对诊断有重要价值。

（六）诊治结果的描述和记录

描述内容包括肺结核类型、病变范围、痰菌检查、治疗史等。

1.肺结核类型的记录

血行播散型肺结核应注明"急性"或"慢性";继发性肺结核应注明"浸润型"或"纤维空洞"。

2.病变范围的描述

按左、右侧,以第 2 肋和第 4 肋下缘内侧端为分界线,又分为上、中、下肺野。

3.痰菌检查结果的描记

分别用"(一)"或"(＋)"描述;痰涂片、痰集菌和痰培养检查分别用"涂""集""培"表示,患者无痰或未查痰,应注明"无痰"或"未查"。

4.治疗史的描记

可分为"初治""复治"。初治指未开始抗结核治疗,正进行标准化疗疗程未满,不规则化疗未满 1 个月者。复治则指初治失败;规则满疗程用药后痰菌复阳性,不规范化疗超过 1 个月,慢性排菌者。

以上条件符合其中任何一条即为初治或复治。

5.并发症或手术情况描述

并发症有自发性气胸、肺不张等;并存病有糖尿病等;手术情况。

描述举例:右侧浸润型肺结核涂(+),初治,支气管扩张、糖尿病。

四、诊断要点

根据患者症状体征和病史,结合体格检查、痰结核菌检查及胸部 X 线检查结果可作出诊断。确诊后应进一步明确肺结核是否处于活动期,有无排菌等,以确定是否属于传染源。

(1)经确定为活动性病变必须给予治疗。活动性病变胸片可显示有中心溶解和空洞或播散病灶。无活动性肺结核胸片显示钙化、硬结或纤维化,痰检查不排菌,无肺结核症状。

(2)肺结核转归的综合判断。①进展期。新发现的活动性病变;病变较前增多、恶化;新出现空洞或空洞增大;痰菌转阳性。凡有其中任何 1 条,即属进展期。②好转期。病变较前吸收好转;空洞缩小或闭合;痰菌减少或转阴。凡具备其中 1 条,即为好转期。③稳定期。病变无活动性,空洞关闭,痰菌连续 6 个月均为阴性者(每月至少查 1 次),若有空洞存在者,则痰菌连续阴性 1 年以上。

五、治疗要点

治疗原则为监督患者全程化疗,加强支持疗法,根治病灶,达痊愈目的。

(一)抗结核化学药物治疗(简称化疗)

化疗对疾病控制起关键作用,凡为活动性肺结核患者均需化疗。

(1)化疗原则:治疗强调早期、规律、全程、联合和适量用药,即肺结核一经确诊立即给予化疗,根据病情及药物特点,联合使用两种以上的药物,以增强疗效,减少耐药性的产生。严格遵医嘱按时按量用药,指导患者执行治疗方案,途中无遗漏或间断,坚持完成规定疗程,以达彻底杀菌和减少疾病复发的目的。

(2)常规用药见表 2-1。

表 2-1　常用抗结核药物剂量、不良反应和注意事项

药名	每天剂量/g	间歇疗法/(g/d)	主要不良反应	注意事项
异烟肼 (H,INH)	0.3 空腹顿服	0.6~0.8 2~3 次/周	周围神经炎、偶有肝功能损害、精神异常、皮疹、发热	避免与抗酸药同服,注意消化道反应,肢体远端感觉及精神状态,定期查肝功能
利福平 (R,REP)	0.45~0.6 空腹顿服	0.6~0.9 2~3 次/周	肝、肾功能损害,胃肠不适,腹泻	体液及分泌物呈橘黄色,监测肝脏毒性及变态反应,会加速口服避孕药、茶碱等药物的排泄,降低药效
链霉素 (S,SM)	0.75~1.0 一次肌内注射	0.75~1.0 2 次/周	听神经损害、眩晕、听力减退、口唇麻木、发热、肝功能损害、痛风	进行听力检查,了解有无平衡失调及听力改变,了解尿常规及肾功能变化
吡嗪酰胺 (Z,PZA)	1.5~2.0 顿服	2~3 2~3 次/周	发热、黄疸、肝功能损害、痛风	警惕肝脏毒性,注意关节疼痛、皮疹反应,定期监测 ALT 及血清尿酸,避免日光过度照射
乙胺丁醇 (E,EMB)	0.75~1.0 顿服	1.5~2.0 3 次/周	视神经炎	检查视觉灵敏度和颜色的鉴别力

续表

药名	每天剂量/g	间歇疗法/(g/d)	主要不良反应	注意事项
对氨基水杨酸钠(P,PAS)	8～12 分3次 饭后服	10～12 3次/周	胃肠道反应、变态反应、肝功能损害	定期查肝功能,监测不良反应的症状和体征

(3)化疗方法:两阶段化疗法,开始1～3个月为强化阶段,联合应用两种或两种以上的抗生素,迅速控制病情,至痰菌检查阴性或病灶吸收好转后,实施维持治疗(巩固期治疗),疗程为9～15个月。

间歇疗法:有规律用药,每周2～3次,由于用药后结核菌生长受抑制,当致病菌重新生长繁殖时再度高剂量用药,使病菌最终被消灭。此法与每天给药效果相同,其优点在于可减少用药的次数,节约经费,减少药物毒性作用。一般主张在巩固期采用。

顿服:即一次性将全天药物剂量全部服用,使血药浓度维持相对高峰,效果优于分次口服。

(4)化疗方案:应根据病情轻重、痰菌检查和细菌耐药情况,结合药源供应和个人经济条件等,选择化疗方案。分长程和短程化疗。

长程化疗为联合应用异烟肼、链霉素及对氨基水杨酸钠,疗程为12～18个月。常用方案:2 HSP/10 HP、2 HSE/16 H_3E_3,即前2个月为强化阶段,后10个月为巩固阶段,H_3E_3表示间歇用药,每周3次。其中英文字母为各种药物外文缩写,数字为用药疗程"月",下标数字代表每周用药的次数。

短程化疗总疗程为6～9个月,联合应用2个或2个以上的杀菌剂。常用方案有2 SHR/4 HR、2 HRZ/4 HR、2 HRZ/4 H_3R_3等,短程化疗与标准化疗相比,患者容易接受和执行,因而已在全球推广。

(二)对症治疗

(1)毒性症状:轻度结核毒性症状会在有效治疗1～3周消退,重症者可酌情加用肾上腺糖皮质激素对症治疗。

(2)胸腔积液:胸腔积液过多引起呼吸困难者,可行胸腔穿刺抽液,每次抽液量不超过1 L。抽液速度不宜过快,操作中患者出现头晕、心悸、四肢发凉等胸膜反应时,应立即停止操作,让患者平卧,密切观察血压变化,必要时皮下注射肾上腺素,防止休克。

(三)手术治疗

肺结核以内科治疗为主,手术适用于合理化疗无效,多重耐药的厚壁空洞、大块干酪灶、支气管胸膜瘘和大咯血非手术治疗无效者。

六、护理评估

(一)健康史

了解患者既往健康状况,有无结核病史,患病及治疗经过,有无接受正规治疗,有无传染源接触史,有无接受卡介苗注射,有无长期使用激素或免疫抑制药,居住环境如何,日常活动与休息、饮食情况等。

(二)身体状况

测量生命体征,了解全身有无盗汗、乏力、午后低热及消瘦等中毒症状,有无咳嗽、咳痰、呼吸困难及咯血,咯血量的大小等。

（三）心理及社会因素

了解患者及家属对疾病的认知及态度,有无心理障碍,经济状况如何,家庭支持程度如何,需要何种干预。

（四）实验室及其他检查

痰培养结果,X线胸片及血常规检查是否异常。

七、护理诊断及合作性问题

（一）知识缺乏

患者缺乏疾病预防及化疗方面的知识。

（二）营养失调

营养低于机体需要量,与长期低热消耗增多及摄入不足有关。

（三）活动无耐力

活动无耐力与长期低热、咳嗽、体重逐渐下降有关。

（四）社交孤立

社交孤立与呼吸道隔离沟通受限及健康状况改变有关。

八、护理目标

(1)加强相关知识宣教,提高患者及家属对疾病的认知、治疗依从性增加。

(2)患者体重增加,恢复基础水平,清蛋白、血红蛋白值在正常范围内。

(3)进行适当的户外活动,无气促疲乏感。

(4)能描述新的应对行为所带来的积极效果,能尽快恢复健康,可以与人沟通和交流。

九、护理措施

（一）一般护理

室内保持良好的空气流通。肺结核活动期,有咯血、高热等重症者,应卧床休息,症状轻者适当增加户外活动,保证充足的睡眠,做到劳逸结合。盗汗者及时擦汗和更衣,避免受凉。

（二）饮食护理

供给高热量、高蛋白、高维生素、富含钙质饮食,促进机体康复。成人每天蛋白质需求为 $1.5\sim2.0$ g/kg,以优质蛋白为主。适量补充矿物质和水分,如铁、钾、钠和水分。注意饮食调配,患者不需忌口,食物应多样化,荤素搭配,色、香、味俱全,刺激患者食欲。患者在化疗期间尤其注意营养的补充。每周测量体重 1 次。

（三）用药护理

本病疗程长,短期化疗不少于 6 个月。应提供药物治疗知识,强调早期、联合、适量、规律、全程化学治疗的重要性,告知耐药产生与加重经济负担等不合理用药的后果,使患者理解规范治疗的重要意义,提高用药的依从性。督促患者按时按量用药,告知并密切观察药物疗效及药物不良反应,如有胃肠不适、眩晕、耳鸣、巩膜黄染等症状时,应及时与医师沟通,不可擅自停药。

（四）咯血的护理

患者大咯血出现窒息征象时,立即协助其取头低足高位,头偏一侧,快速清除气道和口咽部血块,及时解除呼吸道阻塞。必要时气管插管、气管切开或气管镜直视下吸出血凝块。

（五）消毒隔离

痰涂片阳性的肺结核患者住院治疗期间须进行呼吸道隔离,要求病室光线充足,通风良好,定时进行空气消毒。患者衣被要经常清洗,被褥、书籍在烈日下暴晒 6 小时以上。餐具要专用,经煮沸或消毒液浸泡消毒,剩下饭菜应煮沸后弃掉。注意个人卫生,打喷嚏时应用纸巾遮掩口鼻,纸巾焚烧处理。不要随地吐痰,痰液吐在有盖容器中,患者的排泄物、分泌物应消毒后排放。减少探视,避免患者与健康人频繁接触,探视者应戴口罩。患者外出应戴口罩,口罩要每天煮沸清洗。医护人员与患者接触可戴呼吸面罩、接触患者应穿隔离衣、戴手套。处置前后应洗手。传染性消失后,应及时解除隔离措施。

（六）心理护理

结核病是慢性传染病,病程长,恢复慢,在工作、生活等方面对患者乃至整个家庭都会产生不良影响,患者情绪变化呈多样性,护士及家属应主动了解患者的心理状态,应给予良好的心理支持,督促患者按要求用药,告知不规则用药的后果,使患者树立战胜疾病的信心,安心休息,积极配合治疗。一般情况下,痰涂片阴性和经有效抗结核治疗 4 周以上,无传染性或仅有极低传染性者,应鼓励其回归家庭和社会,以消除隔离感。

十、护理评价

(1)患者治疗的依从性是否提高,能否自觉按时按量服药。

(2)营养状况如何,饮食摄入量是否充足,体重有无改变。

(3)日常活动耐受水平是否有改变。

(4)是否有孤独感,与周围环境的关系如何。

十一、健康教育

(1)加强疾病传播知识的宣教,普及新生儿接种卡介苗制度,疾病的高危人群应定期到医院体检或进行相应预防性处理。

(2)培养良好的卫生习惯,不随地吐痰和凌空打喷嚏,同桌共餐应使用公筷。

(3)注意营养,忌烟酒,避免疲劳,增强体质,预防呼吸道感染。

(4)处于传染活动期的患者,应进行隔离治疗。

(5)全程督导结核患者坚持化学治疗,避免复发,定期复查肝功能和胸片。

（尹爱青）

第三节　肺脓肿

肺脓肿是由多种病原菌引起肺实质坏死的肺部化脓性感染。早期为肺组织的化脓性炎症,继而坏死、液化,由肉芽组织包绕形成脓肿。高热、咳嗽和咳大量脓臭痰为其临床特征。本病可见于任何年龄,青壮年男性及年老体弱有基础疾病者多见。自广泛应用抗生素以来,肺脓肿的发病率有明显降低。

一、病因及发病机制

急性肺脓肿的主要病原体是细菌，常为上呼吸道、口腔的定植菌，包括需氧、厌氧和兼性厌氧菌。厌氧菌感染占主要地位，较重要的厌氧菌有核粒梭形杆菌、消化球菌等。常见的需氧和兼性厌氧菌为金黄色葡萄球菌、化脓链球菌（A 组溶血性链球菌）、肺炎克雷白杆菌和铜绿假单胞菌等。免疫力低下者，如接受化学治疗、白血病或艾滋病患者其病原菌也可为真菌。根据不同病因和感染途径，肺脓肿可分为以下三种类型。

（一）吸入性肺脓肿

吸入性肺脓肿是临床上最多见的类型，经口、鼻、咽吸入病原体致病，误吸为最主要的发病原因。正常情况下，吸入物可由呼吸道迅速清除，但当由于受凉、劳累等诱因导致全身或局部免疫力下降时，或在有意识障碍，如全身麻醉或气管插管、醉酒、脑血管意外时，吸入的病原菌即可致病。此外，也可由上呼吸道的慢性化脓性病灶，如扁桃体炎、鼻窦炎、牙槽脓肿等脓性分泌物经气管被吸入肺内致病。吸入性肺脓肿发病部位与解剖结构有关，常为单发性，由于右主支气管较陡直，且管径较粗大，因而右侧多发。病原体多为厌氧菌。

（二）继发性肺脓肿

继发性肺脓肿可继发于某些肺部疾病如细菌性肺炎、支气管扩张、空洞型肺结核、支气管肺癌、支气管囊肿等感染，支气管异物堵塞也是肺脓肿尤其是小儿肺脓肿发生的重要因素。邻近器官的化脓性病变蔓延至肺，如食管穿孔感染、膈下脓肿、肾周围脓肿及脊柱脓肿等也可波及肺组织引起肺脓肿。阿米巴肝脓肿可穿破膈肌至右肺下叶，形成阿米巴肺脓肿。

（三）血源性肺脓肿

血源性肺脓肿是因皮肤外伤感染、痈、疖、骨髓炎、静脉吸毒、感染性心内膜炎等肺外感染病灶的细菌或脓毒性栓子经血行播散至肺部引起小血管栓塞，产生化脓性炎症、组织坏死导致肺脓肿。金黄色葡萄球菌、表皮葡萄球菌及链球菌为常见致病菌。

二、临床表现

（一）症状

急性肺脓肿患者，起病急，寒战、高热，体温高达 39～40 ℃，伴有咳嗽、咳少量黏液痰或黏液脓性痰，典型痰液呈黄绿色、脓性，有时带血。炎症累及胸膜可引起胸痛。伴精神不振、全身乏力、食欲减退等全身毒性症状。如未能及时控制感染，于发病后 10～14 天可突然咳出大量脓臭痰及坏死组织，痰量可达300～500 mL/d，痰静置后分三层。厌氧菌感染时痰带腥臭味。一般在咳出大量脓痰后，体温明显下降，全身毒性症状随之减轻。约 1/3 患者有不同程度的咯血，偶有中、大量咯血而突然窒息死亡者。部分患者发病缓慢，仅有一般的呼吸道感染症状。血源性肺脓肿多先有原发病灶引起的畏寒、高热等全身脓毒血症的表现。经数天或数周后出现咳嗽、咳痰，痰量不多，极少咯血。慢性肺脓肿患者除咳嗽、咳脓痰、不规则发热、咯血外，还有贫血、消瘦等慢性消耗症状。

（二）体征

肺部体征与肺脓肿的大小、部位有关。早期病变较小或位于肺深部，多无阳性体征，病变发展较大时可出现肺实变体征，有时可闻及异常支气管呼吸音，病变累及胸膜时，可闻及胸膜摩擦音或胸腔积液体征。慢性肺脓肿常有杵状指（趾）、消瘦、贫血等症状。血源性肺脓肿多无阳性体征。

三、护理

（一）护理目标

体温降至正常，营养改善，呼吸系统症状减轻或消失，未出现并发症。

（二）护理措施

1.一般护理

保持室内空气流通、适宜温湿度、阳光充足。晨起、饭后、体位引流后及睡前协助患者漱口，做好口腔护理。鼓励患者多饮水，进食高热量、高蛋白、高维生素等营养丰富的食物。

2.病情观察

观察痰的颜色、性状、气味和静置后是否分层。准确记录24小时排痰量。当大量痰液排出时，要注意观察患者咳痰是否顺畅，咳嗽是否有力，避免脓痰引起窒息；当痰液减少时，要观察患者中毒症状是否好转，若中毒症状严重，提示痰液引流不畅，应做好脓液引流的护理，以保持呼吸道通畅。若发现血痰，应及时报告医师，咯血量较多时，应严密观察体温、脉搏、呼吸、血压以及神志的变化，准备好抢救药品和用品，嘱患者患侧卧位，头偏向一侧，警惕大咯血或窒息的突然发生。

3.用药及体位引流护理

（1）抗生素治疗：吸入性肺脓肿一般选用青霉素，对青霉素过敏或不敏感者可用林可霉素、克林霉素或甲硝唑等药物。开始给药采用静脉滴注，体温通常在治疗后3~10天降至正常，然后改为肌内注射或口服。如抗生素有效，宜持续8~12周，直至胸片上空洞和炎症完全消失，或仅有少量稳定的残留纤维化。若疗效不佳，要注意根据细菌培养和药物敏感试验结果选用有效抗菌药物。遵医嘱使用抗生素、祛痰药、支气管扩张剂等药物，注意观察疗效及不良反应。

（2）痰液引流：可缩短病程，提高疗效。无大咯血、中毒症状轻者可进行体位引流排痰，每天2~3次，每次10~15分钟。痰黏稠者可用祛痰药、支气管舒张药或生理盐水雾化吸入，以利脓液引流。有条件应尽早应用纤维支气管镜冲洗及吸引治疗，脓腔内还可注入抗生素，加强局部治疗。

（3）手术治疗：内科积极治疗3个月以上效果不好，或有并发症者可考虑手术治疗。

4.心理护理

向患者及家属及时介绍病情，解释各种症状和不适的原因，说明各项诊疗、护理操作目的、操作程序和配合要点。由于疾病带来口腔脓臭气味使患者害怕与人接近，在帮助患者口腔护理的同时应消除患者的紧张心理。主动关心并询问患者的需要，使患者增加治疗的依从性和信心，指导患者正确对待本病，使其勇于说出内心感受，并积极进行疏导。教育患者家属配合医护人员做好患者的心理指导，使患者树立治愈疾病的信心，以促进疾病早日康复。

5.健康指导

（1）疾病知识指导：指导患者及家属了解肺脓肿发生、发展、治疗和有效预防方面的知识。积极治疗肺炎、皮肤疖、痈或肺外化脓性等原发病灶。教会患者练习深呼吸，鼓励患者咳嗽并采取有效的咳嗽方式进行排痰，保持呼吸道的通畅，促进病变的愈合。对重症患者做好监护，教育家属及时发现病情变化，并及时向医师报告。

（2）生活指导：指导患者生活要有规律，注意休息，劳逸结合，应增加营养物质的摄入。提倡健康的生活方式，重视口腔护理，在晨起、饭后、体位引流后、晚睡前要漱口、刷牙，防止污染分泌物被误吸入下呼吸道。鼓励平日多饮水,戒烟、酒。保持环境整洁、舒适,维持适宜的室温与湿度,注意保暖,避免受凉。

(3)用药指导:抗生素治疗非常重要,但需要时间较长,为防止病情反复,应遵从治疗计划。指导患者及家属根据医嘱服药,向患者讲解抗生素等药物的用药疗程、方法、不良反应,发现异常及时向医师报告。

(4)加强易感人群护理:对意识障碍、慢性病、长期卧床者,应注意指导家属协助患者经常变换体位、翻身、拍背促进痰液排出,疑有异物吸入时要及时清除。有感染征象时应及时就诊。

(三)护理评价

患者体温平稳,呼吸系统症状消失,营养改善,无并发症发生或发生后及时得到处理。

(陈美英)

第四节　呼吸衰竭

呼吸衰竭是由于各种原因引起肺通气和(或)换气功能严重障碍,以致在静息条件下亦不能维持有效的气体交换,导致缺氧伴(或不伴)二氧化碳潴留,引起一系列生理功能和代谢紊乱的临床综合征。在海平面大气压、静息状态下,呼吸室内空气,排除心内解剖分流和原发心排血量降低等情况后,动脉血氧分压(PaO_2)低于 60 mmHg(8.0 kPa),伴(或不伴)有二氧化碳分压($PaCO_2$)大于 50 mmHg(6.7 kPa),即为呼吸衰竭,简称呼衰。

一、病因及发病机制

(一)病因

导致呼吸衰竭的原因很多,参与呼吸运动的任何环节,包括呼吸中枢、运动神经、肌肉、胸廓、胸膜、肺和气道的病变都会导致呼衰的发生。临床常见的病因如下。

1.呼吸系统疾病

(1)上呼吸道梗阻、气管-支气管炎、支气管哮喘、呼吸道肿瘤等引起气道阻塞,导致通气不足或伴有气体分布不匀,引起通气/血流比例失调。

(2)肺组织病变,如肺部感染、重症肺结核、肺气肿、弥漫性肺纤维化、肺水肿、急性呼吸窘迫综合征(ARDS)、硅肺等导致有效呼吸面积减少,肺顺应性下降。

(3)胸廓病变,如胸廓畸形、外伤、手术创伤、气胸和大量胸腔积液等影响换气功能;肺血管疾病,如肺血管栓塞、肺毛细血管瘤等引起通气/血流比例失调。

2.神经系统及呼吸肌病变

如脑血管病变、脑炎、脑外伤、药物中毒、电击等直接或间接抑制呼吸中枢;脊髓灰质炎、多发性神经炎、重症肌无力等导致呼吸肌无力和麻痹,因呼吸动力下降引起通气不足。

慢性呼吸衰竭是指原有慢性疾病,包括呼吸和神经肌肉系统疾病等,导致呼吸功能损害逐渐加重,经过较长时间才发展为呼吸衰竭。在引起慢性呼吸衰竭的病因中,以支气管-肺疾病为最多见,如慢性阻塞性肺疾病(COPD)、重症肺结核、肺间质纤维化、尘肺等。胸廓及神经肌肉病变亦可导致慢性呼吸衰竭的发生。

（二）发病机制

缺氧和二氧化碳潴留发生的主要机制为肺泡通气量不足，通气/血流比例失调，以及气体弥散障碍。

1.肺泡通气不足

COPD可引起气道阻力增加，呼吸动力减弱，生理无效腔增加，最终导致肺泡通气不足。肺泡通气不足引起缺氧和二氧化碳潴留。

2.通气/血流比例失调

通气/血流比例失调是造成低氧血症最常见的原因。正常每分钟肺泡通气量（V）为 4 L，肺毛细血管血流量（Q）为 5 L，两者之比（V/Q）在正常情况下应保持在 0.8，才能保证有效的气体交换。若 V/Q 小于 0.8，则静脉血不能充分氧合，形成肺动-静脉分流；若 V/Q 大于 0.8，吸入气体则不能与血液进行有效的气体交换，即生理无效腔增多。V/Q 失调通常只引起缺氧而无二氧化碳潴留。

3.弥散障碍

肺内气体交换是通过弥散过程来实现的。弥散过程受多种因素影响，如弥散面积、肺泡膜的厚度、气体的弥散能力、气体分压差等。氧的弥散能力仅为二氧化碳的 1/20，故弥散障碍主要影响氧的交换，产生单纯缺氧。

二、分类

（一）按动脉血气分析分类

1.Ⅰ型呼吸衰竭

Ⅰ型呼吸衰竭有缺氧但无二氧化碳潴留，即 PaO_2 低于 60 mmHg、$PaCO_2$ 降低或正常，见于存在换气功能障碍（通气/血流比例失调、弥散功能损害和肺动-静脉分流）的患者，如 ARDS 等。

2.Ⅱ型呼吸衰竭

Ⅱ型呼吸衰竭有缺氧同时伴二氧化碳潴留，即 PaO_2 低于 60 mmHg、$PaCO_2$ 高于 50 mmHg，系肺泡通气不足所致，单纯通气不足，缺氧和二氧化碳潴留的程度是平行的，若伴换气功能损害，则缺氧更为严重，如 COPD。

（二）按发病急缓分类

1.急性呼吸衰竭

急性呼吸衰竭是指呼吸功能原来正常，由于多种突发致病因素使通气或换气功能迅速出现严重损害，在短时间内发展为呼衰。

2.慢性呼吸衰竭

慢性呼吸衰竭多发生在一些慢性疾病，主要是在呼吸和神经肌肉系统疾病的基础上，导致呼吸功能损害逐渐加重，经过较长时间才发展为呼衰。

（三）按发病机制分类

1.泵衰竭

泵衰竭由呼吸泵（驱动或制约呼吸运动的神经、肌肉和胸廓）功能障碍引起。

2.肺衰竭

肺衰竭由肺组织及肺血管病变或气道阻塞引起。

三、临床表现

（一）症状

除原发病症状外，主要是缺氧和二氧化碳潴留引起的呼吸困难和多脏器功能紊乱的表现。

1.呼吸困难

呼吸困难是最早、最突出的症状，患者可出现呼吸频率、节律和深度的改变，表现为呼吸浅促、点头、提肩呼吸，或出现"三凹征"。严重者，有呼吸节律的改变，如中枢性呼吸衰竭呈潮式、间歇或抽泣样呼吸。严重肺心病并发呼吸衰竭二氧化碳麻醉时，可出现浅慢呼吸。

2.发绀

发绀是缺氧的典型症状，当动脉血氧饱和度（SaO_2）低于 90% 时，可在口唇、甲床等处出现发绀。因发绀的程度与还原血红蛋白含量相关，故伴有严重贫血或出血者，发绀可不显露，而COPD 的患者，由于红细胞数量增多，发绀则更明显。

3.精神神经症状

慢性呼衰的精神症状不如急性呼衰明显，多表现为智力或定向功能障碍。缺氧早期由于脑血管扩张、血流量增加，出现搏动性头痛，继而注意力分散，智力或定向力减退。随着缺氧程度的加重，患者可逐渐出现烦躁不安、神志恍惚，进而嗜睡、昏迷。二氧化碳潴留常表现出先兴奋后抑制的症状，兴奋症状包括多汗、烦躁不安、白天嗜睡、夜间失眠等。二氧化碳潴留加重时，中枢神经系统则表现出抑制作用，患者出现神志淡漠、肌肉震颤或扑翼样震颤、间歇抽搐、昏睡、昏迷等，被称为"肺性脑病"。

4.心血管系统症状

二氧化碳潴留使外周浅表静脉充盈、皮肤充血、温暖多汗。早期，由于心排血量增多，患者可有心率增快、血压升高，后期出现周围循环衰竭、血压下降、心率减慢和心律失常；同时，由于长期的慢性缺氧和二氧化碳潴留引起肺动脉高压，患者可出现右心衰竭的症状。

（二）体征

呼吸衰竭的体征主要为缺氧和二氧化碳潴留的表现。除与症状共有的表现外，可见外周浅表静脉充盈，皮肤温暖、面色潮红、多汗，球结膜充血水肿。部分患者可见视神经乳头水肿，瞳孔缩小，腱反射减弱或消失，锥体束征阳性等。

四、护理

（一）护理目标

患者呼吸困难缓解，发绀减轻或消失；气道通畅，痰能排出，痰鸣音明显减少或消失；精神状态好转，神志逐渐清醒；体重增加，营养状态好转；能够与医护人员有效沟通，并积极配合治疗护理；各种紊乱得以纠正，并发症能被及时发现并采取相应措施。

（二）护理措施

本病为临床急症，一旦发现，应立即采取有效措施。处理原则是在保持呼吸道通畅的条件下，改善缺氧，纠正二氧化碳潴留以及代谢功能紊乱，防止多器官功能损害，从而为基础疾病和诱发因素的治疗争取时间和创造条件。慢性呼吸衰竭死亡率的高低，与能否早期诊断、合理治疗与护理有密切关系。

1.改善呼吸,保持气道通畅

(1)休息与体位。协助患者取半卧位,以利于增加通气量。注意保持室内空气清新、温暖,定时消毒,防止交叉感染。

(2)清除呼吸道分泌物。注意清除口咽部分泌物或胃内反流物,预防呕吐物反流入气管。要鼓励患者多饮水和用力咳嗽排痰;对咳嗽无力者应定时帮助其翻身、拍背、边拍边鼓励排痰。可遵医嘱给予口服祛痰剂,无效时采用雾化吸入的方法以湿化气道。对昏迷患者则定时使用无菌多孔导管吸痰,以保持呼吸道通畅。

(3)缓解支气管痉挛。遵医嘱应用支气管扩张剂,以松弛支气管平滑肌,减少气道阻力,改善通气功能。

(4)控制感染。呼吸衰竭时,呼吸道分泌物积滞常易导致继发感染而加重呼吸困难。因此,在保持呼吸道引流通畅的前提下,根据痰菌培养和药敏试验结果,选择有效的抗生素控制呼吸道感染十分重要。在实施氧疗、气管插管、气管切开、建立人工气道进行机械通气的过程中,必须注意无菌操作,并注意保暖和口腔清洁,以防呼吸道感染。

(5)建立人工气道。对于病情严重又不能配合,昏迷或呼吸道大量痰液潴留伴有窒息危险,全身状态较差,明显无力,或动脉血二氧化碳分压进行性增高的患者,应及时建立人工气道和机械通气支持。

(6)鼻插管护理。为避免气管插管及气管切开,近年来多采用经鼻插管。经鼻插管的患者耐受性好,可停留较长时间,并减少了并发症的发生。①插管前将塑料导管经30 ℃加温使之变软,使之易于经鼻腔从鼻孔插入气道,减少插管对气道的机械损伤。②因管腔长,吸痰管必须超过导管顶端,吸痰时边抽边旋转吸痰,将深部分泌物吸出。③充分湿化气道使痰液稀释,以利清除,防止管腔阻塞。④塑料导管气囊压力较好,每天仅需放气1~2次,气囊可减少口咽分泌物进入下呼吸道。

2.合理给氧

通过增加吸氧浓度,提高肺泡内氧分压(PaO_2),进而提高 PaO_2 和 SaO_2,可纠正缺氧和改善呼吸功能。目前多采用鼻导管、鼻塞或面罩给氧,配合机械通气可气管内给氧。

(1)对于低氧血症伴高碳酸血症者,应低流量(1~2 L/min)、低浓度(25%~29%)持续给氧,主要原因在于,缺氧伴高碳酸血症的慢性呼衰患者,其呼吸中枢化学感受器对二氧化碳的反应性差,此时呼吸的维持主要依靠缺氧对颈动脉窦和主动脉体化学感受器的兴奋作用。若吸入高浓度氧,PaO_2 迅速上升,使外周化学感受器失去了缺氧的刺激,其结果是患者的呼吸变慢变浅,肺泡通气量下降,$PaCO_2$ 随即迅速上升,严重时可陷入二氧化碳麻醉状态,病情加重。在使用呼吸兴奋剂刺激通气或使用辅助呼吸机改善通气时,可吸入稍高氧浓度。

(2)对低氧血症不伴高碳酸血症者,应予以高浓度吸氧(>35%),使 PaO_2 提高到 60 mmHg 或 SaO_2 在90%以上。此类患者的主要病变是氧合障碍,由于通气量足够,高浓度吸氧后,不会引起二氧化碳潴留。

(3)给氧过程中,若呼吸频率正常、心率减慢、发绀减轻、尿量增多、神志清醒、皮肤转暖,提示组织缺氧改善,氧疗有效。当患者发绀消失、神志清楚、精神好转、PaO_2 大于 60 mmHg(8.0 kPa),$PaCO_2$ 小于 50 mmHg(6.7 kPa)时,可考虑终止氧疗。停止吸氧前必须间断吸氧,以后逐渐停止氧疗。

3.加强病情观察

(1)注意生命体征和意识改变,随时发现病情变化,及时报告医师。

(2)加强安全防范措施。因患者常有烦躁、抽搐、神志恍惚等现象,故应加强安全防范措施,如加床栏等,以防受伤。

4.理解关心患者,促进身心休息

护士在解除患者疾苦的同时,要多了解和关心患者,特别是对于建立人工气道和使用呼吸机治疗的患者,应经常作床旁巡视、照料,通过语言或非语言交流抚慰患者,在采用各项医疗护理措施前,应向患者作简要说明,并以同情、关切的态度和有条不紊的工作作风给患者以安全感,取得患者的信任和合作。

5.观察及预防并发症

(1)体液失衡:定期采血进行血气分析和血生化检查,根据血气分析结果判断酸碱失衡情况。呼吸衰竭中常见的酸碱失衡包括呼吸性酸中毒、呼吸性酸中毒合并代谢性酸中毒、呼吸性酸中毒合并代谢性碱中毒。针对这些酸碱失衡,临床上除做到充分供氧和改善通气以纠正呼吸性酸中毒外,护士可遵医嘱静脉滴注少量5％碳酸氢钠以治疗代谢性酸中毒,或通过采取避免二氧化碳排出过快、适当补氯、补钾等措施缓解代谢性碱中毒。

(2)上消化道出血:严重缺氧和二氧化碳潴留患者,应根据医嘱服用硫糖铝以保护胃黏膜,预防上消化道出血,同时予以充足热量及高蛋白、易消化、少刺激、富维生素饮食。注意观察呕吐物和粪便情况,出现黑便时,予以温凉流质饮食;出现呕血时,应暂禁食,并静脉输入西咪替丁、奥美拉唑等。

6.用药护理

(1)抗生素:呼吸道感染是呼吸衰竭最常见的诱因,建立人工气道进行机械通气和免疫功能低下的患者可因反复感染而病情加重。在保持气道通畅的条件下,根据痰细菌培养和药敏试验结果,选择有效的抗生素积极控制感染。

(2)呼吸兴奋剂:为改善肺泡通气,促进二氧化碳的排出,可遵医嘱使用呼吸兴奋剂,以刺激呼吸中枢,增加呼吸频率和潮气量,从而改善通气。尼可刹米是目前常用的呼吸中枢兴奋剂,可兴奋呼吸中枢、增加通气量并有一定的苏醒作用。使用中应密切观察药物的不良反应。阿米三嗪是口服的呼吸兴奋剂,主要通过刺激颈动脉窦和主动脉体化学感受器来兴奋呼吸中枢,适用于较轻的呼衰患者。

7.健康指导

(1)向患者及家属讲解疾病的发病机制、发展和转归。力求语言通俗易懂,对一些文化程度不高的老年患者尤其应反复讲解。

(2)教会患者缩唇、腹式呼吸等呼吸功能锻炼的方法,以促进康复、延缓肺功能的恶化。指导患者进行体位引流以及有效地咳嗽、咳痰,以保持气道通畅。

(3)嘱患者坚持正确用药,掌握药物剂量、用法和注意事项。对出院后仍需吸氧的患者,应指导患者和家属学会合理的家庭氧疗方法,并了解氧疗时应注意的问题,保证用氧安全。

(4)增强体质,积极避免各种引起呼吸衰竭的诱因。具体包括教会患者预防上呼吸道感染的方法,如用冷水洗脸等耐寒锻炼;鼓励患者改进膳食结构,加强营养;避免吸入刺激性气体,劝告吸烟者戒烟;避免日常生活中不良因素的刺激,如情绪激动等,以免加重气急而诱发呼吸衰竭;尽量少去客流较大公共场所,减少与感冒者的接触,减少呼吸道感染的可能性。

(5)若有咳嗽、咳痰加重,痰量增多、出现脓性痰,气急加重或伴发热,应及时就医,以控制呼吸道感染。

(三)护理评价

患者呼吸频率、幅度和节律正常,动脉血氧分压和二氧化碳分压在正常范围;掌握有效咳嗽、咳痰的技术,保持呼吸道通畅;焦虑缓解,无明显体重减轻;无与低氧血症和高碳酸血症相关的损害发生。

(陈美英)

第三章

骨外科护理

第一节 骨科常用护理技术

一、翻身

协助患者翻身是护士的基本功,因此,掌握正确的翻身方法至关重要。总的翻身原则是保证患者舒适、安全,被压迫的部位能得到减轻或改善,避免压疮的发生。如何在翻身时既预防压疮发生又使患者感觉舒适、无痛或疼痛减轻,这是骨科护理的重点之一,也是最能体现人性化关怀的一面。

(一)翻身方法

1.四肢骨折患者翻身

(1)协助患者翻身:一人站在患者翻身部位的对侧,一手扶住肩膀,一手扶住腰部,另一人站在床尾,抓住患肢稍作牵引,随着身体的翻转而同步转动患肢,并在臀下垫软枕,每两小时一次。

(2)指导患者翻身:指导患者如何利用肩膀、腹肌及健肢进行翻转身体和抬高臀部。首先,健肢屈曲,用力蹬床,一手扶住床栏,侧转身体。其次,指导其用两侧肩膀及健肢三点一线,辅以腹肌用力使腰背及臀部抬高,并用双手掌轻托髋部,手指平伸轻揉臀部及骶尾部,从而提高自护能力,避免臀部长期受压,促进血液循环。

2.昏迷、瘫痪及各种原因不能起床的患者翻身

患者仰卧,一手放于腹部,另一手(侧卧方向的手)上臂平放外展与身体呈 45°角,前臂屈曲放于枕旁,护士站立于床旁一侧,轻轻将患者推向对侧,使患者背向护士。

3.脊柱骨折患者的翻身方法

受伤的局部保持固定,不弯曲、不扭转。例如,给一个伤在胸腰椎的患者翻身时,要用手扶着患者的肩部和髋部同时翻动;如伤在颈椎,则须保持头部和肩部同时翻动,以保持颈部固定不动。患者自己翻身时,也要掌握这个原则。其方法是:挺直腰背部再翻动,以绷紧背肌,使形成天然的内固定夹板,不要上身和下身分别翻转。伤在颈椎的患者,也不可以随意低头、仰头或向左右扭转。对于脊柱骨折患者不可随便使用枕头。

4.髋部人工假体置换术后翻身方法

患者术后 1～3 天最好采取两人翻身方法。护士分别站在患者患侧的床边,先将患者的双手放在胸前,让患者屈曲健侧膝关节。一人双手分别放至患者的肩和腰部,另一人将双手分别放至

患者的臀部和患肢膝部,并让患者的健侧下肢配合用力,同时将身体抬起移向患侧床沿。然后让患者稍屈曲健侧膝关节,在两膝间放置 2～3 个枕头,高度以患者双侧髂前上棘之间距离再加 5 cm;操作者一人双手再分别放至患者的肩和腰部,另一人双手分别放至臀部和患肢膝部,同时将患者翻向健侧,将患肢置于两膝间的枕头上。保持患肢呈外展 15°～20°,屈髋 10°～20°,屈膝 45°,然后在患者的背部垫一软枕,胸前放一软枕置上肢,注意保持患者的舒适。

（二）护理注意事项

（1）心理护理。首先,承认患者翻身的痛苦,耐心倾听,提出解决痛苦的方法。了解他们的心理动态,坦承翻身的痛苦,拉近与患者间的距离,增加亲切感。其次,让患者了解不翻身的危害,并告知如何翻身可避免疼痛,让其接受帮助,并掌握方法,待其感到接受帮助后确实能有效地减轻疼痛时,便能对护士产生信任感,从而消除敌视及恐惧心理。

（2）鼓励患者尽量自主活动,调动患者的主观能动性和潜在能力,配合患者的文化需求,调动患者的参与意识,使患者积极配合疾病的治疗、护理,做一些力所能及的自护。

（3）下肢牵引的患者在翻身时不可放松牵引,石膏固定术的患者翻身后应注意将该肢体放于适当功能位置,观察患肢的血运,避免石膏受压断裂。

（4）若患者身上带有多种导管,应先将各种导管安置妥当,翻身后注意检查各导管是否扭曲脱落,保持各引流管的通畅。

（5）若伤口敷料已脱落或已被分泌物浸湿,应先换药后再翻身。翻身时避免推、拉、拖等动作,以免皮肤受损。

（6）注意记录患者翻身前后各项生理指标的变化(血压、心率、呼吸次数、血氧饱和度等)及患者翻身过程中各项主观感觉指标的变化。

（7）在翻身工作中,正确应用人体力学原理,使患者身体各部分保持平衡,保证患者有舒适和稳定的卧位,预防拮抗的肌肉长期过度伸张或挛缩,提高患者的安全性。护士如能在工作中掌握身体平衡,使用最小的能量,发挥最大的效能,减轻疲劳,提高工作效率,则具有重大意义。

二、牵引术及牵引患者的护理

牵引是利用力学作用原理对组织或骨骼进行牵引,是治疗关节脱位或骨折错位及矫正畸形的医疗措施。牵引患者的护理工作是疾病得以治疗的重要手段。

（一）牵引的目的和作用

牵引在治疗骨与关节损伤中占有重要的地位,骨科临床应用广泛,牵引对脱位的关节或错位的骨折既有复位作用又有固定作用,可以稳定骨折断端,减轻关节面所承受的压力,缓解疼痛和促进骨折愈合,保持功能位,便于关节活动,防止肌肉萎缩,矫正畸形。

（二）牵引的种类

1.皮肤牵引

借助胶布贴于伤肢皮肤上或用泡沫塑料布包压于伤肢皮肤上,利用肌肉在骨骼上的附着点,牵引力传递到骨骼,故又称间接牵引。

皮牵引的特点是操作简便,不需穿入骨组织,为无创性;缺点是不能承受过大拉力,重量一般不超过5 kg,否则容易把胶布拉脱而不能达到治疗的目的;应用较局限,适用于少儿或老年患者;牵引时间不能过久,一般为2～4周。

（1）胶布牵引:多用于四肢牵引。贴胶布前,皮肤要用肥皂、清水洗净。皮脂要用乙醚擦拭,因若皮肤上有皮脂、汗水或污垢,会影响胶布的黏着力。目前,国内对成年人,一般都剃毛;对于小儿患者,则一般不剃毛。胶布的宽度以患肢最细部位周径的1/2为宜。胶布粘贴范围以下肢为例,大腿牵引起自大腿中上1/3的内外侧,小腿牵引起自胫骨结节下缘的内外侧,胶布下界绕行并距离足底约10 cm,在足远端胶布中央贴一块比远端肢体稍宽,且有中央孔的扩张板(距足底4～5 cm),从中央孔穿一牵引绳备用;将近侧胶布纵向撕开长达2/3,粘贴时稍分开,使牵引力均匀分布于肢体。将胶布平行贴于肢体两侧,不可交叉缠绕,在骨隆突部位加纱布衬垫,以保护局部不受压迫。将胶布按压贴紧后,用绷带包扎肢体,以免胶布松脱,但缠绕时松紧必须合适,太松则绷带容易散开、脱落,太紧也会影响血循环。缠贴时,要从远心端开始向近心端,顺着静脉回流的方向进行。半小时后加牵引锤,进行牵引(图3-1)。

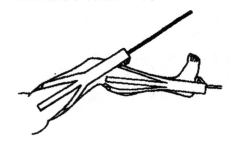

图3-1 皮牵引示意图

(2)海绵带牵引:利用市售泡沫塑料布,包压于伤肢皮肤,远端也置有扩张板,从中央穿一牵引绳进行牵引。

2.兜带牵引

利用布带或海绵兜带托住身体突出部位施加牵引力。

(1)枕颌带牵引:用枕颌带托住下颌和枕骨粗隆部,向头顶方向牵引,牵引时使枕颌带两上端分开,保持比头稍宽的距离,重量3～10 kg,适用于颈椎骨折、脱位,颈椎间盘突出症和神经根型颈椎病等(图3-2)。

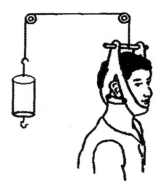

图3-2 枕颌带牵引

(2)骨盆带牵引:用骨盆牵引带包托于骨盆,保证其宽度的2/3在髂嵴以上的腰部,两侧各一个牵引带,所牵重量相等,总重量为10 kg,床脚抬高20～25 cm,使人体重量作为对抗牵引(图3-3),适用于腰椎间盘突出症及腰神经根刺激症状者。

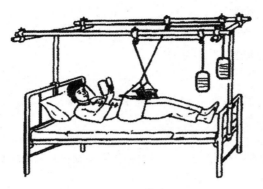

图 3-3　骨盆带牵引

（3）骨盆悬吊牵引：使用骨盆悬吊带通过滑轮及牵引支架进行牵引，同时可进行两下肢的皮肤或骨牵引，适用于骨盆骨折有明显分离移位或骨盆环骨折有向上移位和分离移位者。

3.骨牵引

骨牵引通过贯穿于骨端松质骨内的骨圆针或不锈钢针和牵引弓、牵引绳及滑轮装置，对骨折远侧端施加重量直接牵引骨骼，又称直接牵引。

骨牵引常用部位：颅骨骨板、尺骨鹰嘴、股骨髁上、胫骨结节、跟骨等。

骨牵引特点是牵引力大，而且时间持久，且能有效地调节，确实对青壮年的肌力强大处，以及不稳定骨折等疗效很好。缺点是因需要在骨骼上穿针，具有一定导致痛苦和感染的可能。

（1）适应证：股骨颈囊内骨折手术前准备、肱骨粗隆间粉碎性骨折、股骨骨折、胫骨骨折及小腿开放性损伤、肱骨干骨折、肱骨髁上骨折伴有关节明显肿胀及肱骨髁部骨折、颈椎骨折脱位或伴有神经损伤症状的高位截瘫。

（2）操作方法：将穿刺部位的皮肤洗净、剃毛，消毒皮肤做局麻，然后在无菌条件下由医师于穿刺部位，用手术刀刺破皮肤，将骨针固定在手摇钻上，通过皮肤切口，沿与骨干垂直方向横穿骨端或骨隆起处，到达对侧皮下时，再用手术刀刺破该处皮肤，使骨针穿出。穿针的针眼用酒精消毒，用无菌纱布包盖骨针两端，可插上无菌小瓶，以免骨针刺伤健肢或他人，然后安装牵引弓，将牵引绳连接在牵引弓上，通过滑车，在牵引绳末端系挂重量，即可直接对骨牵引（图 3-4）。

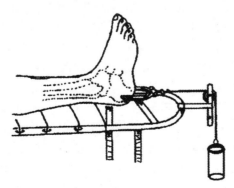

图 3-4　跟骨牵弓

（三）牵引患者的护理

1.配合医师用物准备

（1）牵引器：牵引弓、马蹄铁、颅骨钳等。

（2）穿针用具：手摇钻或手钻、锤子等。

（3）牵引针：有克氏针和骨圆针两种。

（4）局麻、手术等用品。

2.患者准备

向患者及家属解释实施牵引的必要性、重要性及步骤，取得患者配合，并摆正体位，协助医师进行牵引。

3.牵引术后护理

（1）设置对抗牵引：一般将床头或床尾抬高 15～30 cm，利用体重形成与牵引方向相反的对抗牵引力。

（2）保持有效牵引。皮牵引时，应注意防止胶布或绷带松散、脱落；颅骨牵引时，注意定期拧紧牵引弓的螺母，防止脱落。保持牵引锤悬空、滑车灵活；适当垫高患者的床头、床尾或床的一侧，牵引绳与患肢长轴平行；明确告知患者及其亲属不能擅自改变体位，以达到有效牵引；牵引重量不可随意增减，重量过小可影响畸形的矫正和骨折的复位；过大可因过度牵引造成骨折不愈合；定期测量患肢长度，并与健侧对比，以便及时调整。

（3）维持患肢有效血液循环。加强指（趾）端血液循环的观察，重视患者的主诉。如有肢端皮肤颜色变深、温度下降，说明发生了血液循环障碍，应及时查明原因，如是否包扎过紧、牵引重量过大等，须及时予以对症处理。

（4）并发症的预防。①皮肤水疱、溃疡和压疮：牵引重量不宜过大；胶布过敏或因粘贴不当出现水疱者应及时处理；胶布边缘溃疡，若面积大，须去除胶布暂停皮牵引，或改为骨牵引，嘱患者如有不适应及时报告而不能擅自撕下胶布，否则影响治疗效果；长期卧床者应在骨隆突部位，如肩背部、骶尾部、双侧髂嵴、膝踝关节、足后跟等处放置棉圈、气垫等，并定时按摩，每日温水擦浴，保持床单清洁、平整和干燥。②血管和神经损伤：骨牵引穿针时，如果进针部位定位不准、进针深浅、方向不合适及过度牵引均可导致相关血管、神经损伤，出现相应的临床征象，如颅骨牵引钻孔太深、钻透颅骨内板时，可损伤血管，甚至形成颅内血肿，故牵引期间应加强观察。③牵引针、弓滑落：四肢骨牵引针若仅通过骨前方密质，牵引后可撕脱骨密质；若颅骨牵引钻孔太浅，未钻通颅骨外板，螺母未拧紧可引起颅骨牵引弓脱落。故应每日检查并拧紧颅骨牵引弓螺母，防止其松脱。④牵引针眼感染：保持牵引针眼干燥、清洁，针眼处每日滴两次 70％酒精，无菌敷料覆盖，针眼处有分泌物或结痂时，应用棉签拭去，以免发生痂下积脓，避免牵引针滑动移位，骨牵引针两端套上木塞或胶盖小瓶，以防伤及他人及挂住被褥，定期加强观察，发现牵引针偏移时，局部经消毒后再调整至对称位或及时通知医师，切不可随手将牵引针推回；继发感染时，积极引流；严重者，须拔去钢针，换位牵引。⑤关节僵硬：患肢长期处于被动体位、缺乏功能锻炼，关节内浆液性渗出物和纤维蛋白沉积，易致纤维性粘连和软骨变性；同时由于关节囊和周围肌肉的挛缩，关节活动可有不同程度的障碍，故牵引期间应鼓励和协助患者进行主动和被动活动，包括肌肉等长收缩、关节活动和按摩等，以促进血液循环，维持肌肉和关节的正常功能。⑥足下垂：膝关节外侧腓骨小头下方有腓总神经通过，因位置较浅，容易受压，若患者出现足背伸无力时，应高度警惕腓总神经损伤的可能，故下肢水平牵引时应注意在膝外侧垫棉垫，防止压迫腓总神经；应用足底托板，将足底垫起,置踝关节于功能位;加强足部的主动和被动活动;经常检查局部有无受压,认真听取主诉。应及时去除致病因素。⑦坠积性肺炎:长期卧床及抵抗力差的老年人,易发生此并发症。应鼓励患者利用牵引床上的拉手做抬臂运动;练习深呼吸,用力咳嗽;协助患者定期翻身,拍背促进痰液排出。⑧便秘:保证患者有足够的液体摄入量;鼓励多饮水,多摄入膳食纤维;按摩腹部,刺激肠蠕动;在不影响治疗的前提下,鼓励和协助患者变换体位;已发生便秘者,可遵医嘱口服润肠剂、缓泻剂、开塞露肛塞或肥皂水润肠等,以缓解症状,必要时协助排便。

三、石膏绷带固定术及患者的护理

随着科学的进步、工业的发展以及对骨关节损伤机制研究的进展,陆续出现了一些新的固定方法、固定器材,但由于传统的石膏绷带外固定价格便宜,使用方便,应用甚广,是骨科医师必须熟悉掌握的一项外固定技术。其优点是可透气及吸收分泌物,对皮肤无不良反应,适用于骨关节损伤及骨关节手术后的外固定,符合三点固定的治疗原则,固定效果较好,护理方便,且适合于长途运送骨关节损伤患者。缺点是无弹性,不能随意调节松紧度,也不利于锻炼肢体功能。

(一)石膏特性

(1)医用石膏:是生石膏煅制、研磨而成的熟石膏粉,当熟石膏遇到水分时,可重新结晶而硬化。利用此特性可达到固定骨折、制动肢体的目的。

(2)石膏粉从浸湿到硬固定型需 10～20 分钟。石膏包扎后从初步硬固到完全干固需 24～72 小时,水中加入少量食盐或提高水温,可缩短硬化时间。包扎后石膏中水分的蒸发时间与气温、空气的潮湿度及流通程度有关。

(3)石膏粉应储存在密闭容器内,以防受潮吸水而硬化失效;也不能放在过热之处干烤以免石膏粉过分脱水,影响硬化效果。

(4)石膏的 X 线穿透性较差。

(二)常用的石膏固定类型

(1)固定躯干的石膏:石膏床、石膏背心、石膏围腰及石膏围领。

(2)固定肩部和髋部的肩人字石膏和髋人字石膏。

(3)上肢的长臂石膏管型及石膏托,短臂石膏管型及石膏托。

(4)固定下肢的长腿石膏管型及石膏托,短腿石膏管型及石膏托。

(三)石膏固定技术操作步骤

1.术前准备

(1)材料设备的准备:①预先将石膏绷带拣出放在托盘内,以便及时做石膏条带,供包制石膏用;②其他石膏用具,如石膏剪、石膏刀、剪刀、线织纱套、棉卷、绷带、纱布块及有色铅笔等准备齐全,在固定地方排放整齐,以便随用随拿,用后放回原处。

(2)局部准备:用肥皂水及清水清洗石膏固定部位的皮肤,有伤口者应更换敷料,套上纱套,摆好肢体功能位或特殊位置,并由专人维持或置于石膏牵引架上;将拟固定的肢体擦洗干净,如有伤口应更换敷料,胶布要纵向粘贴,便于日后石膏开窗时揭取,且不影响血液循环;对骨隆突部位应加衬垫,衬垫物可用棉织套、棉纸或棉花,以免石膏绷带硬固后软组织受压。

2.石膏绷带包扎手法

用盆或桶盛 40 ℃左右的温水,桶内水面要高过石膏绷带。待气泡停止表明绷带已被浸湿,取出后用手握其两端向中间轻轻挤压,挤出多余的水分后即可使用。助手将患肢保持在功能位或治疗需要的特殊位置。包扎管型石膏时,术者将石膏绷带始端平铺在肢体上,自近端向远端环绕肢体包扎。包扎时动作要敏捷,用力均匀,不能拉紧,每圈应重叠 1/3,并随时用手将每层绷带安抚妥帖,才能使石膏绷带层层凝固成一个整体。助手托扶肢体时,不能在石膏绷带上留下手指压痕,以免干固后压迫肢体。包扎完毕后,应将边缘部分修齐并使表面光滑,用彩色笔在石膏表面作好包扎日期等标记。为了方便更换敷料,伤口的部位需在石膏未干固前开窗。处理完毕后,将肢体垫好软枕,保持 10~20 分钟不动,以防止石膏绷带变形或折裂(图 3-5)。

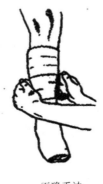
正确手法

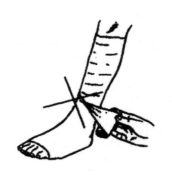
错误手法

图 3-5　石膏绷带包扎手法

四肢包扎石膏时要暴露手指、足趾,以便观察肢体的血运、感觉及活动功能。不在固定范围内的关节要充分暴露,以免影响其功能。

(四)石膏绷带包扎的护理

(1)对刚刚完成石膏固定的患者应进行床头交接班。

(2)未干石膏的护理。①促进石膏干燥:石膏固定完成以后,需用两日左右时间才能完全干固。石膏完全干固前容易发生断裂或受压引起凹陷变形。为了促进石膏迅速干固,夏天可暴露在空气中,不加覆盖,冬天可用电灯烘烤。②保持石膏完整:不要按压石膏或将用石膏固定的患肢放置在硬物上,防止产生凹陷压迫皮肤。抬高患肢时,应托住主要关节以防关节活动引起石膏断裂。③抬高患肢:石膏固定后应让患肢高于心脏水平,有利于静脉血及淋巴液回流,减轻肢体肿胀。④观察肢端循环及神经功能:若患者主诉固定肢端疼痛或跳痛、麻木,检查时发现肢端出现发绀、温度降低、肿胀,可能预示着血液循环障碍,应及时检查,必要时做减压处理或拆除石膏。石膏内有局限性疼痛时也应该及时开窗观察。并应经常检查石膏边缘及骨突处,防止压伤。

(3)已干石膏的护理。①防止石膏折断:石膏完全干固后,应按其凹凸的形状垫好枕头。②保持石膏清洁:防止被水、尿、粪便浸渍和污染。③注意功能锻炼:没有被石膏完全固定的关节需加强活动。即使是包裹在石膏里的肢体也要遵照医嘱练习肌肉收缩运动。

四、骨科患者功能锻炼

功能锻炼是通过主动和被动活动,维持患肢的肌肉、关节活动功能,防止肌肉萎缩、关节僵直或因静脉回流缓慢而造成肢体远端肿胀的一种运动疗法。功能锻炼应循序渐进,活动范围由小到大,次数由少渐多,时间由短至长,强度由弱至强。

(一)心理护理

功能锻炼是骨科护士的一项重要工作任务。为此,护士要善于观察患者的思想状态,做好患者的思想工作,还要指导、督促、检查患者能否进行正确、适量的功能锻炼以促进功能恢复。如患者有时怕痛或怕损坏了伤处而不敢活动,护士应以表扬、鼓励的形式调动患者的积极性,提高情绪,主观能动地参与锻炼。通过指导患者的活动,促进康复。同时进一步掌握骨科患者的护理要点,提高护理水平。

（二）锻炼方式

（1）有助于主动锻炼的被动活动。①按摩:对损伤部位以远的肢体进行按摩,为主动锻炼做准备。②关节的被动活动:如截瘫患者。③启动与加强:肌肉无力带动关节时,可在开始时给予被动力量作为启动,以弥补肌力不足。④挛缩肌腱的被动延长:主要是前臂的肌腱挛缩,既影响了该肌腱本身的作用,也限制了所支配关节的反向运动。通过逐渐增加不重复的、缓和的被动牵拉,可使肌腱延长。⑤被动功能运动:持续被动训练（CPM）器械的应用。

（2）主动活动,强调主动锻炼为主,被动锻炼为辅的原则。被动锻炼固然可以预防关节粘连僵硬,或使活动受限的关节增加活动范围,但最终仍靠神经支配下的肌肉群来运动关节所在的肢体。必须禁止完全以被动代替主动锻炼的做法。强力牵拉时患者的拮抗肌更加紧张,反而达不到活动关节的效果。并非任何主动活动都是有利的,概括来说,凡是不增加或减弱骨折端压力的活动锻炼都是有利的,反之都是不利的。

（王晓红）

第二节 肩关节脱位

一、基础知识

（一）解剖生理

肩关节由肩胛骨的关节盂与肱骨头构成,为上肢最大最灵活的关节。关节盂周缘有盂唇,略增加关节盂的深度。关节囊在肩胛骨附着于关节盂的周缘,肱骨则附着于解剖颈。肩关节囊薄而松弛,囊的上部有韧带,囊的后部和前方有肌肉,以增强联结。此外,关节腔内有肱二头肌腱通过,经结节间沟出关节囊。在肩关节的上方还有喙肩韧带和肌肉,最为薄弱,因此,临床上肩关节脱位以前下方脱位最常见,好发于青壮年,在全身关节脱位中居第 2 位。肩关节在冠状轴上可做屈、伸运动;矢状轴上可做内收、外展运动;垂直轴上可做内旋、外旋运动,此外还可做旋转运动。

（二）病因

肩关节脱位多由间接暴力所致,如跌倒时手掌或肘部撑地,肩关节外展、外旋,使肩关节前方关节囊破裂,肱骨头滑出肩胛盂而脱位。肩关节脱位的主要病理改变是关节囊撕裂和肱骨头移位。

（三）分类

肩关节脱位分为前脱位、后脱位、下脱位和盂上脱位,以前脱位多见。根据肱骨头的位置,前脱位可分为喙突下脱位、盂下脱位和锁骨下脱位。脱位时可合并肱骨大结节撕脱骨折。

1.喙突下脱位

患者侧向跌倒,上肢呈高度外展、外旋位,手掌或肘部着地,地面的反作用力由下向上,经手掌沿肱骨纵轴传递到肱骨头,肱骨头向肩胛下肌与大圆肌的薄弱部分冲击,将关节囊的前下部顶破而脱出,加之喙肱肌等的痉挛,将肱骨头拉至喙突下凹陷处,形成喙突下脱位。

2.锁骨下脱位

在形成喙突下脱位的同时,若外力继续作用,肱骨头可被推至锁骨下部,形成锁骨下脱位。

3.胸腔内脱位

若暴力强大,则肱骨头可冲破肋骨进入胸腔,形成胸腔内脱位。

(四)临床表现

1.症状

患肩疼痛、肿胀、功能障碍,患者不敢活动肩关节。

2.体征

三角肌塌陷,肩部失去正常轮廓,成方肩畸形,关节盂空虚,在关节盂外可触及肱骨头。搭肩试验阳性,即患侧手掌搭于健侧肩部时,肘部不能紧贴胸壁。如果肘部紧贴胸壁,患侧手掌无法搭于健侧肩部,而正常情况下可以做到。

3.X线检查

X线检查能明确脱位的类型及有无合并骨折。

二、治疗原则

新鲜肩关节脱位,一般采用手法复位,肩部"8"字绷带贴胸固定即可;大结节骨折,腋神经及血管受压,往往可随脱位整复使骨折复位,血管神经受压解除;陈旧性脱位先试行手法复位,若不能整复,则根据年龄、职业及其他情况,考虑做切开复位;合并肱骨外科颈骨折,新鲜者,可先试行手法复位,若手法复位不成功或陈旧者,应考虑切开复位内固定;习惯性脱位,可做关节囊缩紧术。

(一)手法复位

一般在局麻下行手法复位,复位手法有:牵引推拿法、手牵足蹬法、拔伸托入法、椅背整复法、膝顶推拉法、牵引回旋法等。临床最常用的为手牵足蹬法和牵引回旋法。

(二)固定

复位后,一般采用胸壁绷带固定,将肩关节固定于内收、内旋位,肘关节屈曲90°～120°角,前臂依附胸前,用绷带将上臂固定在胸壁,前臂用颈腕带或三角巾悬吊于胸前、腋下。患侧腋下及肘部内侧放置纱布棉垫,固定时间为2～3周,如合并撕脱骨折,可适当延长固定时间。肩关节后脱位不能用腕颈带悬吊。悬吊即又脱位,需用外展石膏管型或外展支架将患肢固定于肩关节外展80°角、背伸30°～40°角的位置,肘关节屈曲位3～4周。

(三)功能锻炼

固定期间须活动腕部与手指,解除固定后,鼓励患者主动进行肩关节各方向活动的功能锻炼。

三、护理

(一)护理问题

(1)焦虑:与自理能力下降有关。

(2)疼痛。

（3）知识缺乏：缺乏有关功能锻炼的方法。

（二）护理措施

1.对自理能力下降的防护措施

（1）护理人员应热情接待患者，关心体贴患者，消除其紧张恐惧心理，使患者尽快进入角色转位，以利配合治疗。

（2）患处固定后，生活很不方便，护理人员应帮助患者生活所需，真正做到"急患者所急，想患者所想"。

（3）加强饮食调护，宜食易消化、清淡且富有营养之品，忌食辛辣之物。

2.疼痛护理

（1）给予活血化瘀、消肿止痛药物：如内服舒筋活血汤、活血止痛汤或筋骨痛消丸等，外敷活血散、消定膏等。

（2）分散患者注意力，如听一些轻松愉快的音乐或针刺止痛等，必要时口服止痛药物。

3.指导患者功能锻炼

（1）向患者介绍功能锻炼的目的和方法，尤其是老年患者，以提高其对该病的认识，取得合作。

（2）固定后即鼓励患者做手腕及手指活动：新鲜脱位一周后去绷带，保留三角巾悬吊前臂，开始练习肩关节前屈，后伸运动；两周后去除三角巾，开始逐渐做有关关节向各方向的主动功能锻炼，如手拉滑车、手指爬墙等运动，并配合按摩理疗等，以防肩关节周围组织粘连和挛缩，加快肩关节功能恢复。

（3）在固定期间，禁止做上臂外旋活动，以免影响软组织修复。固定去除后，禁止做强力的被动牵拉活动，以免造成软组织损伤及并发骨化性肌炎。

（4）陈旧性脱位，固定期间应加强肩部按摩理疗。

（王晓红）

第三节 髋关节脱位

一、基础知识

（一）解剖生理

髋关节由股骨头和髋臼构成。股骨头呈球形，约占圆球的 2/3，股骨头的方向朝向上、内、前方；髋臼为半球形，深而大，能容纳股骨头的大部分，属杵臼关节，其关节面部分是马蹄形，覆以关节软骨，周围有坚强的韧带及肌肉保护，结构稳固，脱位的发生率较低。髋关节是全身最深最大的关节，也是最完善的球窝关节（杵臼关节），髋关节位于全身的中间部分，其主要功能是负重和维持大范围的活动。因此，髋关节的特点是稳定、有力而灵活，当髋部损伤时，以上功能就会丧失或减弱。

（二）病因

髋关节脱位多由强大的外力作用导致，且致伤暴力多为杠杆暴力、传导暴力、旋扭暴力等间接暴力。

（三）分类

按股骨头脱位后的位置可分为后脱位、前脱位和中心脱位，其中以后脱位最为常见。如当髋关节屈曲或屈曲内收时，暴力从膝部向髋部冲击，使股骨头穿出后关节囊，或者在弯腰工作时，重物砸于腰骶部，使股骨头向后冲破关节囊，造成髋关节后脱位。

（四）临床表现和诊断

1.症状

患侧髋关节疼痛，主动活动功能丧失，被动活动会引起剧痛。

2.体征

患侧下肢呈屈曲、内收、内旋和短缩畸形，臀后隆起，可触及脱位的股骨头。

3.X线检查

X线检查可了解脱位及有无合并髋臼或股骨头骨折。

二、治疗原则

（一）复位

1.手法复位

在全麻或腰麻下进行手法复位，力争在24小时内复位，常用的复位方法有提拉法和旋转法。

2.手术复位

对闭合复位失败者应采用手术切开复位加内固定。

（二）固定

复位后置下肢于外展中立位，皮肤牵引3～4周。

（三）功能锻炼

制动早期，应鼓励患者进行患肢肌肉等长收缩锻炼，以后逐步开始关节的各方向活动锻炼。

三、护理

（一）护理问题

（1）肿胀。

（2）疼痛。

（3）患肢有感觉运动异常的可能。

（4）患肢有血液循环障碍的可能。

（5）有发生意外的可能。

（6）有髋关节再脱位的可能。

（7）知识缺乏：患者缺乏有关功能锻炼的知识。

（二）护理措施

（1）髋关节前脱位尤其是前上方脱位时，股骨头可挤压致损伤股动、静脉，所以应密切观察患肢末梢血液循环情况。

（2）当股骨头后脱位时，易顶撞、牵拉或挤夹坐骨神经，因此，应注意观察患肢感觉、运动情况。

（3）经常观察患肢髋部畸形是否消失，两下肢是否等长，预防发生再脱位。

（4）如进行切开复位者，应注意观察伤口渗血情况，如渗血较多，应及时更换敷料。同时应严密观察生命体征的变化，为治疗提供依据。

（5）固定开始即嘱患者做股四头肌的收缩运动，加强功能锻炼，并经常督促检查，使其积极配合。

（6）保持有效的牵引固定，防止再脱位。

（7）牵引固定期间，应指导患者进行股四头肌等长收缩，同时，可配合手指推拿髌骨的锻炼，以防膝关节僵硬。

（8）解除固定后，指导患者进行髋关节自主功能锻炼并按摩活筋，可持拐下床行走，但不宜过早负重。

（三）出院指导

（1）继续加强髋关节功能锻炼，以促使关节早日恢复正常活动度。

（2）股骨头脱位后有发生缺血性坏死的可能，因此患肢不宜过早负重。3个月后拍片复查，证实股骨头血循环良好，再逐渐负重行走。

（3）不能从事站立和过多行走的工作，5年内应定期拍X线片复查，如发现有股骨头无菌性坏死或骨性关节炎征象，应尽早接受治疗。

（王晓红）

第四节　膝关节脱位

膝关节脱位，中医无相应病名，膝关节外伤性脱位不多见，但损伤的严重程度和涉及组织之广，居各类关节损伤之首。近年其发病率有明显增长趋势，多为高能量创伤所致。

膝关节是人体最复杂的关节，其骨性结构由股骨远端、胫骨近端和髌骨构成。膝关节缺乏球与窝，仅胫骨内、外髁关节面轻度凹陷。缺乏骨结构的自然稳定性，关节的稳定主要靠周围软组织来维持。

膝关节囊宽阔松弛，各部厚薄不一，周围有许多韧带。主要有前方的髌韧带，两侧的胫侧副韧带及腓侧副韧带，可防止膝关节向前及侧方移动。关节腔内有前、后交叉韧带，可防止胫骨的前后移位。膝部前方有股四头肌，外侧有股二头肌，髂胫束止于腓骨小头等，其中，尤其是股四头肌及内侧韧带对稳定膝关节起着重要作用（图3-6）。

膝关节后方的腘窝内，由浅入深走行有胫神经、腘静脉及腘动脉，在膝关节脱位时，上述血管神经有可能受到损伤。

膝关节的稳定性，主要依靠关节周围坚强的软组织来维持，在遭受强大暴力发生脱位时，可并发关节周围软组织损伤，甚至出现骨折及血管神经损伤。当合并腘动脉损伤时，若诊治不当，有导致下肢截肢的危险，必须高度重视。

一、病因病机

膝关节脱位（图3-7）多由强大的直接暴力或间接暴力引起，以直接暴力居多。如从高处跌下、车祸、塌方等暴力直接撞击股骨下端或胫骨上端而致脱位。

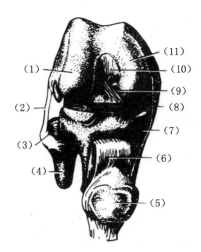

(1)外侧髁；(2)腓侧副韧带；(3)腓骨头韧带；(4)腓骨；(5)髌骨；(6)髌韧带；(7)胫侧副韧带；(8)膝横韧带；(9)前交叉韧带；(10)后交叉韧带；(11)内侧髁

图3-6　膝关节及其周围结构

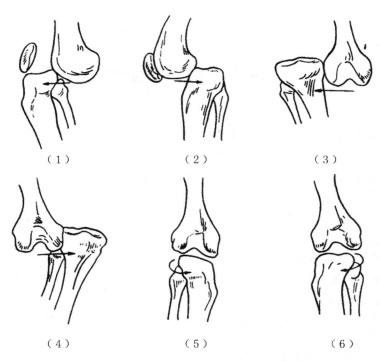

(1)前脱位；(2)后脱位；(3)外侧脱位；(4)内侧脱位；(5)、(6)旋转脱位

图3-7　膝关节脱位

(一)脱位类型

1.前脱位

膝关节屈曲时,外力由前方作用于股骨下端,或外力由后向前作用于胫骨上端,使胫骨向前移位。

2.后脱位

当屈膝时,暴力由前向后作用于胫骨上端,使其向后移位。这类脱位较少见,但损伤极为严重。由于膝关节内侧关节囊与内侧副韧带和胫骨、股骨内侧紧密相连,故有限制后脱位的作用,另外,伸膝装置也有同样的限制作用。故膝关节后脱位时,必然合并严重的交叉韧带、内侧副韧带、内侧关节囊的撕裂伤,并可能发生肌腱断裂及髌骨撕脱骨折。同时,也常并发腓总神经损伤。

3.外侧脱位

强大外翻暴力或外力直接由外侧作用于股骨下端,而使胫骨向外侧移位。

4.内侧脱位

强大外力由外侧作用于胫腓骨上端,使胫骨向内侧脱位。

5.旋转脱位

为旋转暴力所引起,多发生在膝关节微屈位,小腿固定,股骨头发生旋转,迫使膝关节承受扭转压力而产生膝关节旋转脱位。这种旋转脱位可因位置不同分为前内、前外、后内、后外 4 种类型,以向后外侧脱位居多。

(二)并发症

1.关节囊损伤

关节脱位时,多伴有关节囊撕裂。如外侧脱位时,关节囊及内侧副韧带断裂后嵌入关节内,可造成手法复位困难。后外侧旋转脱位时,股骨外髁可被关节囊纽扣状裂口卡住影响复位。

2.韧带损伤

患者可有前、后交叉韧带,内、外侧副韧带,髌韧带的损伤,这些韧带损伤可单独发生,也可合并出现。韧带损伤后,影响关节的稳定性。

3.肌腱损伤

脱位时,膝关节周围肌腱,如腘绳肌、腓肠肌、股四头肌、腘肌等会有不同程度损伤。

4.骨折

(1)肌腱、韧带附着部的撕脱骨折。如胫骨结节、胫骨髁间嵴、股骨髁、胫骨髁撕脱骨折。

(2)挤压骨折。如内、外侧脱位时,合并对侧胫骨平台挤压骨折。

5.半月板损伤

脱位时,可合并内外侧半月板不同程度损伤。

6.血管损伤

脱位后可造成腘动、静脉的损伤,轻者为血管受压狭窄,供血下降,重者为血管内膜撕裂形成动脉栓塞,引起肢端缺血坏死,甚至动脉断裂,膝以下组织血供中断,腘窝部大量出血而形成巨大血肿,出血后向下流入小腿筋膜间隔,加重膝以下缺血,若处理不及时,可导致肢体坏死而截肢。

7.神经损伤

脱位后,神经受压迫或牵拉,重者出现挫伤及撕裂伤。神经损伤后,出现支配区肌肉运动及皮肤感觉功能障碍。

二、诊断要点

(一)症状体征

患者有严重外伤史,伤后膝关节剧烈疼痛、肿胀、功能丧失。不全脱位者,由于胫骨平台和股骨髁之间不易交锁,脱位后常自行复位而没有畸形。完全脱位者,患膝明显畸形,下肢缩短,筋肉在膝部松软堆积,可出现侧方活动与弹性固定,在患膝的前、后或侧方可摸到脱出的胫骨上端与股骨下端。

前、后交叉韧带断裂时,抽屉试验阳性;内、外侧副韧带断裂时,侧向试验阳性。值得注意的是,韧带损伤早期难以作出正确判断,因脱位早期关节肿痛,肌肉紧张,影响上述检查结果的真实性。如有血管损伤迹象时,上述试验被视为禁忌,可在病情稳定或闭合复位数日后复查。

血管损伤的主要体征是足背动脉、胫后动脉无搏动,足部温度降低,小腿与足趾苍白,足趾感觉减退,腘部进行性肿胀。即使足部动脉可触及且足部温暖,也绝不能排除血管损伤,足趾感觉消失是明确的缺血征象。此外,膝以下虽尚温暖,但动脉搏动持续消失,亦有动脉损伤的可能。

腓总神经损伤时,可见胫前肌麻痹,足下垂,踝及足趾背伸无力,小腿与足背前外侧皮肤感觉减弱或消失。注意区分神经本身损伤和缺血所致损伤。

(二)辅助检查

1.X 线检查

膝关节正、侧位片可明确脱位的类型及有无骨折。

2.电子计算机断层扫描(CT)、磁共振成像(MRI)检查

CT 对股骨髁、胫骨髁间嵴、胫前平台骨折的显示优于 X 线平片,有时可发现 X 线片上表现不明显的骨折。MRI 对韧带及半月板损伤诊断有帮助。

3.关节镜检查

关节镜可在直视下了解前后交叉韧带、关节囊及半月板的损伤情况。

4.多普勒及血管造影

当有血管损伤征象时,需要血管超声多普勒或动脉造影检查。有专家建议,对前、后交叉韧带同时断裂的脱位,无论有无真正的脱位表现,均应行多普勒和动脉造影,尤其是后脱位患者,至少先做多普勒检查,必要时再进一步进行动脉造影,以免造成不可挽救的后果。

5.肌电图检查

有神经损伤者,肌电图检查可进一步了解神经损伤的具体情况。

三、治疗方法

(一)整复固定方法

1.手法复位外固定

膝关节脱位属急症,一旦确诊,应在充分麻醉下及早手法复位。

(1)整复方法:患者取仰卧位,一助手用双手握住患侧大腿,另一助手握住患侧踝部及小腿做对抗牵引,保持膝关节半屈伸位置。术者用双手按脱位处,并向相反方向推挤或提托股骨下端与胫骨上端,如有入臼声,畸形消失,即表明已复位。复位后,将膝关节轻柔屈伸数次,检查关节间是否完全吻合,并可理顺被卷入关节间的关节囊、韧带和移位的半月板。

(2)固定方法:脱位整复后,可用长腿石膏托将膝关节固定在 20°～30° 角中立位,固定 6～8 周。禁止伸直位固定,以免加重血管神经损伤。适当抬高患肢,以利消肿。

外固定期间应注意观察伤肢肿胀情况及外固定松紧、位置,及时调整。注意观察患肢末梢血运、感觉、运动功能,发现异常,及时处理。

2.手术治疗

(1)适应证:①韧带、肌腱或关节囊嵌顿,手法难以复位者。②严重半月板损伤者。③合并骨

折、韧带、血管及神经损伤者。

（2）手术方法。①切开复位：将关节囊纽扣状裂口纵向延长，使股骨髁还纳，同时修复关节囊、韧带、肌腱，清理关节内软骨碎屑，对严重损伤的半月板给予修复。②切开复位内固定：合并髁部骨折者，应及时手术撬起塌陷的髁部，并以螺栓、拉力螺钉或特制的"T"形钢板固定，否则骨性结构紊乱带来的关节不稳定将在后期给患者造成严重后遗症。③韧带修复、重建：需掌握修复的时机和范围，只有在急性期确定无血管合并症时才可进行全面的韧带修复；如有血管损伤或血运障碍，不应在急性期修复，可进行二期修复或重建。④血管探查及修复术：有血管损伤时，应毫不迟疑地进行手术探查、修复，不能只切除腘动脉血栓或结扎动脉，否则有肢体坏死而截肢可能，目前主张利用大隐静脉修复腘动脉，同时处理损伤的腘静脉，并同期进行筋膜切开术。⑤神经探查及修复术：一般不必立即处理，在血运改善后神经功能随之改善者，可继续观察治疗，3个月后如无恢复，可进行二期手术探查、修复。对确有神经撕裂者，则应及早修复。

（二）药物治疗

初期以活血化瘀，消肿止痛为主，服用桃红四物汤加牛膝、延胡索、川楝子、泽泻、茯苓或服用跌打丸等，中后期选用强筋壮骨的正骨紫金丹或健步虎潜丸。脱位整复后，早期可外敷消肿止痛膏，中期可用消肿活血汤外洗以活血舒筋，后期可用苏木煎熏洗以利关节。若有神经损伤，早期内服药中可加全虫、白芷，后期宜益气通络，祛风壮筋，服用黄芪桂枝五物汤加川断、五加皮、桑寄生、牛膝、全虫、僵蚕、制马钱子等。

（三）功能康复

复位固定后，即可做股四头肌舒缩及踝、趾关节屈伸练习。4周后，可在外固定下，进行扶双拐不负重步行锻炼，8周后可解除外固定。先在床上练习膝关节屈伸，待股四头肌力量恢复及膝关节屈伸活动等稳定以后，才可逐步负重行走。

四、术后康复及护理

康复有赖于手术执行的情况和外伤的程度。在伤后3～5天内进行关节内修复和重建关节结构时，如果固定时间长于3～5天，可能会产生严重的关节纤维化。在非手术治疗时，仅靠物理治疗的方法难以恢复关节活动度，应该直接在麻醉下进行手法活动。不同的手术设计需要不同的康复手段，早期的后交叉韧带（PCL）修复术可在铰链膝支架保护下很快恢复关节活动度，这样下一阶段的前十字韧带（ACL）重建通常可在6周内进行。当进行急性手术时，PCL重建早期需进行积极的关节活动练习，密切观察患者以确保能完全伸直且屈曲度逐渐改进。不推荐在PCL重建后用缓慢的活动度练习手段，且对于行急性或亚急性膝关节脱位的重建是不适合的。必须制订积极的关节活动度练习，但在进行自体同侧1/3髌腱重建时，需要严密监测。

（王晓红）

第五节 肘关节脱位

全身大关节中，肘关节脱位的发生率相对较低，约占总发病数的1/5。脱位后如不及时复位，容易导致前臂缺血性痉挛。

一、病因与脱位机制

肘关节脱位可有后脱位、外侧方脱位、内侧方脱位和前脱位,其中后脱位最常见(见图3-8),多为间接暴力所致。摔倒时前臂旋后位手掌撑地,由于肱骨滑车横轴线向外倾斜,使所传达的暴力达到肘部时转成肘外翻及前臂旋后过伸的应力,尺骨鹰嘴突在鹰嘴窝内呈杠杆作用,导致尺桡骨近端同时被推向后外侧,产生后脱位。肘前关节囊及肱前肌撕裂,后关节囊及内侧副韧带损伤,可合并肱骨内上髁骨折、正中神经和尺神经损伤。晚期可发生骨化性肌炎。

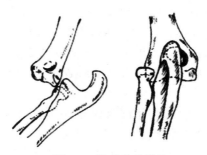

图3-8 肘关节后脱位

二、临床表现

(一)一般表现

伤后局部疼痛、肿胀、功能和活动受限。

(二)特异体征

1.畸形

肘后突,前臂短缩,肘后三角相互关系改变,鹰嘴突出内外髁,肘前皮下可触及肱骨下端。

2.弹性固定

肘处于半屈近于伸直位,屈伸活动有阻力。

3.关节窝空虚

肘后侧可触及鹰嘴的半月切迹。

(三)并发症

脱位后,由于肿胀而压迫周围神经血管。后脱位时可伤及正中神经、尺神经、肱动脉。

1.正中神经损伤

患者成"猿手"畸形,拇指、示指、中指感觉迟钝或消失,不能屈曲,拇指不能外展和对掌。

2.尺神经损伤

患者成"爪状手"畸形,表现为手部尺侧皮肤感觉消失,小鱼际及骨间肌萎缩,掌指关节过伸,拇指不能内收,其他四指不能外展及内收。

3.动脉受压

患肢血循环障碍,表现为患肢苍白、发冷、大动脉搏动减弱或消失。

三、实验室及其他检查

X线检查可以证实脱位及发现合并的骨折。

四、诊断要点

患者有外伤史,以跌倒手掌撑地最常见,根据临床表现和 X 线检查可明确诊断。

五、治疗要点

(一)复位

肘关节脱位一般均能通过闭合方法完成复位。助手沿畸形关节方向对前臂和上臂作牵引和反牵引,术者从肘后用双手握住肘关节,以指推压尺骨鹰嘴向前下,同时矫正侧方移位,助手在复位过程中配合维持牵引并逐渐屈肘,出现弹跳感则表示复位成功。

(二)固定

用长臂石膏或超关节夹板固定肘关节于功能位,3 周后去除固定。

(三)功能锻炼

要求患者主动渐进活动关节,避免超限和被动牵拉关节。固定期间,可主动伸掌、握拳、屈伸手指等,去除固定后练习肘关节屈伸旋转以利功能恢复。

六、护理要点

(一)固定

注意观察固定的正确有效,固定期间保持肘关节的功能位,不可随意放松。

(二)保持清洁、平整

保持肘关节周围皮肤清洁,保持石膏夹板内衬物平整。

(三)指导活动

指导患者活动患侧掌指,按摩患肢,防止肌肉萎缩。

(王晓红)

第六节　颈椎病

颈椎病指因颈椎间盘本身退变及其继发性改变刺激或压迫相邻脊髓、神经、血管和食管等组织引起相应的症状或体征。依次以 $C_{5\sim6}$、$C_{4\sim5}$、$C_{6\sim7}$ 为好发部位,以中老年人、男性多见。

一、病因与发病机制

(一)颈椎间盘退行性变

颈椎间盘退行性变是颈椎病发生和发展中最基本的原因。

颈椎是脊椎骨中体积最小、活动度最大的椎体,很容易引起退行性变。退变导致椎间盘生物力学性能改变,继而纤维环的胶原纤维变性、出现裂隙。在外力作用下髓核可从此裂隙向后方突出。由于纤维环血运缺乏和生物力学改变,断裂的纤维难以愈合,使髓核的营养发生障碍。同时,椎间盘高度下降,颈椎出现不稳,形成凸向椎体前方或凸向椎管内的骨赘。逐渐累及软骨下骨产生创伤性关节炎,引起颈痛和颈椎运动受限。在椎间盘、椎骨退变的基础上,连接颈椎的前/后纵韧带、黄韧带及项韧带发生松弛使颈椎失去稳定性,逐渐增生、肥厚,特别当后纵韧带及黄韧带增生时,椎管和椎间孔容积变小。颈椎间盘退变进展到一定程度,就会影响脊髓、神经和椎动脉等,产生相应的症状。

（二）颈椎骨慢性劳损

长期的屈颈工作姿势和不良的睡眠姿势导致颈椎骨慢性劳损。而慢性劳损是颈椎关节退行性变的主要原因。

（三）发育性颈椎椎管狭窄

颈椎先天性椎管狭窄者更易发生退变,而产生临床症状和体征。

（四）其他因素

颈椎外伤、运动型损伤、交通意外等都可引起颈椎病。

二、分型

根据受压部位和临床表现分为以下几种。

（一）神经根型颈椎病

此类型占颈椎病的 $50\%\sim60\%$,是最常见类型。本型主要由颈椎间盘向后外侧突出,钩椎关节或椎间关节增生、肥大,刺激或压迫神经根有关。

（二）脊髓型颈椎病

此类型占颈椎病的 $10\%\sim15\%$。颈椎退变致中央后突之髓核、椎体后缘骨赘、增生肥厚的黄韧带及钙化的后纵韧带等压迫脊髓,为颈椎病诸型中症状最严重的类型。

（三）椎动脉型颈椎病

此类型由于颈椎退变机械性与颈椎节段性不稳定因素,致使椎动脉受到刺激或压迫。

（四）交感神经型颈椎病

本型发病机制尚不明确,可能和颈椎各种结构病变刺激或压迫颈椎旁的交感神经节后纤维有关。

三、临床表现

（一）神经根型颈椎病

此类型表现如下。①神经干性痛或神经丛性痛:神经末梢受到刺激时,出现颈痛和颈部僵硬。病变累及神经根时,则有明显的颈痛和上肢痛。患者表现为颈肩痛、前臂桡侧痛、手的桡侧三指痛。②感觉障碍、感觉减弱和感觉过敏等。上肢有沉重感,可有皮肤麻木或过敏等感觉。③神经支配区的肌力减退、肌萎缩,以大小鱼际和骨间肌为明显。压头试验阳性,表现为颈痛并向患侧手臂放射等诱发根性疼痛。

（二）脊髓型颈椎病

此类型表现如下。①颈痛不明显,主要表现为手足无力、麻木,双手持物不稳,握力减退,手不能做精细活动。走路不稳,有足踩棉花感。胸腹部有紧束感。后期可出现大小便功能障碍。②体征:上、下肢感觉、运动和括约肌功能障碍,肌力减弱,四肢腱反射活跃,而腹壁反射、提睾反射、肛门反射减弱甚至消失。霍夫曼(Hoffmann)征、巴彬斯基(Babinski)征、髌阵挛、踝阵挛等阳性。

（三）椎动脉型颈椎病

此类型表现为一过性脑或脊髓缺血症状,如头痛、眩晕、听力减退、视力障碍、语言不清、猝倒等。头部活动时可诱发或加重,体位改变或血供恢复后症状可缓解。椎动脉周围的交感神经纤维受压后,也可出现自主神经症状。

（四）交感神经型颈椎病

交感型颈椎病多与长期低头、伏案工作有关,体征较少,症状较多,表现为颈痛、头痛头晕,面部或躯干麻木发凉、痛觉迟钝、无汗或多汗,眼睛干涩或流泪,瞳孔扩大或缩小,听力减退,视力障碍或失眠,记忆力减退,也可以表现为血压不稳定、心悸、心律失常、胃肠功能减退等症状。

四、实验室及其他检查

临床诊断必须依据临床表现结合影像学检查,而不能单独依靠影像学诊断作为诊断颈椎病的依据。

（一）X线检查

X线可示颈椎曲度改变,生理前凸减小、消失或反常,椎间隙狭窄,椎体后缘骨赘形成,椎间孔狭窄,动力位过伸、过屈位摄片可示颈椎节段性不稳定。表现为在颈椎过伸和过屈位时椎间位移距离大于 3 mm,颈椎管测量狭窄,矢状径小于 13 mm。

（二）CT检查

CT可示颈椎间盘突出,颈椎管矢状径变小,黄韧带肥厚,硬膜间隙脂肪消失,脊髓受压。

（三）MRI检查

T_2 像示硬膜囊间隙消失,椎间盘呈低信号,脊髓受压或脊髓内出现高信号区。T_1 像示椎间盘向椎管内突入等。

五、治疗要点

（一）非手术治疗

椎动脉型、神经根型和交感型颈椎病一般能经非手术治疗而治愈。

（1）颈椎牵引:临床常用的是枕颌带牵引,取坐位或卧位,头微屈,牵引重量 3～5 kg,每日 2～3 次,每次 20～30 分钟。也可行持续牵引,每日 6～8 小时,2 周为一个疗程。脊髓型一般不采用此方法。

（2）理疗按摩:可以改善局部血循环,减轻肌痉挛,次数不宜过多,手法不宜过重,脊髓型颈椎病不宜采用推拿按摩。

（3）改善不良工作体位和保持良好的睡眠姿势。

（4）可以对症服用复方丹参片和硫酸软骨素等。

（二）手术治疗

经保守治疗半年后效果不明显,影响到正常生活和工作,神经根性疼痛剧烈,保守治疗无效,上肢一些肌肉无力萎缩,经保守治疗后仍有发展趋势者,则应采取手术治疗。

对于脊髓型颈椎病,应在确诊后及时手术治疗。根据颈椎病变情况可选择颈椎前路手术、前外侧手术和后路手术。手术包括切除压迫脊髓、神经的组织,行颈椎融合术,以增加颈椎的稳定性。

六、护理评估

（一）术前评估

1.一般情况

（1）一般资料:性别、年龄、职业等。

(2)既往史:有无颈肩部急、慢性损伤史和肩部长期固定史,以往的治疗方法和效果。

(3)家族史:家中有无类似病史。

2.身体状况

(1)局部:疼痛的部位和性质,诱发及加重的因素,缓解疼痛的措施及效果,有无四肢的感觉、活动、肌力及躯干的紧束感。

(2)全身:意识状态和生命体征,生活能力,有无大小便失禁。

(3)辅助检查:患者的各项检查有无阳性发现。

3.心理-社会状况

观察患者的情绪,了解其对疾病的认知程度及对手术的了解程度。评估患者的家庭支持系统对患者的支持帮助能力等。

(二)术后评估

1.手术情况

麻醉方式、手术名称、术中情况、引流管的数量和位置等。

2.身体状况

动态评估生命体征、伤口情况及引流液颜色、性状、量。评估患者有无排尿困难和尿潴留,有无并发症发生的征象等。

七、常见护理诊断/问题

(一)低效性呼吸形态

这与颈髓水肿、术后颈部水肿有关。

(二)有受伤害的危险

这与肢体无力及眩晕有关。

(三)潜在并发症

并发症有术后出血、脊髓神经损伤。

(四)躯体功能活动障碍

这与颈肩痛及活动受限有关。

八、护理目标

(1)患者呼吸正常、有效。

(2)患者安全、无眩晕和意外发生。

(3)术后出血、脊髓神经损伤等并发症得到有效预防或及时发现和处理。

(4)患者肢体感觉和活动能力逐渐恢复正常。

九、护理要点

(一)病情观察

重点观察患者有无眩晕、头痛、耳鸣、视力模糊、猝倒、颈肩痛、肢体萎缩等症状,及患者的工作姿势、休息姿势。

(二)非手术治疗的护理

1.病情观察

观察患者颈部及上肢是否有麻木、压痛,活动是否受限。牵引过程中保持牵引的有效性,观察有无头晕、心悸、恶心等症状,如发现上述症状及时调整牵引。

2.心理护理

颈椎病病程缓慢,治疗过程漫长,并且没有特效药物。应鼓励患者说出内心感受,积极解答其提出的问题,增加信心,消除焦虑、悲观的心理。

(三)手术护理

1.术前护理

(1)心理护理:向患者介绍手术全过程,指导患者调节情绪、缓解焦虑以配合医师手术。

(2)拟行颈椎后路手术的患者,术中需要俯卧时间较长,因此要在术前进行体位训练,以适应术中卧位。拟行颈椎前路手术的患者,为适应术中牵拉气管,可做正确、系统的气管推移训练。

(3)训练床上大小便。

(4)进行深呼吸及有效咳嗽训练,防止术后肺不张、坠积性肺炎的发生。

2.术后护理

(1)密切观察生命体征的变化,尤其是呼吸功能,及时发现因颈椎前路手术牵拉气管后产生黏膜水肿、呼吸困难。

(2)术后搬动患者时保持颈部平直,切忌扭转,术后患者平卧位,维持脊柱平直,颈肩两侧沙袋固定。颈部垫软枕,保持颈部稍前屈的生理弯曲。

(3)观察伤口敷料渗血情况,引流液的颜色、性质、量,准确记录。发现切口肿胀、发音改变、呼吸困难,要迅速配合医师拆开缝线、清除血肿。如症状不缓解可行气管切开。

(四)健康指导

对于非手术治疗患者,嘱保持正确的工作姿势,经常变换体位。卧床休息时选择高低合适的枕头,以保持脊椎的生理弯曲。根据患者情况行肢体的主动和被动活动。增强肌肉的力量,防止肌肉萎缩和关节僵硬。对手术患者在术后第 1 天可指导进行上、下肢的小关节主、被动功能锻炼。术后 2～3 天可进行上肢的抓握训练,下肢的屈伸训练。术后 3～5 天可带颈托下床活动。颈围固定要延续到术后 3～4 个月,逐步解除固定。注意寒冷季节保暖。

十、护理评价

通过治疗,患者是否:①维持正常、有效的呼吸;②未发生意外伤害,能陈述预防受伤的方法;③未发生并发症,若发生得到及时处理和护理;④患者肢体感觉和活动能力逐渐恢复正常。

(高彦如)

第七节 腰椎间盘突出症

腰椎间盘突出症指由于腰椎间盘变性、纤维环破裂、髓核突出致使相邻的组织神经受到压迫或刺激而引起的一种临床综合征。发病年龄多在 20～50 岁,男性多见。

一、病因与发病机制

随年龄增长,纤维环和髓核水分减少,弹性降低,椎间盘变薄,易于脱出,因此腰椎间盘退行病变是腰椎间盘突出症的基本病因。腰椎间盘大约从 18 岁就开始发生退变,腰椎间盘在脊柱的负重与运动中承受强大力量,致使腰椎间盘发生力学、生物化学的一些改变。腰椎间盘突出诱发因素有以下几点。

（一）损伤

损伤是引起腰椎间盘突出的重要原因,在儿童与青少年期的损伤与椎间盘突出的发病密切相关。如投掷铁饼或标枪时,脊柱轻度负荷时躯干快速旋转,纤维环可水平破裂,椎间盘突出。

（二）遗传因素

腰椎间盘突出症家族发病也有报道,印第安人、因纽特人和非洲黑人发病率较低。

（三）妊娠

妊娠期间整个韧带系统处于松弛状态,腰骶部又要承受大于平时的重力,加上后纵韧带松弛,增加了椎间盘膨出的机会。

（四）职业

职业与腰椎间盘突出症也有密切关系,如驾驶员长期处于坐位和颠簸状态,重体力劳动者和举重运动员因过度负荷可造成椎间盘病变。

二、病理生理

椎间盘由髓核、纤维环和软骨终板构成。在日常生活工作中,椎间盘承受了人体大部分重量,劳损程度严重。椎间盘血液供应不丰富,营养物质不易渗透。另外,随着年龄增长,椎间盘中蛋白多糖、硫酸软骨素、Ⅱ型胶原含量明显下降,极易发生退行性变。

腰椎间盘突出分为四种病理类型。

（一）椎间盘膨出型

椎间盘纤维环部分破裂,呈环状凸起,表面完整无断裂,均匀性地向椎管内膨出,可压迫神经根。

（二）椎间盘突出型

椎间盘纤维环断裂,髓核突向纤维环薄弱处或突入椎管,到达后纵韧带前方,引起临床症状。

（三）椎间盘脱出型

椎间盘纤维环完全破裂,髓核突出到后纵韧带下抵达硬膜外间隙,突出的髓核可位于神经根内侧、外侧或椎管前方。

（四）游离型

椎间盘纤维环完全破裂,髓核碎块穿过后纵韧带,游离于椎管内或位于相邻椎间隙平面,有马尾神经或神经根受压的表现。

三、临床表现

（一）症状

(1)腰腿痛是椎间盘突出的主要症状,咳嗽、喷嚏、排便等造成腹压增高时疼痛加重。腰椎间盘突出症 95% 发生在 $L_{4\sim5}$ 或 $L_5\sim S_1$,多有腰痛和坐骨神经痛。疼痛常为放射性神经根性痛,$L_{4\sim5}$ 突出时,疼痛沿大腿后外侧经腘窝、小腿外侧到足背及踇趾,$L_5\sim S_1$ 突出时,疼痛沿大腿后侧,经腘窝到小腿后侧、足背外侧。患者常取弯腰、屈髋、屈膝位。不能长距离步行。

(2)麻木:当椎间盘突出刺激了本体感觉和触觉纤维,可仅出现下肢麻木而不疼痛,麻木区为受累神经支配区。

（3）马尾神经受压症状多见于中央型腰椎间盘突出症。纤维环和髓核组织突出压迫马尾神经，出现左右交替的坐骨神经痛和会阴区的麻木感，大小便和性功能障碍。

（4）间歇性跛行：由于受压，神经根充血、水肿、炎性反应，患者长距离行走时，出现腰背痛或患侧下肢痛或麻木感加重，取蹲位或坐位休息后症状可缓解，再行走症状又出现，称为间歇性跛行。由于老年人腰椎间盘突出多伴腰椎管狭窄，易引起间歇性跛行。

（5）肌瘫痪：神经根受压时间长、压力大时神经麻痹，肌瘫痪，表现为足下垂或足跖屈无力。

（二）体征

（1）脊柱变形和腰椎运动受限。腰椎前凸减小、消失或反常，常出现腰椎侧凸，腰椎各方向的活动度都会受到影响而减低。以前屈受限最为明显，因腰椎前屈时，促使更多的髓核物质从破裂的纤维环向后方突出，加重了对神经根的压迫。

（2）压痛：在病变间隙的棘突旁有不同程度的压痛，疼痛可向同侧臀部和下肢放射，放射性的压痛点对腰椎间盘突出症有诊断和定位价值，压痛点在 $L_{4\sim5}$ 椎间盘较明显。

（3）感觉、肌力与腱反射改变。感觉障碍按受累神经根所支配的区域分布，可表现为主观和客观的麻木。受累神经根所支配的肌肉，有不同程度的肌萎缩与肌力减退。膝反射、跟腱反射减弱或消失。

（三）特殊体征

（1）直腿抬高试验和加强试验：检查时，患者仰卧，患肢轻度内收、内旋位，膝关节伸直，抬高患肢，出现坐骨神经痛时为直腿抬高试验阳性；将患肢直腿抬高直到出现坐骨神经痛，然后将抬高的肢体稍降低，使其放射痛消失，然后再突然被动屈曲踝关节，出现坐骨神经放射痛为加强试验阳性。

（2）健肢抬高试验：患者仰卧，直腿抬高健侧肢体时，患侧出现坐骨神经痛者为阳性。

（3）股神经牵拉试验：患者俯卧位，患肢膝关节完全伸直，检查者上提患肢使髋关节处于过伸位，出现大腿前方疼痛者为阳性。

四、实验室及其他检查

（一）X线检查

腰椎间盘突出症患者，部分患者腰椎平片可示正常，部分患者腰椎正位片可示腰椎侧弯；侧位片腰椎生理前凸变小或消失，甚至反常，病变椎间隙宽度失去规律性。X线检查对腰椎间盘突出症的诊断和鉴别诊断有重要参考价值。

（二）CT检查

CT诊断椎间盘突出，除观察椎间盘对神经的影响外，还能判断出椎间盘是否突出及突出的程度和范围。

（三）MRI检查

通过不同层面的矢状像及椎间盘的轴位像，可以观察腰椎间盘突出的部位、类型、变性程度、神经根受压情况。MRI检查对诊断椎间盘突出有重要意义。

五、诊断要点

影像学检查是诊断腰椎间盘突出症不可缺少的手段，可与临床表现相结合作出正确诊断。

六、治疗要点

（一）非手术治疗

非手术治疗适宜初次发作经休息后症状明显缓解，影像学检查病变不严重者。

（1）卧床休息：卧硬板床休息可以减少椎间盘承受的压力，减轻临床症状，是基本的治疗方法。一般卧床 3～4 周就能缓解症状。

（2）牵引：可使腰椎间隙增大，后纵韧带紧张，纤维环外层纤维张力减低，利于突出的髓核部分还纳。一般采用骨盆牵引，牵引重量 7～15 kg，抬高床脚做反牵引，每日 2 次，每次 1～2 小时，持续 10～15 天。

（3）理疗按摩：适宜发病早期的患者，局部按摩和热疗可增加血液循环，缓解肌痉挛，但中央型椎间盘突出者不宜进行推拿按摩。

（4）药物治疗：可减轻神经根无菌性炎性水肿，以消除腰腿痛。镇痛药物常用非甾体类抗炎药，如阿司匹林、布洛芬等，硬膜外注射类固醇和麻醉药物，可起到消炎止痛作用。常用的硬膜外注射药物有醋酸泼尼松龙 75 mg、2% 利多卡因 4～6 mL，每周注射一次，共 3～4 周。髓核化学溶解法是将胶原蛋白酶注入椎间盘内，以溶解髓核和纤维环，使其内压降低或突出髓核缩小。

（二）手术治疗

有 10%～20% 的腰椎间盘突出症患者需手术治疗，其适应证有腰椎间盘突出症病史大于半年，症状或马尾神经损伤严重，经过保守治疗无效；腰椎间盘突出症并有腰椎椎管狭窄。治疗方法有后路经椎板间髓核切除术、经腹膜后椎间盘前路切除术、经皮髓核切除术、脊柱植骨融合术等。

七、护理评估

（一）术前评估

1.一般情况

（1）一般资料：性别、年龄、职业、营养状况、生活自理能力，压疮、跌倒/坠床的危险性评分。

（2）既往史：有无先天性的椎间盘疾病、既往有无腰外伤、慢性损伤史，是否做过腰部手术。

（3）外伤史：评估患者有无急性腰扭伤或损伤史，询问受伤时患者的体位、受伤后的症状和腰痛的特点和程度，有无采取制动和治疗措施。

2.身体状况

（1）症状：疼痛的部位和性质，诱发及加重的因素，缓解疼痛的措施及效果，本次疼痛发作后的治疗情况。

（2）体征：评估下肢的感觉、运动和反射情况，患者行走的姿势、步态，有无大小便失禁现象。

（3）辅助检查：患者的各项检查有无阳性发现。

3.心理-社会状况

观察患者的情绪，了解其对疾病的认知程度及对手术的了解程度。评估患者的家庭支持系统对患者的支持帮助能力等。

（二）术后评估

1.手术情况

麻醉方式、手术名称、术中情况、引流管的数量和位置等。

2.身体状况

动态评估患者生命体征、伤口情况及引流液颜色、性状、量。评估患者有无排尿困难和尿潴留，下肢感觉运动功能，有无并发症发生的征象等。

八、常见护理诊断/问题

（一）慢性疼痛

与椎间盘突出压迫神经、肌肉痉挛及术后切开疼痛有关。

（二）躯体活动障碍

与疼痛、牵引或手术有关。

（三）潜在并发症

脑脊液漏、神经根粘连等。

九、护理目标

（1）患者疼痛减轻或消失。

（2）患者能够使用适当的辅助器具增加活动范围。

（3）患者未发生并发症，或发生并发症能够及时发现和处理。

十、护理要点

（一）非手术护理

（1）心理护理：腰腿疼痛会影响患者正常生理功能，给患者带来极大的痛苦。所以要倾听患者的倾诉，正确疏导，消除其疑虑。

（2）卧床休息：急性期绝对卧硬板床休息3～4周，症状缓解后可戴腰围下床活动。

（3）保持正确睡眠姿势：枕头高度适宜，仰卧位时腰部、膝部垫软枕使其保持一定曲度，放松肌肉。

（4）保持有效的骨盆牵引：牵引重量依患者个体差异在7～15 kg调整，以不疼痛为标准，牵引期间注意观察患者体位、牵引是否有效，注意预防压疮的发生。

（二）手术护理

1.术前护理

向患者及家属解释手术方式及术后可能出现的问题，训练患者正确翻身、练习床上大小便，以适应术后的卧床生活。

2.术后护理

（1）术后移动患者时要用三人搬运法，保持患者身体轴线平直。术后24小时内要保持平卧。

（2）密切观察生命体征，保持呼吸道通畅。注意下肢颜色、温度、感觉及运动情况。

（3）保持引流管通畅，观察并记录引流液的颜色、性质、量的变化。观察切口敷料渗液情况。

（4）每2小时为患者进行一次轴式翻身，在骨隆凸处加垫保护，并适当按摩受压部位。

（5）术后给予清淡、易消化、富含营养、适当粗纤维的饮食，如新鲜蔬菜、水果、米粥，预防便秘。

3.并发症的护理

椎间隙感染是严重术后并发症，表现为发热、腰部疼痛、肌肉痉挛。应遵医嘱正确应用抗生素,术后开始腰部和臀部肌肉的锻炼和直腿抬高训练,以防肌肉萎缩和神经根粘连。

（三）健康指导

护士应指导患者正确功能锻炼,防止肌肉萎缩、肌力下降。术后早期,可做深呼吸和上肢的运动,以防并发肺部感染和上肢失用综合征。下肢可做静力舒缩、屈伸移动、直腿抬高练习,以防发生神经根粘连。根据患者情况进行腰背肌的锻炼。术后 7 天开始可为"飞燕式",1 周以后为"五点式""三点法",每日 3～4 次,每次动作重复 20～30 次,循序渐进持之以恒。指导患者出院后注意腰部保暖,减少腰部扭转承受挤压,拾物品时,要保持腰部的平直,下蹲弯曲膝部,取高处物品时不要踮脚伸腰,以保护腰椎。加强自我调理,保持心情愉快,调理饮食,增强机体抵抗力。出院后继续卧硬板床,3 个月内多卧床休息。防止身体肥胖,减少腰椎负担。

十一、护理评价

通过治疗,患者是否:①疼痛减轻,舒适增加;②肢体感觉、运动等功能恢复;③未发生并发症,或发生并发症被及时发现。

（高彦如）

第八节　胫腓骨干骨折的护理

一、概述

胫骨和股骨一样,是承重的重要骨骼。胫骨位于皮下,前方的胫骨嵴是进行骨折后手法复位的重要标志。胫骨干横切面呈三菱形,在中、下 1/3 交界处变成四边形,三菱形和四边形交界处是骨折的好发部位。

胫腓骨干骨折在全身骨折中约占 9.45％,10 岁以下儿童尤为多见。

胫腓骨干骨折的治疗虽较容易,且多无明显的功能障碍,但如果处理不当,可能出现感染、迟缓愈合或不愈合等并发症,甚至有截肢的严重后果,因此对胫腓骨干骨折应认真处理。

二、病因

胫腓骨干骨折可由直接暴力和间接暴力引起,由于胫腓骨较表浅,以直接暴力为主。

（一）直接暴力

胫腓骨干骨折以重物打击、踢伤、撞击伤或车轮碾轧伤等多见,暴力多来自小腿的外前侧,骨折线多呈横断形或短斜形,巨大暴力或交通事故伤多为粉碎性骨折。因胫骨前面位于皮下,所以骨折端穿破皮肤的可能性极大,肌肉被挫伤的机会较多。

（二）间接暴力

间接暴力为由高处坠下,旋转暴力扭伤或滑倒等所致的骨折,特点是骨折线多呈斜形或螺旋形,腓骨骨折线较胫骨骨折线高。儿童胫腓骨骨折遭受的外力一般较小,加上儿童骨皮质韧性较大,可为青枝骨折。

三、临床表现

（1）胫腓骨骨折多为外伤所致，如撞伤、压伤、扭伤或高处坠落伤等。伤肢疼痛并出现肿胀、畸形等。小腿疼痛，肿胀活动受限，有骨擦音，肢体成角、旋转畸形。重要的是要及时发现骨折合并的胫前后动静脉和腓总神经的损伤。检查时应将足背动脉的搏动、足部感觉、踝关节及拇趾能否背屈活动作为常规记录。对局部损伤比较严重的挤压伤、开放性骨折以及曾有较长时间扎止血带及包扎过紧的伤员，要特别注意观察伤肢有无进行性的肿胀，尤以肌肉丰富处为著，如已发生皮肤紧张、发亮、发凉、起水疱、肌肉发硬、扪不出足背动脉、肢体颜色发绀或苍白等，都是骨筋膜室综合征的表现，应及时紧急处理。

（2）体征正常情况下，足趾内缘、内踝和髌骨内缘应在同一直线上，胫腓骨折如发生移位，则此正常关系丧失。对小儿骨折，由于胫骨骨膜较厚，骨折后常仍能站立，卧位时膝关节也能活动，局部可能肿胀不明显，即临床体征不明显。如小腿局部有明显压痛时，要拍摄 X 线照片，注意不能漏诊。

四、辅助检查

（一）影像学检查

目前临床对胫腓骨骨折的检查仍然以物理检查和普通 X 线照片为主，如发现在胫骨下 1/3 有长斜形或螺旋骨折或胫腓骨折有明显移位时，一定要注意腓骨上端有无骨折，为此一定要加拍全长的胫腓骨 X 线照片，否则容易漏诊。

（二）血管造影

疑血管损伤时，可做下肢血管造影，以明确诊断。

（三）数字减影血管造影或超声血管诊断仪

这两种方法可以检查小腿外伤性血管断裂或栓塞。超声血管诊断仪是一种无创伤性检查，临床正在逐步普及应用。

五、治疗原则

胫腓骨骨干骨折的治疗目的是矫正成角、旋转畸形，恢复胫骨上、下关节面的平行关系，恢复肢体长度。

（一）保守治疗

（1）无移位的胫腓骨干骨折采用小夹板或石膏固定，有移位的横形或短斜形骨折采用手法复位，并用小夹板或石膏固定，固定期应注意夹板和石膏的松紧度，并定时行 X 线检查，发现移位应随时进行夹板调整，或重新石膏固定，6～8 周可扶拐负重行走。

（2）不稳定的胫腓骨干双骨折可采用跟骨结节牵引，克服短缩畸形后，施行手法复位，小夹板固定，牵引中注意观察肢体长度，避免牵引过度而导致骨不愈合。6 周后，取消牵引，改用小腿功能支架固定，后行石膏固定，可下地负重行走。

（二）手术治疗

在以下情况时，采用切开复位内固定不稳定的胫腓骨干双骨折，如手法复位失败、严重粉碎性骨折或双段骨折、污染不重，受伤时间较短的开放性骨折。

胫腓骨骨折一般骨性愈合期较长，长时间的石膏外固定，对膝、踝关节的功能必然造成影响，目前采用开放复位内固定者日渐增多。

1.螺丝钉内固定

斜形或螺旋骨折,可采用螺丝钉内固定,于开放复位后,用1～2枚螺丝钉在骨折部固定,用以维持骨折对位。

2.钢板螺丝固定

斜形、横断或粉碎性骨折均可适用钢板螺丝固定。由于胫骨前内侧皮肤及皮下组织较薄,因此钢板最好放在胫骨外侧、胫前肌的深面,以加压钢板固定,骨折愈合相对增快,膝、踝关节不受影响。

3.交锁髓内钉固定

胫骨干的解剖特点是骨髓腔较宽,上下两端均为关节面。交锁髓钉打入不受到限制,可控制旋转外力。可以有效地控制侧向、旋转和成角移位,术后不需外固定。膝、踝关节功能不受影响,骨折愈合期明显缩短。对多段骨折以髓内钉固定,可防止成角畸形,亦取得较好效果。

4.外固定架

有皮肤严重损伤的胫腓骨骨折,外固定架可使骨折得到确实固定,并便于观察和处理软组织损伤;另一优点是膝、踝关节运动不受影响,甚至可带支架起床行走,因此近年来应用较多。

六、常见护理诊断/问题

(一)疼痛

疼痛与骨折创伤、外固定过紧、伤口感染等有关。

(二)部分生活自理能力缺陷

自理能力缺陷与牵引、手术等长期不能下床有关。

(三)潜在并发症

并发症有深静脉血栓形成、骨筋膜室综合征。

(四)焦虑

焦虑与突然的创伤刺激、肢体功能障碍、对手术的恐惧有关。

七、护理措施

(一)患者的皮肤准备与配合

(1)首先用肥皂、清水为患者进行局部清洁,然后使用碘酒、酒精消毒术区。操作过程中可能会引起疼痛等不适,但为了保持术区的无菌性,避免术后感染的发生,指导患者予以配合。

(2)保护好患肢的皮肤,避免蚊虫叮咬或抓挠,以免皮肤破损感染,影响手术时间。

(3)术晨,为患者做好会阴部清洁,为术中导尿做准备。

(二)术后功能锻炼方法

1.股四头肌等长收缩

指导患者平卧,双腿自然伸直。将大腿肌肉绷紧,做时可将手放置在大腿上,感到大腿肌肉绷紧鼓起就达到目的。绷紧肌肉5秒,再放松2秒,每次5～15分钟,每日3次,以不感觉疲劳为宜。

2.踝关节屈伸活动

让患者平卧,伸直下肢,自然放松,然后做背伸动作,背伸时一定要达到最大限度;然后做跖屈动作,跖屈也要达到最大限度;如此反复进行,背伸 5 秒,跖屈 5 秒,每次 5～15 分钟,每日 3 次。

3.床上髋、膝关节屈伸活动

让患者平卧,患肢自然平放在床面上,足跟不离床面,屈髋屈膝收缩下肢,再伸直膝关节,缓慢、匀速反复进行,逐渐增加屈髋屈膝的角度。

4.髌骨被动活动

每日向左右两侧推动髌骨,防止髌骨与关节面粘连。

(三)胫腓骨骨干骨折术后的并发症和观察与护理

1.骨筋膜室综合征

骨筋膜室综合征最常发生于小腿,特别是胫骨中 1/3 段骨折。临床表现为持续性剧烈疼痛且进行性加重,被动牵拉时引起剧烈疼痛,应足够重视,并向患者及家属宣教。

2.血管神经损伤

(1)腓总神经损伤:如出现踝关节背伸无力或小腿前外侧、足背部皮肤感觉异常等早期症状,及时通知医师。

(2)胫前、后动脉损伤:注意观察足背动脉、胫后动脉搏动及末梢血运情况。

3.感染

应密切观察体温变化和局部切口情况,以及早发现感染。

(四)胸闷、呼吸困难、患肢肿胀疼痛加重的护理

术后长期卧床的并发症是下肢深静脉血栓,表现为下肢肿胀、疼痛,且逐渐加重,主要是由于术后活动少、血液回流不畅等。当栓子脱落会引起肺栓塞,可能出现胸闷、气短、呼吸困难等情况。因此,要指导患者加强床上活动,积极配合功能锻炼。告知患者如有以上状况,及时通知医护人员。

(五)便秘的护理

(1)保证充足的饮水,每日饮水量 2000～2500 mL,多吃水果蔬菜。没有糖尿病的患者每日早晨喝一杯蜂蜜水以促进肠蠕动。

(2)加强床上活动,遵医嘱适当离床活动。养成定时排便的习惯。

(3)定时以肚脐为中心,自右向左环形按摩腹部,指腹轻压肛门后端也可促进排便。

(六)术后功能锻炼的护理

(1)足趾、踝关节屈伸活动,股四头肌等长收缩,髌骨被动活动及髋、膝关节屈伸等,循序渐进。

(2)在锻炼患肢的同时,指导患者做双上肢、健侧肢体的肌群肌力练习,防止失用性萎缩。

(3)指导患者床上活动,遵医嘱扶拐杖或助行器离床活动。

(七)患者使用拐杖的指导

(1)拐杖顶端与腋窝的距离为 2～3 cm,手握住横杆,使手肘关节屈曲 20°～30°。身体保持直立或向前微倾,臀部不要后翘,拐杖放在足的前外侧,与健足呈倒三角。持拐的力量主要是双手,而不是靠腋窝支撑,否则易造成臂丛神经麻痹。

(2)行走时身体直立,体重放于健肢,双拐与患肢同步前行,移动健肢跟进。

(3)上楼时,健先患后,即健肢先上,拐杖与患肢留在原阶。下楼时,患先健后,即患肢和拐杖先下,再走健肢。

八、离床活动的注意事项

（1）根据骨折情况及内置物的不同，离床时间需要严格遵守医嘱，并使用拐杖或助行器辅助。

（2）一般来讲，术后1～2天拔除引流管后，患肢可不负重离床，4～8周患肢部分负重，12周后根据复查情况决定是否可以完全负重。

（3）首次离床活动，可能会出现头痛、恶心、无力等体位性低血压症状，与长期卧床有关，应站立2分钟，适应后再行走，行走距离逐渐增加。随着下床次数的增多，这些症状将逐渐消失。

九、出院后注意事项

（一）休息与活动

注意休息，遵医嘱功能锻炼，包括患肢的足趾、踝、膝关节屈伸活动及股四头肌等长收缩，循序渐进，以不疲劳为宜。术后2周内，以肌肉等长收缩运动为主。术后2周，可配合简单的器械辅助锻炼，逐渐增加运动范围和运动强度。后期，增加关节活动范围和肌力训练。

（二）饮食指导

进食高蛋白、高纤维、富含钙及丰富维生素的食物，如全麦制品、绿叶蔬菜、牛奶、蛋类等。

（三）用药指导

遵医嘱按时按量服用有预防血栓及消肿功效的口服药，指导患者注意观察药物的胃肠道等不良反应。

（四）提高自护能力

（1）保持床铺平整干燥，避免坐位时间过长，使用便器时不可硬塞硬拉，保护受压部位等，以预防压疮的发生。

（2）离床活动时注意跌倒防护，如注意地面积水、夜间照明、穿防滑鞋等。

（3）定期门诊随诊。若出现患肢肿胀，疼痛加重，体温升高，局部红、肿、热、痛等症状，应及时就诊。

（高彦如）

第九节　锁骨骨折

一、基础知识

（一）解剖生理

锁骨又名"锁子骨""缺盆骨"，位于胸廓前上部两侧，全骨浅居皮下，桥架于胸骨与肩峰之间，是联系肩胛带与躯干的唯一支架。其骨干较细，内侧2/3呈三棱棒形，凸向前，有胸锁乳突肌和胸大肌附着，中外1/3交界处是骨折的好发部位。锁骨的功能是支持肩胛骨，使上肢骨与胸廓之间保持一定的距离，从而保证上肢的灵活运动。骨折后，近折端受胸锁乳突肌的牵拉而向上向后移位,远折端因上肢本身重量牵拉而向下移位,又因胸大肌、斜方肌、背阔肌的牵拉而向前向内移位,造成断端重叠(图3-9)。锁骨骨折可发生于各种年龄,但多见于儿童及青壮年,约有2/3为儿童患者,又以幼儿多见。

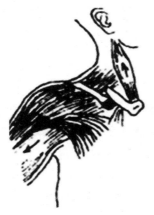

图3-9 锁骨骨折

(二)病因

直接暴力和间接暴力均可造成锁骨骨折,但多为间接暴力所致。

(三)分类

1.横断骨折

跌倒时肩部外侧或手掌先着地,向上传导的外力经肩锁关节传至锁骨而发生骨折,以斜形或横断形骨折为多。除有重叠移位,内侧段因胸锁乳突肌的牵拉向后上方移位,外侧段则由于上肢的重力和胸大肌、斜方肌、三角肌的牵拉而向前下方移位。

2.青枝骨折

幼儿骨质柔嫩而富有韧性,多发生青枝骨折。

3.粉碎骨折

直接暴力所致者,多因棒打、撞击等外力直接作用于锁骨而造成横断或粉碎骨折。粉碎骨折若严重移位,骨折片向下、向内移位时刺破胸膜或肺尖,可造成气胸、血胸。

(四)临床表现

骨折后局部疼痛、肿胀明显,锁骨上、下窝变浅或消失,骨折处异常隆起,出现功能障碍,患肩下垂并向前、内倾斜。患者常以健手托着患侧肘部,以减轻上肢重力牵拉而引起的疼痛。幼儿如不愿活动上肢,穿衣伸袖时哭闹,提示有锁骨骨折。行X线检查,可了解骨折和移位情况。

二、治疗原则

(1)幼儿青枝骨折用三角巾悬吊即可,有移位骨折用"8"字绷带固定1~2周。

(2)少年或成年人有移位骨折,手法复位"8"字石膏固定。手法复位可在局麻下进行。患者坐在木凳上,双手叉腰,肩部外旋后伸挺胸,医师站于背后,一脚踏在凳上,顶在患者肩胛间区,双手握住两肩向后、向外、向上牵拉纠正移位。复位后用纱布棉垫保护腋窝,用绷带缠绕两肩在背后交叉呈"8"字形,然后用石膏绷带同样固定,使两肩固定在高度后伸、外旋和轻度外展位置。固定后即可练习握拳、伸屈肘关节及双手叉腰后伸,卧木板床休息,肩胛区可稍垫高,保持肩部后伸。3周后拆除。锁骨骨折复位并不难,但不易保持位置,愈合后上肢功能无影响,所以临床不强求解剖复位。

(3)锁骨骨折合并神经、血管压迫症状,畸形愈合影响功能,不愈合或少数要求解剖复位者,可切开复位内固定。

三、护理

(一)护理要点

(1)手法复位固定患者,要经常检查固定情况,既保持有效固定,又不能压迫腋窝。若发现患肢有麻木、发凉、运动障碍时,说明固定过紧,压迫血管神经,应及时调整固定。

(2)对粉碎性骨折,不必强行按压碎片使之复位,以防其刺伤肺尖及臂丛神经。对此种类型患者要严密观察呼吸及患肢运动情况,以便及时发现有无气、血胸及神经症状。

(3)术后患者要严密观察伤口渗血及末梢血循、感觉、运动情况,发现问题及时记录并处理。

(4)保持正常固定姿势。复位后,站立时保持挺胸提肩,卧位时应去枕仰卧于硬板床上,两肩胛间垫一窄枕,以使两肩后伸、外展,维持良好的复位位置。局部未加固定的患者,不可随便更换卧位。

(二)护理问题

有肩关节强直的可能。

(三)护理措施

(1)向患者解释功能锻炼的目的是促进气血运行,防止患肢肿胀,避免肩关节僵直,以取得患者配合。

(2)正确适时指导患者功能锻炼。

(四)出院指导

(1)锁骨骨折复位固定后,极少发生骨折不愈合,即使复位稍差,骨折畸形愈合,也不影响上肢功能,应先向患者及家属说明情况。

(2)复位固定后即出院的患者,应告诉其保持正确姿势,早期禁止做肩前屈动作,防止骨折移位。解除外固定出院的患者,应告诉其全面练习肩关节活动的要求:首先分别练习肩关节每个方向的动作,重点练习薄弱方面如肩前屈,活动范围由小到大,次数由少到多,然后进行各方面动作的综合练习,如肩关节环转活动,两臂做"箭步云手"等,不可过于急躁,活动幅度不可过大,力量不可过猛,以免造成软组织损伤。

(3)按时用药,患者出院时将药的名称、剂量、时间、用法、注意事项等,向患者介绍清楚。

(4)饮食调养,骨折早期宜进清淡可口、易消化的半流质饮食或软质饮食;骨折中后期,饮食宜富有营养,增加钙质、胶质和滋补肝肾食品。

(5)注意休息,保持心情愉快,勿急躁。

(高彦如)

第十节 肱骨干骨折

一、疾病概述

(一)概念

肱骨干骨折是发生在肱骨外髁颈下 1～2 cm 至肱骨髁上 2 cm 段内的骨折。在肱骨干中下 1/3 段后外侧有桡神经沟,此处骨折最容易发生桡神经损伤。

(二)相关病理生理

骨折的愈合过程。①血肿炎症极化期:在伤后 48～72 小时,血肿在骨折部位形成。由于创伤后,骨骼的血液供应减少,可引起骨坏死。死亡细胞促进成纤维细胞和成骨细胞向骨折部位移行,迅速形成纤维软骨,形成骨的纤维愈合。②原始骨痂形成期:由于血管和细胞的增殖,骨折后的 2～3 周骨折断端的周围形成骨痂。随着愈合的继续,骨痂被塑造成疏松的纤维组织,伸向骨内。常发生在骨折后 3 周至 6 个月内。③骨板形成塑形期:在骨愈合的最后阶段,过多的骨痂被吸收,骨连接完成。随着肢体的负重,骨痂不断得到加强,损伤的骨组织逐渐恢复到损伤前的结构强度和形状。这个过程最早发生在骨折后 6 周,可持续一年。

影响愈合的因素。①全身因素:如年龄、营养和代谢因素、健康状况;②局部因素:如骨折的类型和数量、骨折部位的血液供应、软组织损伤程度、软组织嵌入以及感染等;③治疗方法:如反复多次的手法复位、骨折固定不牢固、过早和不恰当的功能锻炼、治疗操作不当等。

(三)病因与诱因

肱骨干骨折可由直接暴力或间接暴力引起。直接暴力常由外侧打击肱骨干中部,致横行或粉碎性骨折。间接暴力常由手部或肘部着地,外力向上传导,加上身体倾斜所产生的剪式应力所致,多导致中下 1/3 骨折。

(四)临床表现

1.症状

患侧上臂出现疼痛、肿胀、皮下瘀斑,上肢活动障碍。

2.体征

患侧上臂可见畸形、反常活动、骨摩擦感、骨擦音。若合并桡神经损伤,可出现患侧垂腕畸形、各手指关节不能背伸、拇指不能伸直、前臂旋后障碍、手背桡侧皮肤感觉减退或消失。

(五)辅助检查

X 线拍片可确定骨折类型、移位方向。

(六)治疗原则

1.手法复位外固定

在止痛、持续牵引和肌肉放松的情况下复位,复位后可选择石膏或小夹板固定。复位后比较稳定的骨折,可用 U 形石膏固定。中、下段长斜形或长螺旋形骨折因手法复位后不稳定,可采用上肢悬垂石膏固定,宜采用轻质石膏,以免因重量太大导致骨折端分离。选择小夹板固定者可屈肘 90°角位,用三角巾悬吊,成人固定 6～8 周,儿童固定 4～6 周。

2.切开复位内固定

在切开直视下复位后用加压钢板螺钉内固定或带锁髓内针固定。内固定可在半年以后取出,若无不适也可不取。

二、护理评估

(一)一般评估

1.健康史

(1)一般情况:了解患者的年龄、职业特点、运动爱好、日常饮食结构、有无酗酒等。

(2)受伤情况:了解患者受伤的原因、部位和时间,受伤时的体位和环境,外力作用的方式、方向与性质,骨折轻重程度及有无合并桡神经损伤,急救处理的过程等。

(3)既往史:重点了解与骨折愈合有关的因素,如患者有无骨折史,有无药物滥用、服用特殊药物及药物过敏史,有无手术史等。

2.生命体征(T、P、R、BP)

按护理常规监测生命体征。

3.患者主诉

受伤的原因、时间、外力方式与性质、骨折轻重程度及有无合并桡神经损伤、受伤时的体位和环境、急救处理的过程等。

4.相关记录

外伤情况及既往史;X线拍片及实验室检查等结果记录。

(二)身体评估

1.术前评估

(1)视诊:患侧上臂出现疼痛、肿胀、皮下瘀斑,可见畸形,若合并桡神经损伤,可出现患侧垂腕畸形。

(2)触诊:患侧有触痛,骨摩擦感或骨擦音,若合并桡神经损伤,手背桡侧皮肤感觉减退或消失。

(3)动诊:可见反常活动;若合并桡神经损伤,各手指关节不能背伸,拇指不能伸直,前臂旋后障碍。

(4)量诊:患肢有无短缩、双侧上肢周径大小、关节活动度。

2.术后评估

(1)视诊:患侧上臂出现肿胀、皮下瘀斑减轻或消退;外固定清洁、干燥,保持有效固定。

(2)触诊:患侧触痛减轻或消退;若合并桡神经损伤者,手背桡侧皮肤感觉改善或恢复正常。

(3)动诊:反常活动消失。若合并桡神经损伤者,各手指关节能背伸,拇指能伸直,前臂旋后正常。

(4)量诊:患肢无短缩、双侧上肢周径大小相等、关节活动度无差异。

(三)心理-社会评估

患者突然受伤骨折,患侧肢体活动障碍,生活自理能力下降,疼痛刺激以及外固定的使用,易产生焦虑、紧张及自身形象紊乱等心理变化。

(四)辅助检查阳性结果评估

X线拍片结果确定骨折类型、移位方向。

（五）治疗效果的评估

（1）局部无压痛及纵向叩击痛。

（2）局部无反常活动。

（3）X线拍片显示骨折处有连续骨痂通过，骨折线已模糊。

（4）拆除外固定后，成人上肢能胸前平举1kg重物持续达1分钟。

（5）连续观察2周骨折处不变形。

三、主要护理诊断（问题）

（一）疼痛

疼痛与骨折、软组织损伤、肌痉挛和水肿有关。

（二）潜在并发症

肌萎缩、关节僵硬。

四、主要护理措施

（一）病情观察与体位护理

1.疼痛护理

及时评估患者疼痛程度，遵医嘱给予止痛药物。

2.体位

用吊带或三角巾将患肢托起，以促进静脉回流，减轻肢体肿胀、疼痛。

（二）饮食护理

指导患者进食高蛋白、高维生素、高热量、高钙和高铁的食物。

（三）生活护理

指导患者进行力所能及的活动，必要时为其提供帮助。

（四）心理护理

向患者和家属解释骨折的愈合是一个循序渐进的过程，充分固定能为骨折断端连接提供良好的条件，正确的功能锻炼可以促进断端生长愈合和患肢功能恢复。

（五）健康教育

1.指导功能锻炼

复位固定后尽早开始手指屈伸活动，并进行上臂肌肉的主动舒缩运动，但禁止做上臂旋转运动。2周后，开始主动的腕、肘关节屈伸活动和肩关节的外展、内收活动，逐渐增加活动量和活动频率。6周后加大活动量，并做肩关节旋转活动，以防肩关节僵硬或萎缩。

2.复查

告知患者若骨折远端肢体肿胀或疼痛明显加重，肢体感觉麻木、肢端发凉，夹板或外固定松动，应立即到医院复查并评估功能恢复情况。

3.安全指导

指导患者及家属评估家庭环境的安全性，妥善放置可能影响患者活动的障碍物。

五、护理效果评估

（1）患者是否主诉骨折部位疼痛减轻或消失，感觉舒适。

（2）患侧肢端能否维持正常的组织灌注,皮肤温度和颜色正常,末梢动脉搏动有力。

（3）能否避免出现肌萎缩、关节僵硬等并发症;一旦发生,能否及时发现和处理。

（4）患者在指导下能否按计划进行有效的功能锻炼,患肢功能恢复情况及有无活动障碍。

（高彦如）

第十一节　股骨粗隆间骨折护理

股骨粗隆间骨折又名股骨转子间骨折,是老年人常见的低能量损伤。随着社会的老龄化,股骨粗隆间骨折的概率呈上升趋势。髋部是老年骨质疏松性骨折的好发部位,粗隆间骨折患者平均年龄比股骨颈骨折患者高 5 岁,90％发生于 65 岁以上老人,70 岁以上发病率急剧增加。同时,粗隆间以松质骨为主,骨质疏松使骨小梁微结构破坏,轻微暴力即可造成骨折,骨折后高龄患者长期卧床引起并发症较多,死亡率为 15％～20％。

一、损伤机制

粗隆间骨折常由间接暴力引起,多数发生于患侧的滑倒摔伤。姿势和步态的紊乱,视力和听力的下降,使用强效镇静药物等使老年人摔倒更为频繁。在交通事故导致的老年人跌倒中,有一些并未发生直接撞击,仅是伤者躲闪机动车时由于协调性差导致的跌倒,这也是造成粗隆间骨折的重要因素。在患者跌倒过程中,转子间区承受了较大的扭转暴力,同时由于软组织不能恰当吸收或传递能量以及骨结构强度不足,剩余的能量在粗隆间区释放,造成应力集中区的骨折。由于髂腰肌和臀中小肌的反射性收缩导致大小粗隆骨折并移位。

二、骨折分型

根据骨折部位、骨折线的形状及方向、骨折块的数目等情况,股骨粗隆间骨折的分类方法很多,目前临床广泛应用的分型为埃文斯（Evans）分型和 AO 分型,简单实用,可指导治疗并提示预后。

（一）Evans 分型

Evans 根据骨折线方向将股骨粗隆间骨折分为两种主要类型。Ⅰ型即顺粗隆间骨折,骨折线从小粗隆向上外延伸;Ⅱ型为逆粗隆间骨折,骨折线反斜形,从小粗隆向外下延伸,由于内收肌的牵拉,股骨干有向内侧移位的趋势。其中Ⅰ型 1 度和Ⅰ型 2 度属于稳定型（占 72％）,Ⅰ型 3 度、Ⅰ型 4 度和Ⅱ型属于不稳定型（占 28％）。Evans 观察到,稳定复位的关键是修复股骨转子区后内侧皮质的连续性,简单而实用,并有助于对稳定性复位特点的理解,准确地预见股骨转子间骨折解剖复位和穿钉后继发骨折移位的可能性。1975 年,詹森（Jensen）认为 Evans 没有考虑到大小粗隆,随着大小粗隆受累,骨折数的增加,骨折的稳定程度也随之降低,提出改良 Evans 分型。Ⅰ型:即顺粗隆间的两部分骨折,ⅠA:骨折无移位;ⅠB:骨折移位。Ⅱ型:顺粗隆间三部分骨折,ⅡA:三部分骨折包括一个游离的大粗隆;ⅡB:三部分骨折包括一个游离的小粗隆。Ⅲ型:包括大小粗隆游离的四部分骨折。

以上各类型骨折中,一类中Ⅰ型与ⅡA 型骨折小粗隆上缘骨皮质无压陷者,骨折移位和髋内翻畸形不显著,为稳定骨折,髋内翻的发生率很低。ⅡB和Ⅲ型小粗隆上缘骨皮质压陷者,多发生移位及髋内翻畸形,为不稳定性骨折。

（二）AO分型

AO分型将股骨粗隆间骨折纳入其整体骨折分型系统中,全部为A类骨折。

1.A1型

经转子的简单骨折(两部分),内侧骨皮质仍有良好的支撑,外侧骨皮质保持完好。①沿转子间线；②通过大转子；③通过小转子。

2.A2型

经转子的粉碎骨折,内侧和后方骨皮质在数个平面上破裂,但外侧骨皮质保持完好。①有一内侧骨折块；②有数块内侧骨折块；③在小转子下延伸超过1 cm。

3.A3型

反转子间骨折,外侧骨皮质也有破裂。①斜形；②横行；③粉碎。

三、诊断

股骨粗隆间骨折患者多为老年人,伤后髋部疼痛,不能站立或行走,下肢短缩及外旋畸形明显,为无移位的嵌插骨折或移位较少的稳定骨折,或上述症状比较轻微但无力感明显。检查时可见患侧大粗隆升高,局部可见肿胀及瘀斑,压痛明显；叩击足跟部常引起患处剧烈疼痛。一般来说,在粗隆间骨折局部疼痛和肿胀的程度比股骨颈骨折明显,而前者压痛点多在大粗隆部,后者的压痛点多在腹股沟韧带中点外下方。拍标准的双髋正位和患髋侧位X线片,正位时应将患肢牵引内旋,消除外旋所造成的骨折间隙重叠,从而对于骨折线、小粗隆、大粗隆粉碎、移位程度作出正确的判断。同时,健侧正位X线片有助于了解正常股骨颈干角、髓腔宽度及骨质疏松情况,为正确选择治疗方法和内固定材料提供依据。侧位X线片有助于了解骨折块的移位程度,后侧壁的粉碎程度。一般而言,普通X线片即可明确诊断。对于无移位或嵌插骨折,且临床高度怀疑者,可行CT、MRI或制动后2周复查X线片。

四、治疗

股骨粗隆间骨折出血量大,加之多为老年患者,治疗早期应注意贫血及循环状态。还要积极防治压疮、下肢深静脉血栓及呼吸道并发症等,是减少并发症,提高救治水平的关键,并为进一步治疗奠定了基础。在外科治疗中存在两个方面的困难。一是老年或高龄患者,全身健康状况差,往往伴有心脑血管疾病、糖尿病、呼吸功能或肾功能的衰退,以及认知功能障碍等多种或多系统的内科并存症,增加了外科治疗的困难与风险,使治疗过程复杂化,往往需要多科协同处理；二是骨骼组织的退化,骨量减少和骨微结构破坏,使骨的物理强度显著降低,骨折固定的可靠性明显下降,而且假体植入的松动率也增高,骨质疏松性骨折的骨愈合过程相对迟缓。

（一）保守治疗

转子间区局部的肌肉丰富、血供充足,非手术治疗也能使骨折愈合。传统的治疗方法是卧床牵引,可于胫骨结节或股骨髁上骨牵引,维持患肢外展中立位和肢体长度。对于无法耐受牵引的患者可穿"丁"字鞋使患肢维持于外展中立位。应定期测量肢体长度,避免过度牵引及发生短缩、内翻及旋转畸形。牵引期间摄床边X线片,如有畸形应及时调整牵引,10周后应经临床检查与X线摄片确定骨折骨性愈合,之后可逐步减轻牵引重量,加强功能锻炼。

尽管随着内固定器械的不断革新及手术技术的提高,越来越趋向于手术治疗,但对于有多种合并症,伴有重要脏器功能不全或衰竭,短期内难以纠正者,或是伤前活动能力很差或长期卧床,已失去负重和行走功能,或存在严重意识障碍者,以及预期生存期不超过9个月者,保守治疗仍不失为一种可以选择的治疗方法。但长期卧床牵引有可能引发各种全身性并发症,强化对骨折牵引卧床患者的护理是减少并发症的重要措施。

(二)手术治疗

早期手术固定、早期恢复伤前活动已成为大多数医师的共识,但对于围术期安危、术前评估、手术时机、手术方法的选择以及内固定效果等尚存在不同意见。

股骨粗隆间骨折多为高龄、高危患者,常合并多种或多系统的内科并存症,最常见为心脑血管疾病、糖尿病、肺或肾功能不全以及认知功能障碍等,同时由于骨质疏松,增加了内固定选择、手术抉择的矛盾与危险。对于手术时机、方式的选择需要考虑如下三个因素:伤害控制理念、美国麻醉医师学会(ASA)评估系统的评分以及Evans分型。在制订手术治疗计划时应该向家属及相关人员反复交代手术的风险及意义。

研究显示,即使是因为程度不重的创伤而接受外科手术治疗的老年人,其术后死亡率和并发症的发生率均显著高于中青年患者,其原因在于各系统器官功能趋于减退,创伤对机体生理状况的影响和发生多器官功能障碍的可能性更大。因此,以伤害控制原则指导老年创伤患者的救治,即在一定的时限内对老年患者进行充分的复苏以恢复创伤后应激障碍,提高手术耐受力,对于减少因手术引发的高并发症率、高死亡率有着非常重要的意义。通常认为伤后24小时内手术死亡率明显增加,卧床超过1周全身并发症发生率大大增加,因此多数医师认为,72小时到1周内手术较合理。

1.外固定支架类

外固定支架操作简便迅速,可在局麻下进行闭合复位骨折固定,固定后患者可进行早期功能锻炼。艾纯华等使用多功能单臂外固定架治疗股骨粗隆间骨折,认为其有手术切口小、操作简单、手术时间短、并发症少等优点,适用于Evans Ⅰ、Ⅱ、Ⅲ A型较稳定的股骨粗隆间骨折,对Evans Ⅳ型及逆粗隆间骨折应慎用。刘瑞波等采用的力臂式外固定架,针对顺粗隆间稳定型骨折、顺粗隆间不稳定型骨折、反粗隆间骨折,分别设计有交叉穿针等不同的穿针法。尤其是反粗隆间骨折,此型骨折穿针困难且不稳定,曾经是外固定器治疗的禁忌,其设计的绞手架式穿针法组成了一个牢固的几何不变体系,能较稳定地维持骨折于良好对位,扩大了外固定架的治疗范围。但外固定架因力学稳定性不如髓外钉板和髓内钉内固定系统,螺钉经过阔筋膜和股外侧肌而阻碍了髋、膝关节的伸屈活动,活动时的牵涉痛和外固定架本身对患者产生的生理压力妨碍了康复锻炼,患肢膝关节都存在不同程度的永久性伸屈受限,且钢钉外露也易合并钉道感染,故多限于在多发伤或全身情况差不能承受其他较大手术的患者中应用。笔者认为非特殊情况,一般不建议使用外固定架治疗。

2.闭合复位空心加压螺丝钉固定

(1)手术适应证:Evans Ⅰ、Ⅱ型稳定骨折以及高龄高危难以耐受常规手术患者,但不适用于Evans Ⅲ型大粗隆冠状位骨折、Evans Ⅳ型粉碎严重的骨折及逆粗隆间骨折。该方法为微创手术,闭合复位,经皮进钉固定,出血少,对髓腔干扰少,手术安全性高,但对骨折的固定强度不及其他手术方法,可早期床上活动,负重活动应推迟,一般在3周后酌情开始负重活动。

(2)手术方法。可以选择局麻、硬膜外阻滞或口咽通气道麻醉。在骨科床上牵引复位及C

形臂电视 X 线机监视下手术,具体方法同空心钉固定股骨颈骨折,其不同点是第 1、2 针的进针点较股骨颈骨折者为低,分别在粗隆顶点下 10～12 cm 处,此乃因粗隆间骨折较股骨颈骨折的部位为低。为加强对远骨折端的固定,需使下位 2 针经过小粗隆内侧骨皮质旁股骨矩,至股骨头压力骨梁中,故进针点较股骨颈骨折者为低,另 1 针在大粗隆下经张力骨梁中入股骨头。3 枚针在头中则前后交叉分布。

3.滑动加压螺钉(DHS)内固定

加压滑动鹅头钉(DHS)又称理查德(Richard)钉,具有加压和滑动双重功能,允许近端粉碎骨折块压缩,使骨折端自动靠拢并获得稳定,对稳定性粗隆间骨折具有早期活动和负重的优点,虽成为股骨粗隆间骨折的常用标准固定方法,但随着髓内固定的不断涌现,DHS 仅限于稳定粗隆间骨折的固定。

4.髓内固定系统

髓内固定系统是目前应用最为广泛的固定方法,由于在临床实践中的不断改进,形成了不同名称的固定系统。最早应用的为伽马(Gamma)带锁髓内钉(Gamma interlocking nail)。Gamma 形钉由三部分组成,近端头颈加压螺丝钉,弯形短髓内针及远端两枚锁钉。头颈加压螺钉尾部呈套筒状,可与髓内针呈 130°交角锁死在髓内针近端孔内,并可随意回缩加压。髓内针长 180 mm,直径 11 mm、12 mm 及 13 mm,髓针近端有接口与近端加压螺钉及远端锁钉的瞄准器相连。缺点是其头钉较为粗大,又只是单枚螺钉,所以抗旋转能力较差,螺钉在股骨头中的切割仍时有发生。为克服这些不足,经改进又出现了股骨近端髓针(PFN)固定。PFN 系统在设计上增加了一枚近端的防旋螺钉,使近端固定的稳定性增加,同时远端锁定螺栓距钉尾较远,从而减少了因股骨远端应力集中造成继发骨折的风险,取得了较好的治疗效果。但由于粗隆间骨折多为伴有严重骨质疏松的老年人,即便如此仍时有螺钉切割、近端螺钉松动后退等问题发生,为此,近年来又出现了股骨近端防旋髓针(PFNA)系统。PFNA 是在 PFN 的基础上主要针对老年骨质疏松患者研制而成的股骨粗隆间骨折的新型髓内固定系统,在生物力学方面显示了令人满意的效果。与传统固定方法比较,主要有以下优点:①PFNA 固定时只需在打入主钉后在股骨颈打入一枚螺旋刀片,并在远端再打入 1 枚锁钉即可完成操作。比较 Gamma 钉和 PFN,PFNA操作简便,创伤小,出血少,缩短了手术时间,减少了手术并发症。②打入螺旋刀片的骨质横切片显示的是四边形的骨质隧道,而不是螺钉旋入时的圆形骨髓道,因此有较好的抗旋转作用。另外,由于螺旋刀片可以自动锁定,一旦打入并锁定后,自身不会再旋转,也不会退钉,也防止了股骨头的旋转。③螺旋刀片以压紧松质骨形成钉道,骨量丢失少,明显提高了刀片周围骨质的密度和把持力。④它采用了尽可能长的尖端及凹槽设计,使 PFNA 插入更方便,并避免了局部应力集中,有效地降低了迟发性股骨干骨折的发病率。

5.人工假体置换术

高龄股骨粗隆间骨折患者普遍存在着骨质疏松,内固定困难,畸形愈合发生率高。有学者认为骨水泥型假体可用于高龄严重骨质疏松患者的不稳定骨折,也可用于骨不连及内固定失效患者。待手术创伤反应后,患者即可负重,并发症的发生率及病死率会明显降低。但也有些学者持反对意见,他们认为,即便是不稳定型和高龄患者,股骨粗隆间骨折也不是人工关节置换的适应证,因为粗隆间骨折很少发生不愈合和股骨头坏死,经其他恰当治疗很容易愈合,很少引起髋关节功能障碍。他们提出,能用自己的关节尽量不用人工关节,因为人工关节置换有许多并发症,这些并发症甚至是灾难性的。适应证的选择应慎重,原则上不宜作为转子间骨折治疗的基本方法。

（三）并发症及处理

1.术后死亡率高

股骨粗隆间骨折发病年龄较股骨颈骨折大 5 岁，并发症多且重，术后死亡率在 5％～30％。术后死亡率高的原因主要为：股骨粗隆间骨折患者，平均年龄在 76 岁左右，体质差，并发症多。此外，高龄患者并发症多，以心血管疾病为主，其次为糖尿病、脑血管病，给麻醉、手术及术后处理带来难度。预防方法：必须严格掌握手术适应证，应该按以下标准选择手术。①心脏功能：心肌梗死，病情稳定至少 3 个月；心功能衰竭，病情稳定超过 6 个月；无严重的心律失常，心律失常低于 6 次/分；伤前可步行上楼。②肺功能：屏气时间大于 30 秒；吹蜡距离大于 50 cm；无咳痰，哮喘，气促；动脉血气，PO_2 大于 60 mmHg，PCO_2 大于 45 mmHg，FVT1 小于 70％。③高血压：血压小于 160/90 mmHg，有脑缺血、脑栓塞时，病情稳定超过 6 个月。④肾功能：尿蛋白小于＋＋，尿量大于 1 mL/（kg·h），BUN 小于 80 mmol/L。⑤肝功能：转氨酶浓度不超过正常值的一倍。⑥糖尿病：空腹血糖小于 8.0 mmol/L。此标准一般病例能顺利渡过手术关。⑦选择创伤小的手术和经皮穿针内固定。

2.内固定物失效发生髋内翻

内固定物失效，招致股骨粗隆间骨折发生髋内翻畸形愈合或不愈合。内固定成功取决于稳定的骨连接，牢固把持骨折远近端固定能力又取决于骨折类型、固定器械设计，固定器械正确使用、骨质疏松的程度及术后合理功能锻炼。

（1）内固定物失效原因与骨折类型有关。在稳定骨折中，后内侧支撑完好或轻度粉碎，骨折块塌陷极小，变位或重建内侧皮质的接触良好，骨折可获稳定，则发生内固定失败少，髋内翻发生率低。相反，在不稳定骨折中，后内侧有大块游离骨块，后方粉碎，骨折复位后，仍极不稳定，要依靠内固定支撑维持，易造成内固定失效及髋内翻发生，约占粗隆间骨折 80％。

（2）内固定物失效与内固定设计及操作不正确有关。①髓内式固定系统：术中及术后继发股骨骨折是髓内钉手术主要的并发症，此骨折以发生在钉尖部位的股骨骨折为特征。原因主要是钉体和骨质弹性模量不一，固定后如果髓内钉的位置不在正中，很容易在钉尖部位形成应力集中，再加上老年人骨质疏松，一定暴力即可造成此部位骨折。造成近端锁钉固定后位置不在正中有两个原因：一是主钉入口位置选择不当，二是骨折复位不良。另外，加压螺钉穿出股骨头或加压螺钉位置不佳造成髋内翻畸形，多由技术及经验不足所造成。②空心钉固定：空心钉固定发生并发症的原因主要为术中钉位不佳、适应证选择不当及术后早期负重。老年患者的髋内翻畸形，一般无需治疗。对青壮年，髋内翻畸形严重者，可行粗隆楔形外展截骨术，术后选择滑动加压螺钉或髓内钉系统内固定。对极少见的股骨粗隆间骨折不愈合者，可采用内移、外翻截骨治疗——粗隆间截骨，使股骨干内移，近端骨块外翻位固定，骨折线周围植骨。

3.内固定失效的预防

（1）正确选择治疗方法：治疗者应了解当前各种内固定系统的适应证，应当根据患者年龄、骨折类型、骨质疏松情况及全身情况合理选择，如滑动加压螺纹钉更适合于年轻、髓腔狭窄患者，髓内固定系统适于髓腔粗大的骨质疏松患者，空心钉内固定更适于高龄、全身情况差、不宜大手术者。有限内固定加上手术后根据稳定性选择适当的处理措施，可以有效减少并发症发生。及时适宜的手术治疗有利于并存病及并发症的控制及护理康复。

（2）正确掌握各种内固定置入技术：各种内固定发生并发症的原因，除自身设计结构不合理外，多由操作技术及经验不足引起，为避免并发症的出现，应当注意各自内固定置入特点及方法。

例如,滑动加压螺钉治疗应注意:螺钉应尽量置于压力和张力骨小梁的交汇处,形成股骨头中心松质骨致密区;螺钉尖最好位于软骨下 5 mm;对于骨质疏松者,只能允许部分负重。Gamma 钉置入应注意:正确选择 Gamma 钉入口,以梨状窝稍低为宜;安放髓内针时用手逐渐转动推入,切忌锤击;加压螺钉位置正确,防止钉从股骨头穿出或靠近股骨头上部钻入,如果位置不佳,患者下地要晚;骨折愈合后尽早拔钉;远端只锁一枚锁钉;合理负重,骨质疏松者,3～4 周床上活动,4 周后部分负重。

无论采取何种内固定方法,绝大多数患者需要闭合复位或半闭合复位。麻醉后,将患者放置于专门的骨折牵引床上,双下肢通过足部支架牢固固定。健侧肢体外展牵引,患肢内旋内收牵引,透视复位。如果内侧或后侧有裂纹或重叠,可进一步调整牵引或内外旋患肢位置达到标准复位。

五、术前护理(术前教育)

股骨粗隆间骨折切开复位(髓内钉或钢板)内固定术作为一类对机体产生较大创伤的手术,可能会给患者带来身心压力。有研究证实,术前的患者教育可以减少患者焦虑水平,提高患者的手术预后。术前为患者提供关于术后第一年康复的教育课程,可以有效改善患者对术后第一年康复目标的预期,因此,术前的患者教育不仅要关注手术治疗,还应该帮助患者解决其对术后康复和预后的现实期望问题。荟萃(Meta)分析发现,术前教育对减少择期手术患者术前焦虑有一定的益处,但对术后焦虑水平、住院时间、首次启动的下床活动项目时间(包括下床站立、上下台阶等)、术后疼痛、并发症及患者满意度无显著影响,这与科克伦(Cochrane)的一项系统综述结果一致,尤其是疼痛、关节功能和住院时间。结果显示,若术前教育仅仅聚焦在生物医学模式下的解剖学、病理解剖学以及手术操作的内容,其缓解术后疼痛的效果是有限的,术前教育内容应该以增加患者的疼痛知识为目标,这对于缓解术后疼痛更为有效。

术前教育可能是有效的辅助措施,尤其是对伴有抑郁、焦虑或过度期望的患者。临床实践中,有条件的医疗机构应该考虑为择期性行髋、膝关节置换术的患者提供术前教育干预,并根据患者不同的生理、心理和社会需求分层实施,纳入工作流程,这样可以减少患者心理压力,有可能缩短术后平均住院时间。术前教育应关注以下问题。

(1)为患者实施合理的术前评估,明确患者个性化的需求,有效识别任何可能的禁忌证或应急方案,为患者制订合理的预后目标。

(2)在尽可能的情况下,向患者介绍手术,以征得患者同意。

(3)术前教育应该由多学科团队提供,其中应纳入物理治疗师、护士及心理学家。

(4)术前教育内容应该涵盖:①发放患者教育手册,通过邮寄、网络等方式于术前发放给患者。②可以制作 20～50 分钟的患者术前教育视频。③术前教育内容应该纳入住院时间、术后预期效果、出院标准、饮食以及可选择的康复医院等。④有专业人员针对患者手册或视频向患者提供口头解释。⑤有条件者由物理治疗师演示其中的康复训练项目。⑥介绍病房环境、演示病房设施的使用,有条件者提供营养师咨询和社工服务。⑦有条件者由物理治疗师提供个性化咨询服务。

六、术后护理

(一)体位及生命体征监测管理

1.硬膜外或脊椎麻醉

去枕平卧 6 小时,测血压、脉搏 1/2 小时×4 直至平稳,必要时吸氧。

2.全麻

垫枕平卧 6 小时,未清醒者头偏向一侧,遵医嘱测血压、脉搏至平稳,吸氧。

术后 6 小时可进食,摇高床头 5°～10°,以利于改善患者呼吸,有呕吐患者头偏于一侧,防止反流。患肢给予膝下垫软枕,高于心脏水平 20°～30°,有利于患肢静脉回流,减少患肢肢端静脉回流不畅,易并发肢体肿胀及下肢静脉栓塞疾病。

(二)导尿管优化管理

有研究报道,下肢骨折的老年患者安置尿管应预防术后尿潴留,但术后应尽早拔除,不应超过 24 小时。发生术后尿潴留应该选用间歇性导尿,而不应该应用持续性导尿,膀胱容量安全的上限为 800 mL。

1.早期拔除导尿管的评估

若存在以下情况,可适当延长导尿管留置时间。

(1)术前存在尿路感染、尿失禁、前列腺疾病等泌尿系统疾病史患者。

(2)有脊髓损伤的患者。

(3)存在不稳定性胸腰椎骨折或骨盆骨折需要严格固定体位者。

(4)存在意识或精神方面障碍。

(5)女性患者抬臀活动不良且暂时无下床指征者。

(6)患者不愿意早期拔除。

(7)存在其他禁忌因素。

2.早期拔除导尿管常规

(1)无禁忌者,尽早拔除,常规于术后第一天晨 6:00 拔除导尿管。

(2)拔管前无须夹闭导尿管,除非存在脊髓损伤。

(3)延长留置导尿的患者每日评估并班班交接。

(4)延长留置导尿的患者每日常规提醒医师是否可以拔除导尿管。

(5)存在前列腺病史者,拔管前必要时准备 1 粒盐酸坦索罗辛,并告知患者有尿意时服用,服用后继续饮水。

(6)置管前疑有尿路感染的患者,积极治疗原发病。

(7)尿失禁患者若不存在尾骶部或会阴部的开放性伤口或Ⅲ、Ⅳ期的压力性溃疡,遵循患者意愿宜应尽早拔除。

(三)功能锻炼

术后有效的功能锻炼对于改善关节功能,提高健康相关的生活质量至关重要。有相关循证护理研究指出,患者手术第 1 天可进行股四头肌等长收缩训练,保持 10 秒,放松 5 秒后,每天 150～300 次,每天可分 3～4 次分次进行。术后第 2 天可重复第 1 天的练习内容,并鼓励患者足、踝、膝关节主动运动,运用 CPM 机进行髋、膝关节被动功能锻炼。术后第 3～5 天指导患者进行仰卧位主动屈、伸髋膝,末端保持 10 秒放松 5 秒后重复 20～60 次。同时加强肌肉按摩,根据患者体质、骨质量复位和固定好坏、移位骨折、骨质指数按早活动、晚负重原则进行锻炼。术后 3 周起嘱患者加强等长收缩,由被动变主动,先将床头摇起 45°～60°,后练习坐位,上下床及患肢不负重站立练习,每日 80～100 次。患者的术后康复(包括主动和被动的膝关节活动,股四头肌力量练习和功能性训练)中,尚无证据显示每日两次的住院物理治疗(每天 40 分钟),比每日一次的物理治疗(每天 20 分钟)存在优势。该项证据来源于一项高质量的随机对照研究。另一项关于术后康复的系统综述显示,对于类似的治疗方案,包括日常活动、训练、床椅转移等,每天两次物理治疗和每天一次的康复效果进行比较,术后3天的功能状态有统计学差异,但无临床统计学差异,术后6天后差异消失。在患者急性康复期间,每日一次的物理治疗对于获得积极的术后结局是足够的。目前尚无足够证据显示,CPM能够改善患者结局指标。

(四)出院随访

股骨粗隆间骨折切开复位(髓内钉或钢板)内固定术术后患者出院后继续进行有效的镇痛、静脉血栓栓塞症(VTE)预防、功能锻炼可促进加速康复。患者术后可以选择到康复医院、社区医院或回家进行康复锻炼。研究表明,回家进行康复锻炼对关节功能的恢复尤为重要,且可减少医疗费用。出院后训练的范围和类型仍然存在争议。患者术后3个月能够达到与健康人群类似的生活质量水平,而在术后12个月超过健康人群的生活质量水平。术后3个月的健康状况调查简表(SF-36)和自我通报的躯体功能比健康人群要低,但是术后12个月达到健康人群水平。出院后的深静脉血栓形成(DVT)发生率与住院期间相当,出院后继续应用抗凝血药对预防出院后DVT尤为重要。

(1)根据患者情况选择到康复医院、社区医院或回家进行功能康复。

(2)出院后继续应用抗凝血药预防VTE。

(3)出院后有疼痛者应继续口服镇痛药,睡眠障碍者服用镇静催眠药,继续功能锻炼。

(4)定期随访、指导康复,进行效果评价。

(5)跌倒是股骨粗隆间骨折切开复位(髓内钉或钢板)内固定术患者术后再入院的常见原因之一。术后跌倒最常发生在1个月内,这与患者的特征相关,与平均住院日缩短无关。减少术后跌倒的干预措施应该在手术后的第一个30天内进行。

七、主要护理问题

(一)疼痛

疼痛与骨折和外伤有关。

(二)躯体移动障碍

躯体移动障碍与骨折和疼痛有关。

(三)便秘

便秘与长期卧床有关。

(四)有皮肤完整性受损的危险

皮肤完整性受损的危险与长期卧床循环改变有关。

(五)知识缺乏

知识缺乏与缺乏功能锻炼相关知识有关。

(六)潜在的并发症

并发症有深静脉血栓的形成、尿路感染、肺部感染等。

(高彦如)

第四章

产 科 护 理

第一节　产科护理操作常规

一、会阴切开缝合术

会阴切开缝合术是产科最常用的手术。在局麻下于会阴部做一切口,以减少会阴部的阻力及避免分娩引起的严重会阴损伤。常用的方式有会阴正中切开术和会阴侧切开术。

（一）适应证

(1)初产妇需行产钳术、胎头吸引术、臀位助产术。

(2)初产妇头位分娩时会阴较紧、会阴体长、组织硬韧或发育不良、炎症、水肿或遇急产时会阴未充分扩展,估计胎头娩出将发生Ⅱ度以上裂伤。

(3)经产妇曾做会阴切开缝合或修补后瘢痕大,影响会阴扩展。

(4)各种原因所致头盆不称。

(5)各种原因导致需缩短第二产程。

(6)预防早产儿因会阴阻力引起颅内出血。

(7)胎儿窘迫、宫内发育迟缓或早产需减轻胎头受压并及早娩出。

（二）会阴切开的时机

会阴切开的时间必须掌握适当。切开过早,伤口出血过多,且增加污染机会;切开过迟则失去手术的作用。故当自然分娩时,估计在切开后5～10分钟胎儿可娩出;手术产时,在准备工作完毕,对产道和胎儿情况完全查明后,进行切开。

（三）麻醉方式

会阴切开术应在阴部神经阻滞麻醉及(或)局部浸润麻醉下进行。

1.局部浸润麻醉

局麻适用于会阴裂伤修补术、会阴体正中切开、侧切开及缝合术。消毒后,用1%利多卡因先做一皮丘,然后按预定切开部位或裂口周围作皮内、皮下及阴道前庭黏膜下浸润,用量约10 mL。

2.阴部神经阻滞

阴部神经阻滞是解除分娩疼痛的有效麻醉方法,双侧阻滞可使盆底肌肉放松,适用于自然分娩、会阴切开缝合术及手转胎头、产钳或吸引器助产等手术。

患者取膀胱截石位,取肛门至坐骨结节连线中点,消毒后先注一皮丘,左手示指经阴道触坐骨棘引导,将腰椎穿刺针头推进至坐骨棘内下方,先回抽,如无回血,即注入 1％ 普鲁卡因或 1％ 利多卡因 5～10 mL,可维持麻醉 1～1.5 小时,为使盆底肌肉松弛,可行双侧阴部神经阻滞。必要时再加局麻。麻醉药总量为普鲁卡因 200～400 mg,利多卡因 160～300 mg。

(四)操作方法

1.会阴正中切开

冲洗后消毒会阴部并铺无菌洞巾。当胎头着冠时,沿会阴正中向下切开,通常剪开不超过 2～3 cm。切开后立即保护会阴,注意使胎头俯曲以最小径线娩出。分娩过程中,注意避免切口延长发生Ⅲ度裂伤。胎盘娩出后,按层缝合,用 1 号肠线对位缝合阴道黏膜至阴道外口,将双侧皮下组织对位缝合,最后丝线缝合皮肤。

2.会阴后侧切开

切口可在会阴左侧,亦可在右侧,于左侧切开者居多。冲洗、消毒会阴部并铺巾。麻醉起效后,术者将左手示、中两指伸入阴道分开,插于先露与阴道侧后壁之间,右手将剪刀张开,一叶置于阴道外,一叶沿示、中两指间伸入阴道。切口起点在阴道口 5 点钟处,切线与垂直线成 45°角,剪刀刃应与皮肤垂直,待宫缩会阴绷紧时,一次全层剪开。会阴高度膨隆时,切口交角应略大于 45°。长度视需要而定。须行手术者切口宜略长,通常 3～5 cm。剪开后,可用纱布压迫止血,有小动脉出血者,应予缝扎。

分娩结束后,将带尾纱布一块塞入阴道内,暂时阻止流血,使手术野暴露清楚。用中号圆弯针,2-0 号肠线间断或连续缝合阴道黏膜,自切开顶端稍上方开始,直至处女膜外。对合务求整齐,注意恢复原解剖关系。继之间断缝合肌层,严密止血,不留无效腔,但缝合不宜过密。如皮下组织过厚,可间断缝合。最后,换三角弯针及细丝线间断缝合皮肤。

(五)护理要点

(1)术前向产妇讲解会阴切开术的目的是缩短第二产程,避免阴道及会阴裂伤,以取得产妇积极配合。

(2)密切观察产程进展,协助医师掌握会阴切开的时机。

(3)术中指导产妇正确运用腹压,顺利完成胎儿经阴道娩出。

(4)术毕注意使缝线松紧适宜,过紧可致伤口水肿,影响愈合。常规进行肛门检查,如发现肠线穿透直肠黏膜,应拆掉重缝,以免日后形成直肠阴道瘘。

(5)术后保持外阴清洁,嘱患者尽可能避免向手术侧卧位,及时更换会阴垫。术后 5 天内,每天会阴擦洗 2 次,大小便后及时擦洗,更换会阴垫。

(6)外阴伤口肿胀疼痛者,可用 50％ 硫酸镁或 95％ 酒精湿热敷,配合切口局部理疗,有利于切口愈合。

(7)术后每天检查伤口,局部有硬节、红肿者应按医嘱进行相应处理。若形成脓肿,则应立即拆除缝线,撑开伤口,彻底引流并给抗生素治疗。正常侧切伤口于术后第 5 天拆线,正中切开伤口于术后第 3 天拆线。

二、胎头吸引术

胎头吸引术是将胎头吸引器置于胎头,形成一定负压后吸住胎头,通过牵引协助胎儿娩出的一种助产术。此方法方法简单,优点甚多,对母子危害较小,但掌握负压十分重要。如所用负压过大,胎头容易损伤;如负压过小,吸引力弱,胎头吸引器容易滑脱。通常胎头吸引器使用的负压为37.24~46.55 kPa。

（一）适应证

1.第二产程延长

产妇因持续性枕横位或枕后位、宫缩乏力等原因,可能或已经发生第二产程延长。

2.缩短第二产程

产妇因妊娠合并心脏病、妊娠期高血压疾病、子痫前期、剖宫产史或子宫有瘢痕,不宜在分娩时屏气及有轻度胎儿窘迫。

（二）必备条件

(1)宫口开全或近开全。

(2)头先露,头盆相称。

(3)胎头已入盆,且双顶径已达坐骨棘平面或以下。

(4)胎膜已破。

(5)活胎儿。

（三）禁忌证

(1)骨盆狭窄或头盆不称、面先露、产道阻塞、尿瘘修补术后。

(2)宫口未开全或胎膜未破者。

(3)严重胎儿窘迫,胎头位置过高,未达阴道口者。

（四）手术步骤

(1)产妇取膀胱截石位,导尿排空膀胱,冲洗消毒外阴后,铺巾。

(2)初产妇会阴体较长或会阴部坚韧者,应先行会阴切开术。

(3)如为枕后位或枕横位,可先行手转胎头术。

(4)放置胎头吸引器:将吸引器大端涂以液状石蜡润滑,术者以左手示指及中指撑开阴道后壁,右手持吸引器,将大端经阴道后壁送入,其后缘抵达胎头部。然后,左手示、中指掌面向外,拨开阴道右侧壁,使大端侧缘滑入阴道内,继而手指向上托起阴道前壁,使吸引器前壁滑入。最后以右手中、示指拉开阴道左侧壁,使整个吸引器滑入阴道内,与胎头顶部紧贴。

(5)检查胎头吸引器附着位置,用左手将吸引器紧扣在胎头上,右手示、中指沿吸引器大端边缘触摸,了解是否有阴道壁或宫颈组织夹入吸引器与胎头之间,如有应推开。

(6)抽吸胎头吸引器内空气,使之成为负压,一般以每分钟使负压增加 0.2 kg/m² 为度,最大负压以0.6 kg/m² 为度。若无负压表,则抽吸空气 150 mL,此时用血管钳夹住连接管,确认吸引器与胎头紧贴。

(7)牵引吸引器:于宫缩及产妇屏气时开始牵引,在向外牵引过程中,旋转胎头至正枕前位,当胎头枕部抵达耻骨联合下方时,保护好会阴,逐渐向上向外牵引,使胎头逐渐仰伸,待双顶径娩出时,解除负压,轻轻取下胎头吸引器,胎额、鼻及颏相继娩出。若一次宫缩胎头未娩出,在宫缩间歇期可轻轻保持原有牵引力,待下次宫缩时再继续牵引,以助胎儿娩出。

（五）护理要点

(1)术前向产妇讲解胎头吸引术助产的目的及方法,以取得产妇配合。

(2)胎头吸引器在使用前半小时应洗净并消毒,牵拉胎头吸引器,检查吸引器有无漏气。胎头吸引器位置必须安放正确,负压要适当,压力过大容易使胎儿头皮受损,压力不足容易滑脱,发生滑脱,虽可重新放置,但不应超过 2 次,否则应改行剖宫产。

(3)在牵引中胎头吸引器发生漏气或滑脱的原因可能是:负压不足或牵引过早,产瘤尚未形成;牵引力过大或牵引方向不当;骨盆狭窄、胎方位不正、先露部过高或产力不足,而导致胎头下降受阻。

(4)牵引时间不宜过长,以免影响胎儿,一般 10 分钟内结束分娩,不应超过 20 分钟。

(5)术后应认真检查产道,如软产道有撕裂伤,应立即缝合;对牵引困难者,应密切观察胎儿有无头皮血肿、颅内出血、头皮损伤等,以便及时处理,做好新生儿抢救的准备。

三、产钳术

产钳术是利用产钳牵拉胎头以纠正胎头方位、协助胎头下降及胎儿娩出的产科手术。根据手术时胎头双顶径及骨质最低部在骨盆内位置的高低而分为高位产钳、中位产钳、低位产钳、出口产钳术。由于产钳术部位愈高对母儿危害也愈大,故高位产钳术已被剖宫产术替代。目前常用的为出口产钳术和低位产钳术。

(一)适应证

(1)第二产程延长:因持续性枕横位或枕后位、轻度骨盆狭窄、巨大胎儿或宫缩乏力等原因导致第二产程延长者。

(2)缩短第二产程:因妊娠合并心脏病、妊娠期高血压疾病、剖宫产史及子宫有瘢痕不宜在分娩时屏气者。

(3)因妊娠期高血压疾病、胎盘早剥、过期妊娠、脐带绕颈或脐带脱垂等原因导致胎儿窘迫者。

(4)胎头吸引术因阻力较大而失败时,臀位产后胎头娩出困难者。剖宫产术中,胎头娩出困难者。

(二)必备条件

(1)无头盆不称、骨盆狭窄。

(2)宫口开全。

(3)活胎儿,且无明显畸形。

(4)膀胱必须排空。

(三)禁忌证

(1)胎头颅骨最低点在坐骨棘水平或以上者,有明显头盆不称者。

(2)确定为死胎、胎儿畸形者,应行穿颅术,避免损伤产妇软产道。

(四)手术步骤

手术以枕前位低位产钳为例,步骤如下。

(1)产妇取膀胱截石位,消毒外阴,导尿排空膀胱,阴道检查明确胎位及施术条件。放置产钳前多行左侧会阴后侧切术。

(2)放置产钳:术者左手握左钳柄,使其上下垂直,钳匙凹面朝前,右手掌面朝上伸入胎头与阴道后壁之间,将左钳匙沿右手掌伸入手掌与胎头之间,然后右手指引钳匙置于胎头左侧滑行,并按胎耳方向,将左钳匙置于胎头左侧顶颞部。当钳叶向前滑行时,钳柄同时向下并微向逆时针方向旋转,最终钳匙与钳柄在同一水平位。左叶产钳放置适当后,由助手握住并保证钳柄水平位。再换右手执产钳右叶,左手四指伸入胎头与阴道右后壁之间,将右叶产钳按放置左叶产钳法沿左手掌滑行至左手掌与胎头之间,使达到左钳匙相对应的位置。如位置正确,产钳两叶一定分别贴在胎儿两耳上。

(3)扣合:如两叶产钳位置适当,钳锁容易扣合,钳柄可顺利靠拢。如钳锁不能扣合,则提示产钳位置不当,可先用左手中、示指调整右钳匙,使钳锁合拢,如扣合仍有困难,则应取出产钳,再次检查胎方位后另行放置。

(4)牵引:宫缩时术者向外、向下缓慢牵拉产钳,然后再平行牵拉。当胎头着冠后将钳柄上提,使胎头仰伸娩出。

(5)取下产钳,当胎头双顶径牵出后,即以右手握住钳柄,按放置产钳的相反方向取出右叶产钳,再按同法取出左叶产钳。钳叶应顺胎头慢慢滑出,然后按正常分娩助产娩出胎儿,协助胎盘娩出。

(6)术后常规检查会阴、阴道、子宫颈等处有无撕裂,侧切伤口有无上延,其后按层缝合。

(五)护理要点

(1)术前明确胎位,检查产钳、接生台、新生儿抢救准备是否完好。向产妇及家属说明出口或低位产钳术的目的,指导产妇正确运用腹压,减轻其紧张情绪。

(2)术中严密观察宫缩及胎心情况,根据需要及时给氧,补充能量,为出现下肢麻木和肌痉挛的产妇做局部按摩。

(3)仔细检查阴道,正确了解胎头骨质最低部及双顶径的高低,以及矢状缝方向和胎耳,可指引钳匙放在胎儿双侧顶颞部。

(4)牵引过程中用力要均匀、适当,速度不宜过快,不能左右摇晃。

(5)因产程长,胎头压迫膀胱颈部较久,可发生尿潴留,应留置导尿管开放 24 小时。

(6)产后常规检查软产道,并注意宫缩、阴道流血情况。

(7)注意检查新生儿产伤情况,出生后给予维生素 K_1 5 mg 肌内注射,每天 1 次,共 1～3 天。

(8)操作较多,时间较长者,术后新生儿及产妇可应用抗生素预防感染。

四、人工剥离胎盘术

胎儿娩出后,术者用手剥离并取出滞留于子宫内胎盘的手术,称人工剥离胎盘术。

(一)适应证

(1)胎儿娩出后,不到 30 分钟阴道流血已达 200 mL。

(2)胎儿经阴道娩出后 30 分钟,胎盘仍未娩出。

(二)麻醉方式

一般不需麻醉,当宫颈内口较紧,手不能伸入时,可肌内注射阿托品 0.5 mg 及哌替啶 50～100 mg,必要时可用全身麻醉。

(三)手术步骤

(1)产妇取膀胱截石位,消毒会阴,导尿。

(2)术者戴无菌手套,一手牵脐带,另一手涂润滑剂,五指合拢成圆锥状,沿脐带进入阴道和宫腔,摸清胎盘附着位置。

(3)一手在腹壁按压子宫底,宫腔内的另一手掌展开,四指并拢,手背紧贴子宫壁,进入胎盘与子宫壁之间,如裁纸状,慢慢钝性分离,将胎盘全部剥离后,握于手内,于子宫收缩时取出。立即检查,如不完整,应再探查子宫腔寻找遗留部分,并检查子宫有无损伤。如有胎膜遗留,可用纱布轻轻擦拭。粘连面积广而紧,不能用手剥离者,可能为胎盘粘连或植入,应立即停止手术,加强宫缩,可用麦角新碱 0.2 mg 肌内注射或静脉滴注。若出血不多,可暂观察,给予抗生素;若出血多,即予开腹处理。

（四）护理要点

（1）术前应向产妇说明行人工胎盘剥离术的目的,并做好输液输血准备。

（2）术中严密观察产妇生命体征。

（3）操作时严格执行无菌操作规程,注意动作轻柔,切忌粗暴、强行剥离。

（4）产妇身旁有专人留守观察,给予解释,配合医师尽快完整娩出胎盘、胎膜,尽量减少宫腔内操作的次数。

（5）剥离胎盘时要注意观察宫缩情况,如宫缩不佳,应及时按摩子宫,使用宫缩剂加强宫缩。

（6）术后密切观察有无发热、阴道分泌物异常等感染体征,给予抗生素预防感染。

（林瑞香）

第二节　产科患者心理护理

一、妊娠期妇女心理问题及心理指导

妊娠期女性心理活动与其生理、个性、情绪及社会因素有密切关系。大多数孕妇对自己身体及其胎儿的关注明显加强,情绪脆弱,易激惹。同时由于体内激素水平的变化,也会影响孕妇的情绪。随着妊娠的进展,孕妇在不同时期表现出不同的心理特征。确诊妊娠后,正常希望怀孕的女性一般都表现激动、兴奋,但随着早期妊娠反应的出现,抑郁和疲劳感变得常见,一些孕妇产生紧张情绪,食欲下降,情绪不稳定,易受暗示,感情需求增加。妊娠中期孕妇在身心两方面对妊娠已有较好的适应。妊娠症状减轻,食欲增加,对外界的兴趣恢复,自我感觉良好,同时由于对胎儿的存在有了具体的感觉和想象,孕妇会憧憬未来的生活。但是随着体型的改变及行动上的不便,孕妇的依赖心理会增加,情绪化明显,有些孕妇也会因体型的变化而感到苦恼。到妊娠晚期,孕妇既期待分娩的到来,又担心分娩的顺利与否,分娩疼痛等加重心理负担,此时多表现出焦虑状态。

孕期女性常见的心理问题:①孕期敏感,由于现阶段生育政策的影响,大多数家庭只能生育一胎或两胎,因而每个家庭特别是孕妇对下一代的出生给予过多的关注。同时由于对妊娠尚未适应,在孕早期常表现出异常敏感,不断感受到身体的微小变化,常觉得自己未受到家属的足够重视,常通过各种方式引起家属的注意。②孕期多疑:常发生于孕中期,主要表现在对胎儿的过分关注,自身稍有不适就怀疑影响到胎儿的成长,胎儿会不会畸形,对各种检查结果详细盘问等。③孕期依赖:孕期依赖的发生有一定的人格基础,多发生于个性或娇纵,或软弱,或意志力不强的女性。常因家属给予孕妇过度的关注,孕妇自我感觉或高高在上,或悲观,或难以应对等,而表现出对家属的过度依赖。④孕期焦虑:孕期的敏感多疑及思虑过多都可引起焦虑,多是由于担心胎儿健康、性别,分娩顺利与否,新生命诞生后对生活、工作的影响,胎儿发育造成孕妇躯体负荷的增加、形体改变、行动不便引发烦躁,家庭关系及其他人际关系未达到孕妇期望值等情况而致。

多表现为心急,易怒、烦乱等。⑤孕期抑郁:体内激素的变化、既往抑郁史、夫妻关系紧张、既往受虐史等都可以引发妊娠抑郁。孕妇主要表现为不能集中注意力、极端易怒、失眠或嗜睡、有持续的疲劳感、食欲下降、无精打采、对事物的兴趣降低,容易哭泣等。

心理指导:①做好妊娠相关知识宣教。②调整情绪:情绪的调整需从产前开始着手,如保持乐观情绪、注意夫妻间的沟通交流、做好怀孕的心理准备等,在妊娠期注意结交对妊娠持积极态度、情绪乐观的朋友,注意提升夫妻间的"容忍度",有效释放烦恼,消除孕期不良情绪,引导孕妇学会自我调解方法及心理放松技巧。③定期的产前检查可以使孕妇及时了解胎儿生长状况,缓解孕妇担心、焦虑情绪。④妊娠期家属既要给予孕妇足够的关心、理解、体贴,又要注意不要使孕妇产生过度的优越感,滋长娇气任性。临近产期注意做好产时心理准备,给予积极的心理暗示、转移注意力等消除紧张情绪。

二、分娩期妇女心理问题及心理指导

分娩虽然是一个自然生理过程,但它对女性却是一个极大的应激事件,社会、文化、心理因素对分娩有重大的影响。特别是初产妇,临产时对产痛的恐惧、对胎儿各种情况的担心及产前的心理状态、情绪控制、流产史、对分娩的准备、家庭关系、家庭角色转变等均可影响分娩。

分娩期一般常见的心理问题:①强烈焦虑心理,分娩应激引起强烈情绪反应,使产妇自控力下降或丧失,疼痛加重,紧张-疼痛可引起宫缩乏力、产程延长、子宫血流减少,导致胎儿缺氧等,而且产科并发症的发生率也会提高。②缺乏自信,忧虑过度:分娩时家属不在身边,产生孤独感,担忧分娩出现异常情况,担心新生儿健康,担心自身生命安全,这种情况在有妊娠并发症的孕妇更多见。③盲目追求剖宫产:一些产妇及家属认为剖宫产可以免受分娩痛苦,同时可能保证婴儿安全等而盲目追求剖宫产。

心理指导:引导产妇分娩时精神放松,帮助产妇在产程中减轻痛苦,消除紧张情绪,产生自信心,有助于产妇发挥自己最大的力量完成分娩。具体措施:①导乐陪伴分娩:导乐陪伴分娩是指由一个有生育经验的妇女,在产前、产程中和产后给产妇以持续的生理、心理及情感上的支持,陪伴产妇整个分娩过程。随着人们对导乐分娩概念的创新,担任导乐的人员也从有生育经验的妇女扩展到助产士或丈夫。导乐陪伴分娩有助于减轻产妇的焦虑和疼痛感,减少药物使用率和手术实施率,缩短分娩时间,降低产后抑郁的发生率。②发挥丈夫的积极作用:丈夫在医务人员的指导下给予产妇的抚摸照顾可以缓解产妇紧张恐惧心理。③提倡非药物性分娩镇痛:分娩疼痛会使产妇恐惧,对分娩丧失信心,影响产程正常进行。分娩镇痛有利于增强产妇分娩信心,提高对疼痛的耐受力,不仅能支持产妇心理健康,还能提高分娩期母婴安全。给产妇介绍合理应用非药物性分娩镇痛方法,通过想象、自我暗示、分散注意力、家庭化分娩环境、播放音乐、按摩、深呼吸、热敷和温水浴、水中分娩、自由体位等非药物性镇痛方法,使产妇心情放松。④向无剖宫产指征的孕妇及时讲解自然分娩的优点,鼓励自然分娩。

三、产褥期妇女心理问题及心理指导

胎儿及胎盘的娩出后,各生殖器官逐步恢复,神经内分泌也逐渐正常。内分泌的剧烈变化、性激素的重新分配及需要完成母亲角色从期望到现实的转换都会引起女性心理上的巨大变化,此期容易出现负性心理。

产褥期一般常见的心理问题:①情感依赖,产后由于身体各方面尚处于恢复状态,同时要面对抚养孩子的责任,一时难以适应,往往会使女性产生无力感,进而产生情感依赖,希望家属特别是丈夫多给予关心照顾。②分离焦虑:多见于各种原因引起母婴分室的母亲。多因担心新生儿健康、分离使乳房缺乏吸吮刺激影响母乳喂养而引起。③母乳喂养的困扰:大多初产妇产后常遇到哺乳困难问题,容易对母乳喂养失去信心。④母亲角色适应不良:母亲角色适应情况可分为良好、强化、缺如和行为异常。强化、缺如和行为异常均为适应不良的情况。母亲角色行为强化的判定:产妇过分看重自己的母亲角色,过分担心婴儿的喂养、排泄、睡眠及清洁,不肯将新生儿的任何护理假手他人,甚至达到焦虑的程度。母亲角色缺如的判定:产妇没有进入母亲角色,没有清楚地意识到母亲的责任,不能掌握母乳喂养和新生儿护理的技巧,感觉新生儿为自己带来很大麻烦,对婴儿无亲切感,冷淡,不太关心新生儿。母亲角色行为异常的判定:产妇对婴儿厌恶、仇视,甚至有伤害新生儿的行为。⑤产后抑郁症:产后生理疲惫、家属因将注意力分散一部分到新生儿而对产妇支持力度下降、产程艰难、新生儿性别不理想、健康状况不好、母婴联结出现障碍等均可引起产后抑郁。

心理指导:①加强产妇对养育婴儿困难性的认识,提高产妇的吃苦精神,教育产妇正确对待母亲的角色功能,勇于承担做母亲的责任。②重视产后心理保健:在常规健康教育中增加心理保健内容,讲解孕产期、产褥期、哺乳期产妇常见心理问题,进行心理咨询。产妇及家属应认识到产后心理特点,注意保护性言语和行为的实施。③增强产妇的支持系统,加强产妇之间的沟通交流。医务人员应注意早期识别心理异常,并进行积极干预。在遇到死胎或畸胎等情况时,应注意对产妇实施保护性隔离,适时告知,同时做好家属工作。④鼓励母婴同室和母乳喂养:母婴同室和母乳喂养可以减轻产妇对新生儿相关问题的思想顾虑,较快适应母婴同室的生活,尽早了解母乳喂养的常见问题,掌握母乳喂养的好处与技巧,消除紧张心理。⑤维持良好的生活状态:良好的精神状态对于保证乳汁正常分泌必不可少。同时应注意饮食调整,均衡营养结构,尽量建立与婴儿同步的休息规律。

四、心理护理对策

护士对产妇进行的心理护理应注意把握产妇的基本心理状态,了解心理问题产生的原因,注意倾听技术的应用,应该发挥自己的优势引导产妇走出心理误区。具体措施如下。

（一）良好的医患关系

医患关系可以直接影响产妇的心理状态,同时良好的医患关系是心理护理实施的前提,因此产妇从就诊到入院治疗的各个过程,护理人员都应注意建立并维护良好的护患关系。在工作中态度应该亲切、热情,在任何操作中注意语气、语调、动作,注意在各项护理操作中表现出对产妇的同情与关心。

（二）疾病相关知识宣教

对于疾病相关知识的了解可以减轻产妇对未知情况的不确定感,减轻产妇的疑虑、焦虑。宣教过程中注意强调正性治疗结果及各项操作可能带来的不适。

（三）心理指导

注意观察产妇的言行举止,明确产妇当前最主要的心理问题,并进行相关心理指导。在与产妇接触中注意运用积极正向暗示或鼓励性言语。

（四）介绍缓解心理压力的方法

1.积极正向的思维或自我暗示

心理暗示，从心理学角度讲，就是个人通过语言、形象、想象等方式，对自身施加影响的心理过程。要鼓励产妇战胜消极观念，发现并强化自身现有的积极想法或优越条件，进行积极自我暗示。如待产妇可暗示自己"我的骨盆比较宽，生宝宝应该没问题""我很健康，生宝宝没问题""医师说这种并发症是很常见的，也没什么大不了的"等。

2.情境转移

注意力转移法就是把注意力从引起不良情绪反应的刺激情境转移到其他事物上去或从事其他活动的自我调节方法。当过分担心疾病或生育等问题时，可以通过听音乐、散步、旅游、按摩、做一些力所能及的工作等，让自己的身体和思维都忙碌起来，减少空闲时间胡思乱想。这种方法，一方面中止了不良刺激源的作用，防止了不良情绪的泛化、蔓延；另一方面，通过参与新的活动特别是自己感兴趣的活动，达到了增进积极情绪体验的目的。

3.学习获取家庭及社会的支持，增强自身支持系统

护士注意对包括丈夫等家庭成员进行有关心理卫生宣教，增加他们对孕妇或患者的支持力度。另外，患者或孕妇通过与病友沟通交流，可以结交新的朋友，由于同为疾病所困相互间容易建立相互支持。

4.适当宣泄

孕妇可以选择适合自己的宣泄方式，如写日记、与朋友倾诉、在旷野中大喊、撕纸法宣泄（将自己不愉快的经历详细地写到纸上，然后将纸烧掉或撕碎）等。孕妇注意与丈夫的及时沟通交流。

5.自我安慰

当心情不好时，孕妇可以找出一种合乎内心需要的理由来说明或辩解。如为失败找一个冠冕堂皇的理由，用以安慰自己，或寻找理由强调自己所有的东西都是好的，以此冲淡内心的不安与痛苦。

6.冥想

利用恰当的想象为自己创造一个轻松的视觉画面。比如，孕妇可以想象自己身处在一个安静的森林木屋中，听着小溪淙淙的流水声。孕妇还可以想象自己的宝贝，他/她的样子，他/她的味道，摸着他/她的皮肤的感觉，他/她的声音——然后，在这种想象中对你的宝贝说说话，在沟通中放松下来。

7.禅修

此处禅修主要解释为"活在当下"，既不活在对过去的悔恨中，也不活在对未来的担忧中。睡觉、吃饭都想着你正在做的事情。如刷碗时，将思维停留在碗上，而不是不停地想别的事情。缓解心理压力的方法众多，可以选择适合自己的方法。

（五）心理放松训练

放松训练是按一定的练习程序，学习有意识地控制或调节自身的心理生理活动，从而达到肌肉和精神放松目的的一类行为治疗方法。目前广泛用于治疗焦虑症、恐惧症、紧张性头痛、入睡困难、高血压和转变A型行为模式等。

放松技术是比较简单易行的。在多数情况下，最简单的放松疗法也能取得很好的疗效。放松训练的远期疗效依赖于坚持定期练习，这就好像多数药物治疗的疗效依赖于坚持服药一样。放松训练的种类很多，其中主要包括渐进性放松、自生训练、瑜伽、超觉静默、放松反应、意向控制放松、生物反馈训练等。

（林瑞香）

第三节 流 产

流产是指妊娠在 28 周前终止,分自然流产和人工流产。前者是胚胎或胎儿因某种原因不能健康发育,自然脱离母体而排出体外,后者是因某种原因应用人工方法终止妊娠,本节仅叙述自然流产。自然流产分为早期及晚期,妊娠在 12 周以前停止为早期流产,12～28 周为晚期流产。自然流产的发生率为 10％～18％,是由多种原因造成的,大致分为以下几种原因。①遗传因素:基因异常是自然流产最常见的原因,早期流产中染色体异常者占 50％～60％。②免疫因素:妊娠后由于母儿双方免疫不适应,导致母体排斥胎儿而流产,近几年发现多种与流产有关的抗原、抗体。③母儿血型不合常是引起晚期流产的原因,如 ABO、Rh 血型不合。④外界因素:影响妊娠的外界因素很多,如孕妇接触有毒物质、放射线、创伤、机械性刺激等。⑤母体方面的因素多为全身性疾病,如急性或慢性传染病、内分泌疾病、生殖器官疾病等。

一、护理评估

(一)病史

采集患者有无停经、早孕反应、阴道流血、阴道水样排液、组织物排出和腹痛史等,此为判断流产及识别流产类型的重要依据之一。

(二)身心状况

1.主要评估患者的生命体征

生命体征包括体温、脉搏、呼吸、血压。

2.阴道流血的量及性状

观察阴道流血是否有血块、组织,量、味道、开始的时间及状况。

3.患者的一般情况

如患者面色、腹痛的程度、开始出现的时间及患者的心理状态。

(三)诊断检查

1.妇科检查

重点注意宫颈口有无扩张,有无组织物堵塞,子宫大小是否与停经月份相符,子宫质地、有无压痛,双侧附件有无压痛等。

2.实验室检查

(1)尿妊娠试验,血人绒毛膜促性腺激素(HCG)测定,注意流产后血中 HCG 的消失约需 1 个月。

(2)抽血查血常规,以了解红细胞(RBC)、白细胞(WBC)、血小板、红细胞比容(HCT)、血红蛋白(Hb)。

3.B 超

B 超可用来确定诊断并指导正确处理。

二、护理诊断

（一）有组织灌注量改变的危险

组织灌注量改变与流产出血有关。

（二）有感染的危险

感染与反复出血、抵抗力下降、宫腔内组织物残留、宫口扩张长时间不闭合、刮宫无菌操作技术不严等有关。

（三）自理能力缺陷

自理能力缺陷与先兆流产保胎需绝对卧床休息、静脉输液有关。

（四）焦虑

焦虑与腹痛、流血、担心保胎能否有效或胎儿健康是否受影响有关。

（五）预感性悲伤

预感性悲伤与即将失去胎儿有关。

三、护理目标

（1）经过恰当的医护处理后，患者能维持正常的生命体征。

（2）不出现感染的征象。

（3）患者在卧床期间的生活需要得到满足。

（4）患者情绪稳定，能积极配合治疗和护理。

四、护理措施

（一）一般护理

由于流产的类型不同，所采用的护理措施也不同。但均应卧床休息，禁止性生活，以减少刺激、避免宫缩。给予高蛋白、富含维生素、矿物质的食物，以保证母儿的营养需要。

（二）病情观察

对先兆流产和习惯性流产，要严密观察阴道流血量及腹痛变化，经休息与治疗后阴道流血减少、腹痛消失，经辅助检查证实胎儿存活，说明保胎成功。反之，阴道流血增多、腹痛加重或有组织排出，提示已由先兆流产发展为难免流产。如果阴道流血量很多，应立即阴道检查，以明确诊断，如出现休克，应遵医嘱输血、输液进行抢救，并立即行清宫术、止血，同时要检查有无胎盘、胚胎组织排出。

对稽留流产、感染性流产要注意观察全身症状，如体温升高、脉搏加快、白细胞增高、子宫压痛、阴道分泌物增多且有臭味，应通知医师给予抗感染治疗，防止引起盆腔炎、腹膜炎、败血症等。

（三）对症护理

各种类型的流产孕妇往往情绪紧张，尤其是切盼妊娠和习惯性流产的孕妇，一旦发现有流产先兆，情绪会非常紧张、烦躁，甚至伤心。对这类孕妇，护士应关心、同情、给予安慰，使孕妇了解情绪紧张是促使流产的重要因素，调整宽松心情，保持稳定情绪，安心休养，是保胎的重要条件，使其主动配合治疗。

（四）治疗护理

先兆流产除注意休息外，要按医嘱给予药物治疗，对黄体功能不足者可给黄体酮 20 mg 肌内注射,也可给人绒毛膜促性腺激素(HCG)1000 U肌内注射,以促进黄体的分泌,以及口服维生素 E、叶酸等。对习惯性流产,应根据流产的原因进行治疗。宫颈功能不全者应在妊娠 12～20 周行子宫颈缝合术,术后要注意观察流产先兆,进行保胎治疗。若治疗失败,应及时拆除缝合线,以免造成宫颈裂伤,若手术成功,应提前入院,待分娩发动前拆除缝线。

流产感染,应先用抗生素治疗控制感染后再行清宫术;如阴道流血量多,则应与医师配合,在抗生素治疗的同时用卵圆钳将宫腔内容物夹出止血,但不宜用刮匙搔刮宫腔,以免感染扩散,待感染控制后再行清宫术。

五、评价

流产经治疗成功后要做好孕妇保健,注意适当的休息和营养,定期进行检查,在医师的指导下进行孕期自我监护,以期待胎儿正常发育。经治疗失败者,因失血、身体虚弱,除注意休息与营养外,要注意会阴部清洁,每天以消毒剂洗外阴,在子宫没有复旧前禁止性生活。

(林瑞香)

第四节　早　产

妊娠 28 周至 37 周(196～258 日)间分娩者称早产。此时娩出的新生儿称为早产儿,出生体重为 1000～2499 g,各器官发育尚不够成熟。早产占分娩总数的 5％～15％。常见的原因有母体、胎儿和胎盘三方面的因素。孕妇合并子宫畸形、宫颈内口松弛、子宫肌瘤、急慢性疾病及妊娠并发症时,易诱发早产;前置胎盘、胎盘早剥、胎儿畸形、胎膜早破、羊水过多、多胎等,亦可致早产。

临床表现主要是子宫收缩,最初为不规律宫缩,并常伴有少许阴道流血或血性分泌物,以后可发展为规律宫缩,与足月临产相似。胎膜早破的发生较足月临产多。以往有流产、早产史或本次妊娠期有阴道流血史的孕妇,容易发生早产。诊断并不困难,若子宫收缩较规律,间隔 5～6 分钟,持续 30 秒钟以上,伴以进行性宫口扩张 2 cm 以上时,可诊断为早产临产。处理原则主要是通过休息和药物治疗控制宫缩,尽量维持妊娠至足月。如早产已不可避免,则应尽可能地预防新生儿合并症,以提高早产儿的存活率。

一、护理评估

(一)病史

详细评估孕妇的健康史及孕产史,注意孕妇有无可致早产的病因存在,并详细询问、记录孕妇既往出现的症状及接受治疗的经过。

(二)身心状况

妊娠晚期出现子宫收缩,5～10 分钟一次,持续 30 秒以上并伴有阴道血性分泌物,宫颈管缩短及宫口进行性扩张,即可诊断为先兆早产。如宫口大于等于 4 cm 或胎膜早破,则早产已不可避免。

有的孕妇因不了解先兆早产的临床表现及早产的危害性,即使出现先兆早产征象,也不及时到医院接受检查和治疗,只是到了早产不可避免时,才匆匆来医院就诊。

由于事发突然,孕妇尚未做好迎接新生命到来的准备,且担心胎儿提早娩出能否存活,往往感到恐惧、焦虑或愧疚,怀疑是否因为自己的过失造成了早产。

（三）诊断检查

通过全身检查及产科检查,核实孕周,评估胎儿体重、胎方位等,监测宫缩的强度及频率,监测胎心音变化,观察产程进展,确定早产的进程。

二、护理诊断

（一）知识缺乏

知识缺乏与不了解先兆早产的征象和早产对新生儿的危害性有关。

（二）焦虑

焦虑与担心早产儿的预后有关。

（三）有新生儿受伤的危险

新生儿受伤与早产儿发育不成熟有关。

（四）自尊紊乱

自尊紊乱与认为自己应对早产的发生负责而又无法阻止早产有关。

三、护理目标

(1)孕妇能陈述先兆早产的临床表现及早产对新生儿的危害性,出现早产征象能及时就诊。
(2)孕妇自诉焦虑、恐惧感减轻。
(3)早产儿不存在因护理不当而发生的并发症。
(4)孕妇不再自责,能平静地面对所发生的一切,积极配合医疗与护理。

四、护理措施

（一）一般护理

取左侧卧位卧床休息,以减少自发性宫缩,提高子宫血流量,改善胎盘功能,增加胎儿营养。多食用粗纤维食物,防止便秘,以免腹压增加而导致早产。同时避免吃不洁或刺激性强的食物,以防发生腹泻,诱发早产。

（二）病情观察

孕妇良好的身心状况可减少早产的发生,突然的精神创伤亦可诱发早产。故应随时观察、了解孕妇的精神状态和心理障碍,以便及早对症护理。此外,应注意孕妇有无腹痛或腹痛加重、阴道流血增多或出现阴道流水等,如有异常应及时通知医师,并协助处理。

（三）对症护理

若胎膜早破早产已不可避免,应尽快采用合理的治疗方案,充分估计胎儿的成熟度,避免发生呼吸窘迫综合征,估计短时间内不能分娩者,可选用剖宫产结束分娩。经阴分娩者,应考虑使用产钳和会阴切开术助产,以缩短产程,减少分娩过程中对胎头的压迫,以防早产儿颅内出血。同时充分做好早产儿保暖和复苏的准备,临产后慎用镇静剂,避免发生新生儿呼吸抑制。产程中孕妇应吸氧,新生儿出生后立即结扎脐带,防止过多母血进入新生儿血循环,造成循环负荷过重。

（四）治疗护理

先兆早产的治疗主要是抑制宫缩,故应熟悉药物的用法、作用及不良反应。常用的抑制宫缩药物有如下几类。

1.β肾上腺素受体激动剂

其作用为激动子宫平滑肌中的$β_2$受体,抑制子宫平滑肌收缩,减少子宫的活动而延长妊娠期。但其不良反应较多,常使母儿双方的心率增快,孕妇血压下降、恶心、呕吐、血糖增高等,应予以注意。常用药物有利托君、沙丁胺醇等。

2.硫酸镁

其镁离子直接作用于子宫肌细胞,拮抗钙离子对子宫的活性,从而抑制子宫收缩。用药过程中应注意孕妇呼吸(不少于16次/分)、膝反射(存在)及尿量(不少于25 mL/h)等。

3.其他

为避免早产儿发生呼吸窘迫综合征,在分娩前给予孕妇糖皮质激素如地塞米松等,可促进胎肺成熟。

五、评价

为减轻孕妇精神紧张,可安排时间与孕妇进行交谈、聊天,分散孕妇的注意力,也可指导孕妇采用放松疗法,如缓慢的深呼吸、全身肌肉放松,以增加睡意,保证充足的睡眠。加强营养,以增强体质。嘱孕妇避免诱发宫缩的活动,如保持平静的心情,勿抬举重物、性生活等。宫颈内口松弛者应于孕14～16周行子宫内口缝合术,防止早产的发生。

（林瑞香）

第五节　异位妊娠

孕卵在子宫腔外着床、生长发育,称异位妊娠,亦称宫外孕。异位妊娠包括输卵管妊娠、卵巢妊娠、宫颈妊娠、子宫残角妊娠。其中以输卵管妊娠最为多见,约占异位妊娠的95%,是妇女常见的急腹症之一。患者可因输卵管妊娠流产或破裂引起腹腔内急性大出血,导致腹痛甚至休克,处理不及时可危及生命。

一、护理评估

（一）病史

仔细询问月经史以准确推断停经时间,并对不孕、安置宫内节育器、绝育术、输卵管再通术、盆腔炎等与宫外孕妇科病相关的高危因素予以高度重视。

（二）身心状况

详细询问患者出现腹痛的时间、性质、程度及有无伴随症状,阴道流血出现的时间、量的多少、有无流出物等,仔细评估患者的面色、表情、生命体征,详细进行腹部检查和盆腔检查,注意其阳性体征。

评估患者的心理状况。宫外孕破裂或不完全流产者病情发展迅速,患者在较短的时间内经历剧烈腹痛、晕厥、休克等,患者和家属对这突如其来的变化难以接受,往往处于极度恐慌之中。患者不仅要面临此次怀孕失败的结局,还要面临死亡的威胁,以及再次妊娠的挫折,自责、悲观、气愤是最常见的情绪反应。

（三）辅助检查

1.后穹隆穿刺

后穹隆穿刺是一种经济、简单、可靠的诊断方法,适用于疑有腹腔内出血的患者。常规消毒后以10 mL或20 mL一次性注射器自后穹隆穿入直肠子宫陷凹,若抽出暗红色不凝固血液则为阳性结果,陈旧性宫外孕时可以抽出小血块或不凝固的陈旧血液。若穿刺针头误入静脉,则血较红,将标本放置10分钟左右,则血凝固。无内出血、内出血量少、血肿位置较高或直肠子宫陷凹有粘连时,可抽不出血液,因而穿刺阴性不能否认存在输卵管妊娠。

2.妊娠试验

异位妊娠患者体内的HCG水平较正常妊娠时低,正常宫内妊娠时,每48小时定量测定血清β-HCG值,为成倍增长,而异位妊娠或宫内妊娠自然流产时,HCG显著低于此值。尿β-HCG定性测定是一种简便、快速的方法,适用于急诊患者。β-HCG阴性一般可以排除异位妊娠,β-HCG阳性则需鉴别是宫内妊娠还是异位妊娠。

3.超声诊断

超声检查时如发生下列征象,可怀疑为异位妊娠。

（1）子宫增大而宫腔内空虚无妊娠物。

（2）子宫外见到妊娠囊或胚胎。

（3）附件呈囊性块物,边界不规则。

（4）后陷凹内有囊性突出的块物。

（5）腹腔内存在无回声暗区或直肠子宫陷凹处积液暗区像。

4.腹腔镜检查

在直视下观察腹腔和盆腔内脏器可协助明确诊断,并可经腹腔镜切除未破裂的病灶。腹腔内大量出血或伴有休克者禁作腹腔镜检查。

5.血常规检查

可发现血红蛋白、红细胞、血比容下降,白细胞上升。

二、护理诊断

（一）体液不足

体液不足与宫外孕破裂或流产所致的大出血有关。

（二）疼痛

疼痛与宫外孕流产或破裂所致的腹腔内出血、手术创伤有关。

（三）悲伤

悲伤与此次怀孕失败有关。

（四）恐惧

恐惧与生命受到威胁及今后再次妊娠的可能受到阻碍有关。

（五）有感染的危险

感染与大出血机体抵抗力降低、术后留置导尿管、皮肤完整性受损等有关。

三、护理目标

(1)患者体液能得到及时补充。

(2)患者能尽早接受手术,尽快解除疼痛。

(3)患者和家属能正确面对现实,尽快度过悲伤期。

(4)患者心态平稳,能主动、积极配合医疗和护理工作。

(5)患者术后不出现感染征象。

四、护理措施

(一)一般护理

异位妊娠在确定手术治疗以前应绝对卧床休息,避免突然变动体位或增加腹压的动作,以预防继发性出血。应食用高蛋白、维生素丰富和铁质多的食物,以辅助纠正贫血。如为大量出血应禁食,防止急症手术麻醉后呕吐。

(二)病情观察

异位妊娠的主要症状是腹痛,因妊娠的部位不同、出血量不同,临床表现各异,故应严密观察腹痛的部位和严重程度,如有昏厥、休克的表现,应注意生命体征变化。早期输卵管妊娠或胚胎已死亡者,常有不规则、点滴状阴道流血,呈深褐色,不超过月经量,可伴有蜕膜管型或蜕膜碎片从阴道排出,应保留送病理检查,切片中如见绒毛可诊断为宫内妊娠,仅见蜕膜、未见绒毛有助于异位妊娠的诊断。在保守治疗期间,应严密观察腹痛及内出血,如突然腹痛加重、血压下降、脉搏加快,为继发内出血的表现,应立即通知医师,及时输液并做手术前准备,严密观察生命体征变化。

(三)对症护理

异位妊娠多为急腹症,因严重腹痛或休克导致患者心情恐惧,迫切要求手术治疗,故应亲切冷静地安慰患者,讲明本病虽然发病急、症状重,但手术不复杂、效果好,鼓励患者配合医师积极治疗。

(四)治疗护理

异位妊娠的治疗分为保守治疗和手术治疗。没有明确诊断以前需行后穹隆穿刺者应配合医师行妇科检查,备阴道检查器械、空针、穿刺针头。已明确诊断确定手术治疗者,应立即做手术前准备。有休克者同时进行抢救,输液、输血、给氧气吸入。保守治疗如用中药,以活血化瘀为主。如采用局部或全身化学药物治疗,常用甲氨蝶呤,可杀死胚芽;经治疗后若血或尿妊娠试验仍为阳性,提示胚胎继续存活,应严密观察是否转为阴性;若病情无改善应确定手术,立即做术前准备。

五、评价

术后应早期活动,6小时后即可于床上翻身,48小时后可起床,以预防内出血及手术刺激而造成肠粘连。注意生活要有规律,可经常散步、增加营养以促进机体康复。嘱患者1个月后复查,以了解恢复情况。有生育要求者,嘱其在身体完全恢复后到医院检查输卵管通畅情况,以利于再孕或继续治疗。

（林瑞香）

第六节　前置胎盘

胎盘正常时附着于子宫体部前壁、后壁或侧壁。当胎盘部分或全部覆盖在子宫下段或子宫颈内口处时，其位置低于胎儿的先露部，称为前置胎盘。根据胎盘边缘与宫颈内口的关系，又分为完全性前置胎盘或中央性前置胎盘、部分性前置胎盘和边缘性前置胎盘。该病是妊娠晚期出血的主要原因之一。发病原因虽尚不明确，但与产褥感染、多产、多次剖宫产等子宫内膜病变有关，主要表现是妊娠晚期无痛性阴道出血，大量流血可导致孕妇贫血、休克、胎儿缺氧、窘迫甚至死亡。诊断除详细询问病史外，主要根据超声检查。

一、护理评估

（一）病史

仔细询问孕妇的健康史、孕产史及此次怀孕的情况：孕妇的年龄、产次；有无剖宫产史、人工流产史、子宫内膜炎及前置胎盘等病史；妊娠周数，胎位是否正常；孕期，特别是孕 28 周以后，是否出现无痛性、无诱因、反复阴道流血的情况，并充分估计出血量。

（二）身心状况

评估患者的一般情况及生命体征。反复多次或大量出血时，患者出现贫血貌，严重者出现休克表现。孕妇及其家属可因突然阴道流血而感到恐惧或担忧，既担心孕妇的健康，更担心胎儿的安危，可能表现为恐慌、紧张、失眠、手足无措等。

（三）诊断检查

1.产科检查

子宫大小与停经月份一致，胎方位清楚，先露高浮，胎心可能正常，也可因孕妇失血过多致胎心异常或消失。前置胎盘位于子宫下段前壁时，可于耻骨联合上方听到胎盘血管杂音。临产后检查宫缩为阵发性，间歇期子宫肌肉可以完全放松。

2.超声波检查

B 超断层像可清楚地看到子宫壁、胎头、宫颈和胎盘的位置，胎盘定位准确率达 95% 以上。

3.阴道检查

阴道检查主要用于终止妊娠前为明确诊断、决定分娩方式的患者。阴道检查有扩大前置胎盘剥离面致大出血、危及生命的危险，如能确诊或流血过多则没有必要进行。个别确有必要，必须在输血、输液和做好手术准备的情况下进行。怀疑前置胎盘的患者切忌肛门检查。

4.实验室检查

查血常规，了解血红蛋白、红细胞数目、红细胞比积以评估有无贫血及贫血的程度；了解白细胞计数及分类以评估有无感染征象。测定凝血因子以估计机体的凝血功能。

5.胎儿状况评估

使用外监护仪测胎儿宫内情况、测羊水 L/S 比值等了解胎儿的成熟度，为处理做参考。

6.产后检查胎盘及胎膜

胎盘的前置部分可见陈旧性血块附着，呈黑紫色或暗红色，如这些改变位于胎盘的边缘，而且胎膜破口距胎盘边缘的距离少于 7 cm,则为部分性前置胎盘。

（四）产后评估

重点评估子宫复旧、阴道流血的情况及有无感染征象,如体温、脉搏、呼吸、白细胞计数及分类、宫底高度、子宫收缩、恶露量、性状、气味、伤口愈合情况等。同时评估产妇对手术及分娩经历的生理、心理反应。

二、护理诊断

（一）组织灌注量改变

组织灌注量改变与前置胎盘所致的大出血有关。

（二）有感染的危险

感染与出血量多、机体抵抗力下降及胎盘剥离面距宫口近等有关。

（三）恐惧

恐惧与担心本人及胎儿的安危有关。

（四）气体交换受损

气体交换受损与低血容量及低血氧、胎盘剥离有关。

（五）自理能力缺陷

自理能力缺陷与前置胎盘需绝对卧床休息有关。

三、护理目标

(1)患者血压、脉搏稳定,血流动力学指标恢复正常。

(2)住院期间患者未发生感染,体温、白细胞计数及分类正常。

(3)患者情绪稳定,恐惧症状减轻。

(4)尽可能维持胎儿的血氧供应,不发生因护理不当而造成的胎儿缺氧甚至死亡。

(5)患者卧床期间的基本生活需要能得到及时满足。

四、护理措施

（一）一般护理

根据不同的治疗方案采用不同的护理措施,如孕妇出血量少、妊娠周数小于 37 周、胎儿发育尚未成熟,需采取期待疗法,在保证孕妇安全的前提下,期待胎儿能达到或接近足月,提高胎儿成活率。此类孕妇应住院休息,以避免因活动牵拉子宫颈引起出血,待出血停止后可适当下地活动,给予高蛋白、富含铁剂的食物,以纠正贫血。急性大量出血者应禁食,做好终止妊娠的准备。

（二）病情观察

前置胎盘的主要表现是反复发生无痛性出血,初次出血量较少,随着子宫下段不断伸展,出血量亦越来越多,偶尔有第一次出血量很多,尤其夜间孕妇在睡眠中也可能发生大量出血。根据出血的特点,在病情观察中应予以重视,尤其夜间要经常注意观察出血量,发现出血量多时应立即通知医师进行抢救,监护胎心、胎动及产兆。

（三）对症护理

前置胎盘的主要症状是阴道出血,患者往往因反复阴道流血尤其流血量较多时,表现为情绪紧张,担心母儿的生命安全。针对这种情况应向孕妇介绍病情,消除其顾虑,说明目前的医疗水平完全可以保证母婴安全,但要接受医护人员的指导,与其密切合作才能达到预期目的。

（四）治疗护理

前置胎盘随时可能发生大量阴道出血,如发生大量出血应立即输液、输血,纠正休克。完全性和部分性前置胎盘有70%～90%采用剖宫产,应做剖宫产的术前准备。禁做肛诊,避免因刺激引起更多的出血,如果需阴道检查进一步明确诊断,应首先输液再进行检查。若孕妇阴道大量流血而当地无条件处理,应先输液、输血,常规消毒进行阴道填纱布条、腹部加压、包扎,以暂时压迫止血,迅速转院。

五、评价

部分性或边缘性前置胎盘经阴道分娩者,产后护理与正常分娩的产后保健相同。如是经剖宫产分娩且出血较多者,要注意产后营养、纠正贫血,定期到医院检查,注意是否月经来潮,如长期闭经要认真检查,排除希恩综合征。

（林瑞香）

第七节　胎盘早剥

妊娠20周后或分娩期,正常位置的胎盘在胎儿娩出前部分或全部从子宫壁剥离,称胎盘早期剥离,简称胎盘早剥。其原因尚不明,与以下因素有关:血管病变、妊娠高血压综合征、慢性高血压、机械性因素如外伤、脐带过短、羊水过多、破膜时宫内压骤减、双胎第一胎娩出后或子宫静脉压突然升高等。

一、护理评估

（一）病史

详细询问患者的健康史及孕产史,注意收集与胎盘早剥有关的诱发因素,了解本次妊娠的经过,尤其是阴道出血、腹痛等情况。

（二）身心状况

重点评估阴道流血出现的时间、量、性质,患者目前的情况,是否有少尿、无尿、休克、凝血功能障碍的表现,腹痛的性质、有无伴随症状,子宫的张力、有无压痛、子宫大小与妊娠月份是否相符,宫底有无上升的征象,胎心、胎动情况,并通过详细的全身及腹部检查判断母儿目前的状况。

随着出血的增多、腹痛的加剧和周围医护人员为此所进行的一系列抢救措施,无时不在提示孕妇:其自身特别是腹中胎儿存在生命危险,因此,孕妇除表现出紧张、焦虑、烦躁不安、恐慌、哭泣外,更盼望能通过医务人员的抢救和自身的配合得到良好的结局。

（三）诊断检查

（1）B型超声检查:可确定有无胎盘早剥及估计剥离面的大小及胎儿的状况（有无胎动及胎心搏动）。B超可显示胎盘和子宫壁之间出现液性暗区,界限不太清楚;绒毛膜板向羊膜腔凸出;暗区内有时出现光点反射（积血机化）。

（2）除血、尿常规外,还应查血小板计数、出凝血时间、纤维蛋白原等与凝血功能有关的项目。

血常规可帮助了解患者的贫血程度及有无感染征象;尿常规可了解肾功能及有无妊高征;凝血功能检查可了解患者的凝血功能。

二、护理诊断

（一）腹痛

腹痛与胎盘剥离面积有关。若剥离面积大于 1/3,孕妇突然发生持续性腹痛、腰酸背痛,疼痛程度与胎盘后积血量成正比。

（二）出血性休克

如果剥离面大于 1/2,无论内出血或外出血,出血量都大,可致出血性休克,甚至发生凝血机制障碍,出血不止。

（三）有胎儿受伤的危险

胎儿受伤与胎盘功能障碍有关

（四）焦虑

焦虑与预感到个体健康受到威胁有关,与已经或预感到将要失去胎儿有关。

（五）知识缺乏

知识缺乏与对胎盘早剥的认识有限有关

三、护理目标

(1)纠正休克:输新鲜血,输液。

(2)及时终止妊娠:一旦确诊,必须即时终止妊娠。

(3)减轻孕妇的焦虑、恐惧感。

四、护理措施

（一）一般护理

轻型者的护理原则与正常分娩基本相同;重型者应根据孕妇的具体情况,如子宫内出血量较多、有休克表现,而采用平卧位,以利于纠正休克,暂禁食。

（二）病情观察

应严密观察阴道流血量与产程进展,测量子宫底高度,从孕妇入院开始应在子宫底处作一标记,观察子宫底是否升高,如有升高提示内出血量增多,同时要经常听胎心音,有条件的应持续胎心音监护。重型孕妇多见子宫内隐性出血,应严密观察生命体征变化,详细记录,观察阴道出血量,注意有无出血不凝或仅有较软的凝血块,预防弥漫性血管内凝血（DIC）的发生,观察尿量,预防急性肾衰。重型孕妇因发病急、症状重,孕妇及家属情绪紧张、心理恐惧,故应沉着有序地工作,安慰患者,但对其家属应说明危险性及可能发生的并发症。

（三）治疗护理

轻型经阴道分娩者要采取尽量缩短产程的措施,可先行人工破膜,缩减子宫容积,压迫胎盘,使之不继续剥离。破膜后腹部采用加压沙袋,以腹带包扎腹部,以减少出血,必要时静脉滴注催产素,要注意点滴的速度,开始 15 滴/分,以后根据宫缩强度调节,如需要阴道检查,应准备检查物品、备血、输液后检查。重型者阴道流血量与孕妇贫血不成比例。血液多积聚于胎盘与子宫壁之间,孕妇处于休克状态,应立即抢救休克,输液、输血、氧气吸入,同时做剖宫产的术前准备。

五、评价

再次妊娠要做好孕期保健及宣教,积极防治妊高征,对合并慢性高血压和慢性肾炎等的高危妊娠者加强管理,妊娠期避免腹部外伤。

（林瑞香）

第八节　胎膜早破

临产前胎膜自然破裂称为胎膜早破,为常见的分娩并发症,其发病率约占分娩总数的2.7%～17%。常发生于宫颈内口松弛、胎膜发育不良、头盆不称、胎位异常致使羊膜腔内压力不均;羊水过多或多胎妊娠使羊膜腔内压力过高;妊娠后期性生活或机械性刺激易致绒毛-羊膜感染。

一、护理评估

(一)健康史

详细询问病史,了解诱发胎膜早破的原因,确定胎膜破裂的时间、妊娠周数,是否有宫缩及感染的征象。

(二)生理状况

1.症状和体征

孕妇主诉突然出现阴道流液或无控制的"漏尿",少数孕妇仅感觉到外阴较平时湿润,窥阴器检查见混有胎脂的羊水自子宫颈口流出,可作出诊断。

2.辅助检查

(1)阴道酸碱度测定:正常阴道液 pH 为 4.5～5.5,羊水 pH 为 7.0～7.5。胎膜破裂后,阴道液 pH 升高(pH≥6.5)。pH 诊断胎膜早破的敏感度为 90%,血液、尿液、宫颈黏液、精液及细菌污染可出现假阳性。

(2)阴道液涂片:取阴道液涂于玻片上,干燥后显微镜下观察,出现羊齿状结晶,用 0.5%硫酸尼罗蓝染色,显微镜下见橘黄色胎儿上皮细胞,用苏丹Ⅲ染色见黄色脂肪小粒,均可确定为羊水,准确率达 95%。

(3)胎儿纤连蛋白(fFN)测定:胎儿纤连蛋白是胎膜分泌的细胞外基质蛋白。当宫颈及阴道分泌物内胎儿纤连蛋白含量高于 0.05 mg/L 时,胎膜抗张能力下降,易发生胎膜早破。

(4)胰岛素样生长因子结合蛋白-1(IGFBP-1):检测人羊水中 IGFBP-1,特异性强,不受血液、精液、尿液和宫颈黏液的影响。

(5)羊膜腔感染检测:①羊水细菌培养。②羊水涂片革兰染色检查细菌。③羊水白细胞IL-6浓度等于或高于 7.9 ng/mL,提示羊膜腔感染。④血 C-反应蛋白浓度高于 8 mg/L,提示羊膜腔感染。⑤降钙素原轻度升高表示感染存在。

(6)羊膜镜检查:可直视胎儿先露部,看见头发或其他胎儿部分,看不到前羊膜囊即可诊断为胎膜早破。

（7）B超检查：羊水量减少可协助诊断。

（三）高危因素

1.母体因素

反复阴道流血、阴道炎、长期应用糖皮质激素、腹部创伤、腹腔内压力突然增加（剧烈咳嗽、排便困难）、吸烟、药物滥用、营养不良、前次妊娠发生早产胎膜早破、妊娠晚期性生活频繁等。

2.子宫及胎盘因素

子宫畸形、胎盘早剥、子宫颈功能不全、子宫颈环扎术后、子宫颈锥切术后、子宫颈缩短、先兆早产、子宫过度膨胀（羊水过多、多胎妊娠）、头盆不称、胎位异常（臀位、横位）、绒毛膜羊膜炎、亚临床宫内感染等。

（四）心理-社会因素

孕妇突然发生不可自控的阴道流液，可能惊惶失措，担心会影响胎儿及自身的健康，有些孕妇可能开始设想胎膜早破会带来的种种后果，甚至会产生恐惧心理。

二、护理诊断

（一）焦虑、恐惧

焦虑、恐惧与不了解早破水的原因与治疗、担心胎儿的安危有关。

（二）有胎儿受伤的危险

胎儿受伤与可能发生的早产、脐带脱垂、胎儿宫内感染有关。

（三）有感染的危险

感染与胎膜早破、细菌上行进入宫腔有关。

（四）潜在并发症

早产、脐带脱垂。

三、护理目标

（1）减轻孕妇的焦虑、恐惧感。

（2）胎儿的危险性降低。

（3）产妇不发生感染。

（4）不因护理不当而发生早产和脐带脱垂。

四、护理措施

（一）一般护理

胎膜破裂后孕妇应立即住院，绝对卧床休息。及时听胎心，有条件的单位应行胎心率电子监护。若先露部尚未接触，应抬高床尾，以免脐带脱垂；若先露部已入盆，则可取半卧位，禁止灌肠。

鼓励孕妇进高蛋白、高热量、富含维生素、易消化的饮食，以增加体力及机体抵抗力。破膜后孕妇一般精神较为紧张，恐惧羊水流出不利于胎儿顺利娩出，胎儿不足月的孕妇尤其担心胎儿能否成活，往往多虑、心绪不佳。鉴于此，应消除孕妇的种种顾虑，增加其信心，使其积极配合各项治疗，达到顺利分娩的目的。

（二）对症护理

密切监护胎心变化及阴道排液情况，如发现胎心异常、阴道排液混浊且混有胎粪，应立即给氧，每分钟氧流量为 5 L，50％葡萄糖液 60 mL 加维生素 C 500 mg 静脉注射，并协助医师行阴道检查，判断有无脐带脱垂。脐带脱垂、宫口未开全，孕妇应立即取膝胸卧位，用脐带还纳器或用纱布包裹脐带缓缓送回宫腔，在阴道内填塞纱布条防止脐带再脱出，应将情况通知家属，待胎心好转后即行剖宫产术。

（三）治疗护理

应保持外阴清洁，每天用 0.1％新洁尔灭擦洗外阴，并用消毒会阴垫。尽量减少肛诊或阴道检查。若胎膜早破发生于妊娠 36 周以上者，超过 24 小时尚未临产，应予针刺引产或静脉滴注催产素引产；胎膜早破发生于妊娠 36 周以下者，应力争给予保守治疗。胎膜早破常可引起子宫收缩，可应用子宫收缩抑制剂，如 β-肾上腺素能受体兴奋剂，如利托君、硫酸舒喘灵或静脉滴注硫酸镁，以抑制子宫收缩。预防和控制感染，对破膜后 12～24 小时是否加用抗生素有争论，即使加用抗生素亦应注意不宜使用过久，以免产生耐药性。每天测体温，如体温升高，白细胞大于等于 15×10^9/L，流出的羊水有臭味或子宫有压痛；监测胎心率加快超过 160 次/分，羊水细菌培养大于等于 10^8/mL；胎膜早破伴有感染，且有胎儿宫内感染可能等情况，无论足月或不足月均应立即终止妊娠。

五、评价

分娩结束后除进行产褥期护理外，应给予抗生素预防和控制感染。应重视并加强孕期卫生指导，及时矫正异常胎位，孕期避免负重及腹部撞击。妊娠后期禁止性交。骨盆狭窄、胎位不正的孕妇，在预产期前住院待产。

（林瑞香）

第九节　妊娠剧吐

妊娠剧吐是指妊娠期恶心，频繁呕吐，不能进食，导致脱水，酸、碱平衡失调以及水、电解质紊乱，甚至肝肾功能损害，严重可危及孕妇生命。其发生率为 0.3％～1％。

一、病因

妊娠剧吐的病因尚未明确，可能与下列因素有关。

（一）人绒毛膜促性腺激素（HCG）水平增高

因早孕反应出现和消失的时间与孕妇血清 HCG 值上升、下降的时间一致；另外多胎妊娠、葡萄胎患者 HCG 值显著增高，发生妊娠剧吐的比率也增高；而终止妊娠后，呕吐消失。但症状的轻重与血 HCG 水平并不一定呈正相关。

（二）精神及社会因素

恐惧妊娠、精神紧张、情绪不稳、经济条件差的孕妇易患妊娠剧吐。

（三）幽门螺旋杆菌感染

近年研究发现妊娠剧吐的患者与同孕周无症状孕妇相比,血清抗幽门螺旋杆菌的 IgG 浓度升高。

（四）其他因素

维生素缺乏,尤其是维生素 B_6 缺乏可导致妊娠剧吐;变态反应;研究发现几种组胺受体亚型与呕吐有关,临床上抗组胺治疗呕吐有效。

二、病理生理

（1）频繁呕吐导致失水、血容量不足、血液浓缩、细胞外液减少,钾、钠等离子丢失使电解质平衡失调。

（2）不能进食,热量摄入不足,发生负氮平衡,使血浆尿素氮及尿酸升高;由于机体动用脂肪组织供给热量,脂肪氧化不全,导致丙酮、乙酰乙酸及 β-羟丁酸聚集,产生代谢性酸中毒。

（3）由于脱水、缺氧血转氨酶值升高,严重时血胆红素升高。机体血液浓缩及血管通透性增加,另外,钠盐丢失,不仅尿量减少,尿中可出现蛋白及管型。肾脏继发性损害,肾小管有退行性变,部分细胞坏死,肾小管的正常排泄功能减退,终致血浆中非蛋白氮、肌酐、尿酸的浓度迅速增加。肾功能受损和酸中毒使细胞内钾离子较多地移到细胞外,出现高钾血症,严重时心脏停搏。

（4）病程长达数周者,可致严重营养缺乏,由于维生素 C 缺乏,血管脆性增加,可致视网膜出血。

三、临床表现

（一）恶心、呕吐

恶心、呕吐多见于年轻初孕妇,一般停经 6 周左右出现,逐渐加重直至频繁呕吐不能进食。

（二）水电解质紊乱

严重呕吐、不能进食导致失水、电解质紊乱,使氢、钠、钾离子大量丢失,出现低钾血症。营养摄入不足可致负氮平衡,使血浆尿素氮及尿素增高。

（三）酸碱平衡失调

机体动用脂肪组织供给能量,使脂肪代谢中间产物酮体增多,引起代谢性酸中毒。病情发展,可出现意识模糊。

（四）维生素缺乏

频繁呕吐、不能进食可引起维生素 B_1 缺乏,导致韦尼克-科萨科夫（Wernicke-Korsakoff）综合征。维生素 K 缺乏,可致凝血功能障碍,常伴血浆蛋白及纤维蛋白原减少,增加孕妇出血倾向。

四、辅助检查

（一）尿液检查

患者尿比重增加,尿酮体阳性,肾功能受损时,尿中可出现蛋白和管型。

（二）血液检查

血液浓缩,红细胞计数增多,红细胞比容上升,血红蛋白值增高;血酮体可为阳性,二氧化碳结合力降低;肝肾功能受损害时胆红素、转氨酶、肌酐和尿素氮升高。

（三）眼底检查

严重者出现眼底出血。

五、诊断及鉴别诊断

根据病史、临床表现及妇科检查，诊断并不困难。可用 B 型超声检查排除滋养叶细胞疾病，此外尚需与可引起呕吐的疾病，如急性病毒性肝炎、胃肠炎、胰腺炎、胆管疾病、脑膜炎、脑血管意外及脑肿瘤等鉴别。

六、并发症

（一）Wernicke-Korsakoff 综合征

本病发病率占妊娠剧吐患者的 10%，是由于妊娠剧吐长期不能进食，导致维生素 B_1 缺乏引起的中枢系统疾病，Wernicke 脑病和 Korsakoff 综合征是一个病程中的先后阶段。

维生素 B_1 是糖代谢的重要辅酶，参与糖代谢的氧化脱羧代谢，维生素 B_1 缺乏时，体内丙酮酸及乳酸堆积，发生糖代谢的三羧酸循环障碍，使得主要靠糖代谢供给能量的神经组织、骨骼肌和心肌代谢出现严重障碍。病理变化主要发生在丘脑、下丘脑的脑室旁区域、中脑导水管的周围区灰质、乳头体、第四脑室底部，迷走神经运动背核，可出现不同程度的神经细胞和神经纤维轴索或髓鞘的丧失，伴有星形细胞和小胶质细胞的增生。毛细血管扩张，血管的外膜和内皮细胞明显增生，有散在小出血灶。

Wernicke 脑病表现为眼球震颤、眼肌麻痹等眼部症状，躯干性共济失调及精神障碍，可同时出现，但大多数患者精神症状迟发。Korsakoff 综合征表现为严重的近事记忆障碍，表情呆滞、缺乏主动性，产生虚构与错构。部分伴有周围神经病变；严重时发展为永久性的精神、神经功能障碍，出现神经错乱、昏迷甚至死亡。

（二）胃食管撕裂（Mallory-Weis）综合征

胃-食管连接处的纵向黏膜撕裂出血，引起呕血和黑粪。严重时，可使食管穿孔，表现为胸痛、剧吐、呕血，需急症手术治疗。

七、治疗与护理

治疗原则：休息，适当禁食，计出入量，纠正脱水、酸中毒及电解质紊乱，补充营养，并需要良好的心理支持。

（一）补液治疗

每天应补充葡萄糖液、生理盐水、平衡液，总量 3000 mL 左右，加维生素 B_6 100 mg。维生素 C 2～3 g，维持每天尿量大于等于 1000 mL，肌内注射维生素 B_1，每天 100 mg。为了更好地利用输入的葡萄糖，可适当加用胰岛素。根据血钾、血钠情况决定补充剂量。根据二氧化碳结合力值或血气分析结果，予以静脉滴注碳酸氢钠溶液。

一般经上述治疗 2～3 日后，病情大多迅速好转，症状缓解。待呕吐停止后，可试进少量流质饮食，以后逐渐增加进食量，调整静脉输液量。

（二）终止妊娠

经上述治疗后，若病情不见好转，反而出现下列情况，应迅速终止妊娠。①持续黄疸。②持续尿蛋白。③体温升高，持续在 38 ℃以上。④心率大于 120 次/分。⑤多发性神经炎及神经性体征。⑥出现 Wernicke-Korsakoff 综合征。

(三)妊娠剧吐并发 Wernicke-Korsakoff 综合征的治疗

如不紧急治疗,该综合征的死亡率高达 50%,即使积极处理,死亡率约 17%。在未补给足量维生素 B_1 前,静脉滴注葡萄糖会进一步加重三羧酸循环障碍,使病情加重,导致患者昏迷甚至死亡。对长期不能进食的患者应给维生素 B_1,400~600 mg 分次肌内注射,以后每天 100 mg 肌内注射至能正常进食为止,然后改口服,并给予多种维生素。同时应对其内分泌及神经状态进行评价,对病情严重者及时终止妊娠。早期大量维生素 B_1 治疗,上述症状可在数天至数周内有不同程度的恢复,但仍有 60% 患者不能得到完全恢复,特别是记忆恢复,往往需要 1 年左右的时间。

八、预后

绝大多数妊娠剧吐患者预后良好,仅少数病例因病情严重而需终止妊娠。然而对胎儿方面,曾有报道妊娠剧吐发生酮症者,所生后代的智商较低。

（林瑞香）

第十节 过期妊娠

平时月经周期规则,妊娠达到或超过 42 周(>294 天)尚未分娩者,称为过期妊娠。其发生率占妊娠总数的 3%~15%。过期妊娠使胎儿窘迫、胎粪吸入综合征、过熟综合征、新生儿窒息、围生儿死亡、巨大儿,以及难产等不良结局发生率增高,并随妊娠期延长而增加。

一、病因

过期妊娠可能与下列因素有关。

(一)雌、孕激素比例失调

内源性前列腺素和雌二醇分泌不足而黄体酮水平增高,导致孕激素优势,抑制前列腺素和缩宫素的作用,延迟分娩发动。导致过期妊娠。

(二)头盆不称

胎儿较大,导致头盆不称和胎位异常,使胎先露部不能紧贴子宫下段及宫颈内口,反射性子宫收缩减少,容易发生过期妊娠。

(三)胎儿畸形

如无脑儿,由于无下丘脑,垂体肾上腺轴发育不良或缺如,促肾上腺皮质激素产生不足,胎儿肾上腺皮质萎缩,使雌激素的前身物质 16α-羟基硫酸脱氢表雄酮不足,从而雌激素分泌减少,小而不规则的胎儿不能紧贴子宫下段及宫颈内口诱发宫缩,导致过期妊娠。

(四)遗传因素

某家族、某个体常反复发生过期妊娠,提示过期妊娠可能与遗传因素有关。胎盘硫酸酯酶缺乏症是一种罕见的伴性隐性遗传病,可导致过期妊娠。其发生机制是因胎盘缺乏硫酸酯酶,胎儿肾上腺与肝脏产生的 16α-羟基硫酸脱氢表雄酮不能脱去硫酸根转变为雌二醇及雌三醇,从而使血雌二醇及雌三醇明显减少,降低子宫对缩宫素的敏感性,使分娩难以启动。

二、临床表现

（一）胎盘

过期妊娠的胎盘病理有两种类型：一种是胎盘功能正常，除重量略有增加外，胎盘外观和镜检均与妊娠足月胎盘相似；另一种是胎盘功能减退，肉眼观察胎盘母体面呈片状或多灶性梗死及钙化，胎儿面及胎膜常被胎粪污染，呈黄绿色。

（二）羊水

正常妊娠38周后，羊水量随妊娠推延逐渐减少，妊娠42周后羊水减少迅速，约30％减至300 mL以下，羊水粪染率明显增高，是足月妊娠的2～3倍，若同时伴有羊水过少，羊水粪染率达71％。

（三）胎儿

过期妊娠胎儿生长模式与胎盘功能有关，可分以下三种。

1.正常生长及巨大儿

胎盘功能正常者，能维持胎儿继续生长，约25％成为巨大儿，其中1.4％胎儿出生体重大于4500 g。

2.胎儿成熟障碍

10％～20％过期妊娠并发胎儿成熟障碍。胎盘功能减退与胎盘血流灌注不足、胎儿缺氧及营养缺乏等有关。由于胎盘合成、代谢、运输及交换等功能障碍，胎儿不易再继续生长发育。临床分为三期：第Ⅰ期为过度成熟期，表现为胎脂消失、皮下脂肪减少、皮肤干燥松弛多皱褶，头发浓密，指（趾）甲长，身体瘦长，容貌似"小老人"。第Ⅱ期为胎儿缺氧期，肛门括约肌松弛，有胎粪排出，羊水及胎儿皮肤黄染，羊膜和脐带绿染，同胎儿患病率及围生儿死亡率最高。第Ⅲ期为胎儿全身因粪染历时较长广泛黄染，指（趾）甲和皮肤呈黄色，脐带和胎膜呈黄绿色，此期胎儿已经历和渡过第Ⅱ期危险阶段，其预后反较第Ⅱ期好。

3.胎儿生长受限

小样儿可与过期妊娠共存，后者更增加胎儿的危险性，约1/3过期妊娠死产儿为生长受限小样儿。

三、处理原则

应根据胎盘功能、胎儿大小、宫颈成熟度综合分析，以确诊过期妊娠，并选择恰当的分娩方式终止妊娠，在产程中密切观察羊水情况、胎心监护，出现胎儿窘迫征象，行剖宫产尽快结束分娩。

四、护理

（一）护理评估

1.病史

准确核实孕周，确定胎盘功能是否正常是关键。诊断过期妊娠之前必须准确核实孕周。

2.身心诊断

平时月经周期规则，妊娠达到或超过42周（＞294天）未分娩者，可诊断为过期妊娠。由于对结果的不可预知，恐惧、焦虑、猜测是过期妊娠孕妇常见的情绪反应。

3.诊断检查

实验室检查：①根据 B 型超声检查确定孕周,妊娠 20 周内,B 型超声检查对确定孕周有重要意义,妊娠 5～12 周以胎儿顶臀径推算孕周较准确,妊娠 12～20 周以胎儿双顶径、股骨长度推算预产期较好。②根据妊娠初期血、尿 HCG 增高的时间推算孕周。

(二)可能的护理诊断

1.有新生儿受伤的危险

这与过期胎儿生长受限有关。

2.焦虑

焦虑与担心分娩方式、过期胎儿预后有关。

(三)预期目标

(1)新生儿不存在因护理不当而产生的并发症。

(2)患者能平静地面对事实,接受治疗和护理。

(四)护理措施

1.预防过期妊娠

(1)加强孕期宣教,使孕妇及家属认识过期妊娠的危害性。

(2)定期进行产前检查,适时结束妊娠。

2.加强监测,判断胎儿在宫内情况

(1)教会孕妇进行胎动计数:妊娠超过 40 周的孕妇,通过计数胎动进行自我监测尤为重要。胎动计数大于 30 次/12 小时为正常,小于 10 次/12 小时或逐日下降,超过 50%,应视为胎盘功能减退,提示胎儿宫内缺氧。

(2)胎儿电子监护仪检测:无应激试验(NST)每周 2 次,胎动减少时应增加检测次数;住院后需每天 1 次监测胎心变化。NST 无反应型需进一步做缩宫素激惹试验(OCT),若多次反复相互现胎心晚期减速,提示胎盘功能减退、胎儿明显缺氧。因 NST 存在较高假阳性率,需结合 B 型超声检查,诊断胎儿安危。

3.终止妊娠应根据胎盘功能、胎儿大小、宫颈成熟度综合分析,选择恰当的分娩方式

(1)终止妊娠的指征。已确诊过期妊娠,严格掌握终止妊娠的指征有:①宫颈条件成熟;②胎儿体重大于 4000 g 或胎儿生长受限;③12 小时内胎动低于 10 次或 NST 为无反应型,OCT 可疑;④尿雌激素/肌酐(E/C)比值持续低值;⑤羊水过少(羊水暗区＜3 cm)和(或)羊水粪染;⑥并发重度子痫前期或子痫。终止妊娠的方法应酌情而定。

(2)引产。宫颈条件成熟、宫颈成熟度(Bishop)评分大于 7 分者,应予引产;胎头已衔接者,通常采用人工破膜,破膜时羊水多而清者,可静脉滴注缩宫素。在严密监视下经阴道分娩。对羊水Ⅱ度污染者,若阴道分娩,要求在胎肩娩出前用负压吸管或吸痰管吸净胎儿鼻咽部黏液。

(3)剖宫产。出现胎盘功能减退或胎儿窘迫征象,不论宫颈条件成熟与否,均应行剖宫产尽快结束分娩。过期妊娠时,胎儿虽有足够储备力,但临产后宫缩应激力的显著增加超过其储备力,出现隐性胎儿窘迫,对此应有足够认识。最好应用胎儿监护仪,及时发现问题,采取应急措施,适时选择剖宫产挽救胎儿。进入产程后,应鼓励产妇左侧卧位、吸氧。产程中最好连续监测胎心,注意羊水性状,必要时取胎儿头皮血测 pH,及早发现胎儿窘迫,并及时处理。过期妊娠时,常伴有胎儿窘迫、羊水粪染,分娩时应做相应准备。胎儿娩出后,立即在直接喉镜指引下行气管插管吸出气管内容物,以减少胎粪吸入综合征的发生。过期儿患病率和死亡率均增高,应及时

发现和处理新生儿窒息、脱水、低血容量及代谢性酸中毒等并发症。

（五）护理评价

（1）患者能积极配合医护措施。

（2）新生儿未发生窒息。

（林瑞香）

第十一节　胎儿窘迫

胎儿窘迫是指孕妇、胎儿、胎盘等各种原因引起的胎儿宫内缺氧，影响胎儿健康甚至危及生命。胎儿窘迫是一种综合征，主要发生在临产过程。也可发生在妊娠后期。发生在临产过程者，可以是妊娠后期的延续和加重。

一、病因

胎儿窘迫的病因涉及多方面，可归纳为三大类。

（一）母体因素

妊娠妇女患有高血压疾病、慢性肾炎、妊娠高血压综合征、重度贫血、心脏病、肺源性心脏病、高热、吸烟、产前出血性疾病和创伤、急产或子宫不协调性收缩、缩宫素使用不当、产程延长、子宫过度膨胀、胎膜早破等。或者产妇长期仰卧位，镇静药、麻醉药使用不当等。

（二）胎儿因素

胎儿心血管系统功能障碍、胎儿畸形，如严重的先天性心血管疾病、母婴血型不合引起的胎儿溶血、胎儿贫血、胎儿宫内感染等。

（三）脐带、胎盘因素

脐带因素有长度异常、缠绕、打结、扭转、狭窄、血肿、帆状附着；胎盘因素有植入异常、形状异常、发育障碍、循环障碍等。

二、病理生理

胎儿窘迫的基本病理生理变化是缺血、缺氧引起的一系列变化。缺氧早期或者一过性缺氧时，机体主要通过减少胎盘和自身耗氧量代偿，胎儿则通过减少对肾与下肢血供等方式来保证心脑血流量，不产生严重的代偿障碍及器官损害。缺氧严重则可引起严重的并发症。缺氧初期通过自主神经反射兴奋交感神经，使肾上腺儿茶酚胺及皮质醇分泌增多，引起血压上升及心率加快。此时胎儿的大脑、肾上腺、心脏及胎盘血流增加，而肾、肺、消化系统等血流减少，出现羊水减少、胎儿发育迟缓等。若缺氧继续加重，则转为迷走神经兴奋，血管扩张，有效循环血量减少，主要器官的功能受损，胎心率减慢。缺氧继续发展下去可引起严重的器官功能损害，尤其可以引起缺血缺氧性脑病甚至胎死宫内。此过程基本是低氧血症至缺氧，然后至代谢性酸中毒，主要表现为胎动减少、羊水少、胎心监护基线变异差、出现晚期减速甚至呼吸抑制。由于缺氧时肠蠕动加快，肛门括约肌松弛引起胎粪排出。此过程可以形成恶性循环，更加重母体及胎儿的危险。不同原因引起的胎儿窘迫表现过程可以不完全一致，所以应加强监护、积极评价、及时发现高危征象并积极处理。

三、临床表现

胎儿窘迫的主要表现为胎心音改变、胎动异常及羊水胎粪污染或羊水过少,严重者胎动消失。根据其临床表现,胎儿窘迫可以分为急性胎儿窘迫和慢性胎儿窘迫。急性胎儿窘迫多发生在分娩期,主要表现为胎心率加快或减慢;CST 或者 OCT 等出现频繁的晚期减速或变异减速;羊水胎粪污染和胎儿头皮血 pH 下降,出现酸中毒。羊水胎粪污染可以分为三度:Ⅰ度羊水呈浅绿色;Ⅱ度羊水呈黄绿色,浑浊;Ⅲ度羊水呈棕黄色,稠厚。慢性胎儿窘迫发生在妊娠末期,常延续至临产并加重,主要表现为胎动减少或消失、NST 基线平直、胎儿发育受限、胎盘功能减退、羊水胎粪污染等。

四、处理原则

急性胎儿窘迫者,应积极寻找原因并给予及时纠正。宫颈未完全扩张、胎儿窘迫情况不严重者,给予吸氧,嘱产妇左侧卧位,若胎心率变为正常,可继续观察;宫口开全、胎先露部已达坐骨棘平面以下 3 cm 者,应尽快助产经阴道娩出胎儿;若因缩宫素使宫缩过强造成胎心率减慢者。应立即停止使用,继续观察,病情紧迫或经上述处理无效者立即剖宫产结束分娩。慢性胎儿窘迫者,应根据妊娠周、胎儿成熟度和窘迫程度决定处理方案。首先应指导妊娠妇女采取左侧卧位,间断吸氧,积极治疗各种并发症或并发症,密切监护病情变化。若无法改善,则应在促使胎儿成熟后迅速终止妊娠。

五、护理评估

(一)健康史

了解妊娠妇女的年龄、生育史、内科疾病史,如高血压疾病、慢性肾炎、心脏病等;本次妊娠经过,如妊娠高血压综合征、胎膜早破、子宫过度膨胀(如羊水过多和多胎妊娠);分娩经过,如产程延长(特别是第二产程延长)、缩宫素使用不当。了解有无胎儿畸形、胎盘功能的情况。

(二)身心状况

胎儿窘迫时,妊娠妇女自感胎动增加或停止。在窘迫的早期可表现为胎动过频(每 24 小时大于 20 次),若缺氧未纠正或加重,则胎动转弱且次数减少,进而消失。胎儿轻微或慢性缺氧时,胎心率加快(>160 次/分);若长时间或严重缺氧。则会使胎心率减慢。若胎心率低于 100 次/分则提示胎儿危险。胎儿窘迫时主要评估羊水量和性状。

孕产妇夫妇因为胎儿的生命遭遇危险而产生焦虑,对需要手术结束分娩产生犹豫、无助感。对于胎儿不幸死亡的孕产妇夫妇,其感情上受到强烈的创伤,通常会经历否认、愤怒、抑郁、接受的过程。

(三)辅助检查

1.胎盘功能检查

出现胎儿窘迫的妊娠妇女一般 24 小时尿 E_3 浓度急骤减少 $30\%\sim40\%$,或于妊娠末期连续多次测定在每 24 小时 10 mg 以下。

2.胎心监测

胎动时胎心率加速不明显,基线变异率小于 3 次/分,出现晚期减速、变异减速等。

3.胎儿头皮血血气分析

胎儿头皮血 pH 小于 7.20。

六、护理诊断/诊断问题

（一）气体交换受损（胎儿）

气体交换受损与胎盘子宫的血流改变、血流中断（脐带受压）或血流速度减慢（子宫-胎盘功能不良）有关。

（二）焦虑

焦虑与胎儿宫内窘迫有关。

（三）预期性悲哀

预期性悲哀与胎儿可能死亡有关。

七、预期目标

(1)胎儿情况改善,胎心率在 120～160 次/分。

(2)妊娠妇女能运用有效的应对机制控制焦虑。

(3)产妇能够接受胎儿死亡的现实。

八、护理措施

(1)妊娠妇女左侧卧位,间断吸氧。严密监测胎心变化,一般每 15 分钟听一次胎心或进行胎心监护,注意胎心变化。

(2)为手术者做好术前准备,如宫口开全、胎先露部已达坐骨棘平面以下 3 cm 者,应尽快阴道助产娩出胎儿。

(3)做好新生儿抢救和复苏的准备。

(4)心理护理。①向孕产妇提供相关信息,包括医疗措施的目的、操作过程、预期结果及孕产妇需做的配合;将真实情况告知孕产妇,有助于其减轻焦虑,也可帮助产妇面对现实。必要时陪伴产妇,对产妇的疑虑给予适当的解释。②对于胎儿不幸死亡的父母亲,护理人员可安排一个远离其他婴儿和产妇的单人房间,陪伴他们或安排家人陪伴他们,勿让其独处;鼓励其诉说悲伤,接纳其哭泣及抑郁的情绪,陪伴在旁提供支持及关怀;若他们愿意,护理人员可让他们看看死婴并同意他们为死产婴儿做一些事情,包括沐浴、更衣、命名、拍照或举行丧礼,但事先应向他们描述死婴的情况,使之有心理准备。改变"否认"的态度而进入下一个阶段,提供足印卡、床头卡等作为纪念,帮助他们使用适合自己的压力应对技巧和方法。

九、结果评价

(1)胎儿情况改善,胎心率在 120～160 次/分。

(2)妊娠妇女能运用有效的应对机制来控制焦虑,叙述心理和生理上的感受。

(3)产妇能够接受胎儿死亡的现实。

（林瑞香）

第五章

儿科护理

第一节 小儿腹泻

一、护理评估

（一）健康史

应详细询问喂养史，是母乳喂养还是人工喂养，喂何种乳品，冲调浓度、喂哺次数及量，添加辅食及断奶情况。了解当地有无类似疾病的流行。注意患儿有无不洁饮食史、肠道内外感染、食物过敏史、外出旅游和气候变化史等。询问患儿腹泻开始时间、次数、颜色、性质、量、气味，是否伴随发热、呕吐、腹胀、腹痛及里急后重等症状，既往有无腹泻史、其他疾病史和长期服用广谱抗生素史等。

（二）身体状况

观察患儿生命体征，有无腹痛、里急后重、大便性状为松散或水样，密切观察患儿生命体征、体重、出入量、尿量、神志状态、营养状态、皮肤弹性、眼窝凹陷、口舌黏膜干燥、神经反射等脱水表现，并评估脱水的程度和性质。检查肛周皮肤有无发红、破损，了解大便常规、大便致病菌培养等实验室检查结果。

（三）心理社会状况

腹泻是小儿的常见病、多发病，年龄越小、发病率越高，特别是在贫困和卫生条件较差的地区，家长缺乏喂养及卫生知识是导致小儿易患腹泻的重要原因。故应了解患儿家长的心理状况及对疾病的病因、护理知识的认识程度，注意评估患儿家庭的经济状况、聚居条件、卫生习惯、家长的文化程度及家长对病因、护理知识的了解程度，认识疾病流行趋势。

（四）实验室检查

了解大便常规及致病菌培养等化验结果。分析血常规、红细胞计数、血清电解质、尿素氮、二氧化碳结合力（CO_2CP）等可了解体内酸碱平衡紊乱性质和程度。

二、护理诊断

（一）体液不足

体液不足与腹泻、呕吐丢失过多和摄入量不足有关。

（二）体温过高

体温过高与肠道感染有关。

（三）有皮肤黏膜完整性受损的危险

皮肤黏膜受损与腹泻大便次数增多刺激臀部皮肤及尿布使用不当有关。

（四）知识缺乏（家长）

知识缺乏与喂养知识、卫生知识及腹泻患儿护理知识缺乏有关。

（五）营养失调

营养低于机体需要量，由呕吐腹泻等消化功能障碍所致。

（六）排便异常腹泻

排便异常腹泻与喂养不当，肠道感染或功能紊乱有关。

（七）腹泻

腹泻与喂养不当、感染导致胃肠道功能紊乱有关。

（八）有交叉感染的可能

交叉感染与免疫力低下有关。

（九）潜在并发症

1.酸中毒

酸中毒与腹泻丢失碱性物质及热能摄入不足有关。

2.低血钾

低血钾与腹泻、呕吐丢失过多和摄入不足有关。

三、护理目标

（1）患儿腹泻、呕吐、排便次数逐渐减少至正常，大便次数性状颜色恢复正常。

（2）患儿脱水、电解质紊乱纠正，体重恢复正常，尿量正常，获得足够的液体和电解质。

（3）体温逐渐恢复正常。

（4）住院期间患儿能保持皮肤的完整性，不再有红臀发生。

（5）家长能说出婴儿腹泻的病因、预防措施和喂养知识，能协助医护人员护理患儿。

（6）患儿不发生酸中毒，低血钾等并发症。

（7）避免交叉感染的发生。

（8）保证患儿营养的补充，使患儿体重保持不减或有增加。

四、护理措施

新入院的患儿首先要测量体重，便于了解患儿脱水情况和计液量。以后每周测一次，了解患儿恢复和体重增长情况。

（一）体液不足的护理

1.口服补液疗法的护理

口服补液疗法的护理适用于无脱水、轻中脱水或呕吐不严重的患儿，可采用口服方法。口服补液疗法能补充身体丢失的水分和盐，执行医嘱给口服补液盐（ORS）时应在4～6小时少量多次喂，同时可以随意喂水，口服液盐一定用冷开水或温开水溶解。

（1）一般轻度脱水需50～80 mL/kg，中度脱水需80～100 mL/kg，于8～12小时将累积损失量补足。脱水纠正后,将余量用等量水稀释后按病情需要随时口服。对无脱水患儿,可在家进行口服补液的护理,可将 ORS 溶液加等量水稀释,每天 50~100 mL/kg,少量频服,以预防脱水(新生儿慎用)。有明显腹胀、休克、心功能不全或其他严重并发症者及新生儿不宜口服补液。在口服补液过程中,如呕吐频繁或腹泻、脱水加重,应改为静脉补液。服用 ORS 溶液期间,应适当增加水分,以防高钠血症。

(2)护理中的注意事项:①向家长说明和示范口服液的配制方法。②向家长示范喂服方法:2 岁以下的患儿每 1~2 分钟喂 1 小勺约 5 mL,大一点的患儿可用杯子直接喝,如有呕吐,停 10 分钟后再慢慢喂服(每 2~3 分钟喂 1 勺)。③对于在家进行口服补液的患儿,应指导家长病情观察方法。口服补液可至腹泻停止,并继续喂养。如病情不见好转或加重,应及时到医院就诊。④密切观察病情,如患儿出现眼睑水肿应停止服用 ORS 液,改用白开水或母乳,水肿消退后再按无脱水的方案服用。4 小时后应重新估计患儿脱水状况,然后选择上述适当的方案继续治疗护理。

2.禁食、静脉补液

禁食、静脉补液适用于中度以上脱水,吐、泻重或腹胀的患儿。在静脉输液前协助医师取静脉血做钾、钠、氯、二氧化碳结合力等项目检查。

(1)第一天补液。①输液总量:按医嘱要求安排 24 小时的液体总量(包括累积损失量、继续损失量和生理需要量),并本着"急需先补、先快后慢、见尿补钾"的原则分批输入。如患儿烦躁不安,应检查原因,必要时可遵医嘱给予适量的镇静剂,如复方冬眠灵或 10% 水合氯醛,以防患儿因烦躁不安影响静脉输液。一般轻度脱水 90~120 mL/kg,中度脱水 120~150 mL/kg,重度脱水 150~180 mL/kg。②溶液种类:根据脱水性质而定,若临床判断脱水困难,可先按等渗脱水处理。对于治疗前 6 小时内无尿的患儿首先要在 30 分钟内输入 2:1 液,一定要记录输液后首次排尿时间,见尿后给含钾液体。③输液速度:主要取决于脱水程度和继续损失的量与速度,遵循先快后慢原则。明确每小时的输入量,一般茂菲氏滴管 14~15 滴为 1 mL,严格执行补液计划,保证输液量的准确。掌握好输液速度和补液原则,注意防止输液速度过速或过缓。注意输液是否通畅,保护好输液肢体,随时观察针头有无滑脱,局部有无红肿、渗液以及寒战、发绀等全身输液反应。对重度脱水有明显周围循环障碍者应先快速扩容;累积损失量(扣除扩容液量)一般在前 8~12 小时补完,每小时 8~10 mL/kg;后 12~16 小时补充生理需要量和异常的损失量,每小时约 5 mL/kg;若吐泻缓解,可酌情减少补液量或改为口服补液。④对于少数营养不良、新生儿及伴心、肺疾病的患儿应根据病情计算,每批液量一般减少 20%,输液速度应在原有基础上减慢 2~4 小时,把累积丢失的液量由 8 小时延长到 10~12 小时输完。如有条件最好用输液泵,以便更精确地控制输液速度。

(2)第 2 天及以后的补液:脱水和电解质紊乱已基本纠正,主要补充生理需要量和继续损失量,可改为口服补液,一般生理需要量为每天 60~80 mL/kg,用 1/5 张含钠液;继续损失量是丢多少补多少,用 1/3~1/2 张含钠液,将这两部分相加于 12~24 小时均匀静脉滴注。

3.准确记录出入量

准确记录出入量,是医师调整患儿输液质和量的重要依据。

(1)大便次数,量(估计)及性质、大便的气味、颜色、有无黏液、脓血等。留大便常规并做培养。

(2)呕吐次数、量、颜色、气味以及呕吐与其他症状的关系,体现了患儿病情发展情况。比如呕吐加重但无腹泻;补液后脱水纠正由于呕吐次数增多而效果不理想,这时要及时报告医师,以及早发现肠道外感染或急腹症。

4.严密观察病情,细心做好护理

(1)注意观察生命体征,包括体温、脉搏、血压、呼吸、精神状况。若出现烦躁不安、脉率加快、呼吸加快等,应警惕是否输液速度过快,是否发生心力衰竭和肺水肿等情况。

(2)观察脱水情况,注意患儿的神志、精神、皮肤弹性、有无口渴,皮肤、黏膜干燥程度,眼窝及前囟凹陷程度,机体温度及尿量等临床表现,估计患儿脱水程度,同时要动态观察经过补充液体后脱水症状是否得到改善。如补液合理,一般于补液后 3～4 小时排尿,此时说明血容量恢复,所以应注意观察和记录输液后首次排尿的时间、尿量。补液后 24 小时皮肤弹性恢复,眼窝凹陷消失,则表明脱水已被纠正。补液后眼睑出现水肿,可能是钠盐过多;补液后尿多而脱水未能纠正,则可能是葡萄糖液补入过多,宜调整溶液中电解质比例。

(3)密切观察有无代谢性酸中毒的表现。中、重度脱水患者多有不同程度的酸中毒,当 pH 值下降、二氧化碳结合力在 25％容积以下时,酸中毒表现明显。患儿呼吸深长、精神萎靡、嗜睡,严重者意识不清、口唇樱红、呼吸有丙酮味。此时应准备碱性液,及时使用碱性药物纠正,应补充碳酸氢钠或乳酸钠。注意碱性液体有无漏出血管外,以免引起局部组织坏死。

(4)密切观察有无低血钾表现,低血钾常发生于输液后脱水纠正时,当发现患儿尿量异常增多,精神萎靡、全身乏力、不哭或哭声低下、吃奶无力、肌张力低下、反应迟钝、恶心呕吐、腹胀及听诊肠鸣音减弱或消失、呼吸频不规整、心电图显示 T 波平坦或倒置、U 波明显、S-T 段下移(或心律失常,提示有低血钾存在,应及时补充钾盐)等临床表现,及时报告医师,做血生化检查。如是低钾血症,应遵医嘱调整液体中钾的浓度。补充钾时应按照见尿补钾的原则,严格掌握补钾的速度,绝不可做静脉推入,以免发生高血钾引起心搏骤停。一般按每天 3～4 mmol/kg(相当于氯化钾200～300 mg/kg)补给,缺钾明显者可增至 4～6 mmol/kg;轻度脱水时可分次口服,中、重度脱水予静脉滴入,并观察记录好治疗效果。

(5)密切观察有无低钙、低镁、低磷血症。当脱水和酸中毒被纠正时,大多表现有钙、磷缺乏,少数可有镁缺乏。低血钙或低血镁时表现为手足抽搐、惊厥;重症低血磷时出现嗜睡、精神错乱或昏迷,肌肉、心肌收缩无力(营养不良或佝偻病活动期患儿更甚)。这时要及时报告医师,静脉缓慢注射 10％葡萄糖酸钙或深部肌内注射 25％硫酸镁。

(6)低钠血症多见于静脉输液停止后的患儿,患儿进食后水样便次数再次增多。主要表现为患儿前囟及眼窝凹陷、肢端凉、精神弱、尿少等。要及时报告医师继续补充丢失液体。

(7)高钠血症出现在按医嘱禁食补液或口服补液后,患儿出现烦躁不安、口渴、尿少、皮肤弹性差,甚至惊厥。这时应报告医师,必要时取血查生化,待结果回报后根据具体情况调整液体的质和量。

(8)密切观察泌尿系统感染。患儿腹泻渐好,但仍发热,阵阵哭闹不安,此时要报告医师,根据医嘱留尿常规,并寻找感染病灶。并发泌尿系统感染的患儿多见于女婴,在护理和换尿布时一定要注意女婴会阴部的清洁,防止上行性尿路感染。

5.计算液体出入量

24 小时液体入量包括口服液体和胃肠道外补液量。液体出量包括尿、大便和不显性失水。呼吸增快时,不显性失水增加 4～5 倍,体温每升高 1 ℃,不显性失水每小时增加 0.5 mL/kg;环境湿度大小可分别减少或增加不显性失水;体力活动增多时,不显性失水增加 30％。补液过程中,计算并记录 24 小时液体出入量,是液体疗法护理工作的重要内容。婴幼儿大小便不易收集,可用"称尿布法"计算液体排出量。

（二）腹泻的护理

控制腹泻，防止继续失水。

1.调整饮食

根据世界卫生组织的要求对于轻中度脱水的患儿不必禁食，腹泻期间和恢复期适宜的营养对促进恢复、减少体重下降和生长停滞的程度、缩短腹泻后康复时间、预防营养不良非常重要。故腹泻脱水患儿除严重呕吐者需暂禁食4～6小时（不禁水）外，均应继续喂养进食。但因同时存在着消化功能紊乱，故应根据患儿病情适当调整饮食，达到减轻胃肠道负担、恢复消化功能之目的。继续哺母乳喂养；人工喂养出生6个月以内的小儿，牛奶（或羊奶）应加米汤或水稀释，或用发酵奶（酸奶），也可用奶—谷类混合物，每天6次，以保证足够的热量。腹泻次数减少后，出生6个月以上的婴儿可用平常已经习惯的饮食，选用稀粥、面条、并加些熟的植物油、蔬菜、肉末等，但需由少到多，随着病情稳定和好转，并逐渐过渡到正常饮食。幼儿应给一些新鲜、味美、碎烂、营养丰富的食物。病毒性肠炎多有双糖酶缺乏，应限制糖量，并暂停乳类喂养，改为豆制代用品或发酵奶，对牛奶和大豆过敏者应该用其他饮食，以减轻腹泻，缩短病程。腹泻停止后，继续给予营养丰富的饮食，并每天加餐1次，共两周，以保证正常生长。双糖酶缺乏者，不宜用蔗糖，并暂停乳类。对少数口服营养物质不能耐受的严重病例，应加强支持疗法，必要时全静脉营养。

2.控制感染

感染是引起腹泻的重要原因，细菌性肠炎需用抗生素治疗。病毒性肠炎用饮食疗法和支持疗法常可痊愈。严格消毒隔离，防止感染传播，按肠道传染病隔离，护理患儿前后要认真洗手，防止感染，遵医嘱给予抗生素治疗。

3.观察排便情况

注意大便的变化，观察记录大便次数、颜色、性状、气味、量，及时送检，并注意采集黏液脓血部分，作好动态比较。根据大便常规检验结果，调整治疗和输液方案，为输液方案和治疗提供可靠依据。

（三）发热的护理

（1）保持室内安静、空气新鲜、通风良好，保持室温在18～22℃，相对湿度55%～65%，衣被适度，以免影响机体散热。

（2）让患儿卧床休息，限制活动量，利于机体康复和减少并发症的发生。多饮温开水或选择喜欢的饮料，以加快毒素排泄、带走热量和降低体温。

（3）密切观察患儿体温变化，每4小时测体温一次，体温骤升或骤降时，要随时测量并记录降温效果。体温超过38.5℃时，给予物理降温：温水擦浴；用30%～50%的乙醇擦浴；冰枕、冷毛巾敷患儿前额，或冷敷腹股沟、腋下等大血管处；冷盐水灌肠。物理降温后30分钟测体温，并记录于体温单上。

（4）按医嘱给予抗感染药及解热药，并观察记录用药效果，药物降温后，密切观察，防止虚脱。

（5）患儿出汗后及时擦干汗液，更换衣服，并注意保暖，在严重情况下给予吸氧，以免惊厥、抽搐发生。

（6）加强口腔护理，鼓励多漱口，口唇干燥时可涂护唇油。

（四）维持皮肤完整

由于腹泻频繁,大便呈酸性或碱性,含有大量肠液及消化酶,臀部皮肤常处于被大便腐蚀的状态,容易发生肛门周围皮肤糜烂,严重者引起溃疡及感染。要注意每次大便后须用温水清洗臀部及肛周并吸干,局部皮肤发红处涂以5％鞣酸软膏或40％氧化锌油并按摩片刻,促进血液循环。应选用消毒软棉尿布并及时更换,避免使用不透气塑料布或橡皮布,防止尿布皮炎发生。局部有糜烂者可在便后用温水洗净后用灯泡照烤,待烤干局部渗液后,再涂紫草油或1％龙胆紫,效果更好。

（五）做好床边隔离

护理患儿前后均要认真洗手防止交叉感染。

（六）减轻患儿的恐惧

医护人员的检查、治疗应相对集中进行,以减少患儿的哭闹,可根据患儿年龄给予不同玩具,减少其恐惧心理,若患儿哭闹不安影响静脉输液的顺利进行,必要时可根据医嘱适当应用镇静药物。

（七）对症治疗

腹胀明显者用肛管排气或肌内注射新斯的明。呕吐严重者针刺足三里、内关或肌内注射氯丙嗪等。

（八）注意口腔清洁

禁食患儿每天做口腔护理两次。由于长时间应用抗生素可发生鹅口疮。如口腔黏膜有乳白色分泌物附着即为鹅口疮,可涂制霉菌素;若发生溃疡性口炎时用3％双氧水洗净口腔后,涂复方龙胆紫、金霉素、鱼肝油。

（九）恢复期患儿护理

（1）新入院患儿分室居住,预防交叉感染。

（2）患儿消化功能恢复时,逐渐增加奶的质和量,细心添加辅食,避免小儿腹泻再次复发。

（十）健康教育

（1）宣传母乳喂养的优点,鼓励母乳喂养,尤其是出生后最初数月及出生后每个夏天更为重要,避免在夏季断奶。按时逐步加辅食,防止过食、偏食及饮食结构突然变动。如乳制品的调剂方法,辅食加方法,断奶时间选择方法。人工喂养儿根据具体情况选用合适的代乳品。

（2）指导患儿家长配置和使用ORS溶液。

（3）注意饮食卫生,培养良好的卫生习惯;注意食物新鲜、清洁,奶具、食具应定时煮沸消毒,避免肠道内感染。教育儿童养成饭前便后洗手,勤剪指甲的良好习惯。

（4）及时治疗营养不良、维生素D缺乏性佝偻病等,加强体格锻炼,适当进行户外活动。防止受凉或过热,营养不良,预防感冒、肺炎及中耳炎等并发症的发生,避免长期滥用广谱抗生素。

（5）气候变化时及时增减衣物,防止受凉或过热,冬天注意保暖,夏天多喝水。尤其应做好腹部的保暖。集体机构中如有腹泻的流行,应积极治疗患儿,做好消毒隔离工作,防止交叉感染。

（郭玲玲）

第二节 小儿上呼吸道感染

上呼吸道感染简称上感,主要指上部呼吸道的鼻、鼻咽和咽部的黏膜炎症,是儿科最常见的疾病,在气候骤变时尤易发生。约90%由病毒引起,支原体和细菌较少见,细菌感染往往继发于病毒感染之后。过敏性鼻炎和多种小儿急性传染病早期也有上感症状,必须予以区别,避免误诊。

一、临床特点

（一）症状

1.鼻咽部症状

患儿可出现流清鼻涕、鼻塞、喷嚏,也可有流泪、咽部不适、干咳或不同程度的发热。

2.婴幼儿

患儿可骤然起病,高热、咳嗽或呕吐、腹泻,甚至发生热性惊厥。

3.年长儿

年长儿症状较轻,有低热、咽痛、咽不适等咽部症状或有头痛、腹痛及全身乏力等表现。

（二）体征

年长儿可见咽部充血,有时还可见疱疹,或扁桃体肿大伴渗出,颌下淋巴结肿大、触痛。肠道病毒引起的可伴有不同形态皮疹,肺部体征阴性。

（三）两种特殊类型的上感

（1）疱疹性咽峡炎:由柯萨奇A、B组病毒引起,好发于夏秋季。急起高热、咽痛、咽充血,咽腭弓、腭垂、软腭等处有疱疹,周围有红晕,疱疹破溃后形成小溃疡。病程1周左右。

（2）咽-结合膜热:病原体为腺病毒,常发生于夏季,常在泳池中传播。表现为高热、咽痛、眼刺痛、一侧或双侧眼结合膜炎（无分泌物）及颈部或耳后淋巴结肿大。病程1~2周。

（四）血常规检查

病毒感染时血白细胞计数正常或偏低,淋巴细胞升高。细菌感染时白细胞计数增高,中性粒细胞增多,有核左移现象。

二、护理评估

（一）健康史

询问发病情况,既往有无反复上呼吸道感染现象;了解患儿生长发育情况以及发病前有无流感、麻疹、百日咳等接触史。

（二）症状、体征

检查患儿有无鼻塞、流涕、喷嚏、咽痛、发热、咳嗽等症状。

（三）社会、心理

评估患儿及家长的心理状态,对疾病的了解程度,家庭环境及经济情况。

（四）辅助检查

了解血常规检查结果。

三、常见护理问题

（一）舒适的改变

舒适的改变与咽痛、鼻塞等有关。

（二）体温过高

体温过高与上呼吸道炎症有关。

（三）潜在并发症

惊厥。

四、护理措施

（一）提高患儿的舒适度

（1）各种治疗护理操作尽量集中完成，保证患儿有足够的休息时间。

（2）及时清除鼻腔及咽部分泌物，保证呼吸道通畅，如鼻咽分泌物过多，可取侧卧位。

（3）保持室内空气清新，每天定时通风但避免对流，提高病室湿度，以减轻呼吸道症状。

（4）鼻塞的护理：鼻塞严重时用 0.5％麻黄素液滴鼻，每天 2～3 次，每次 1～2 滴，对因鼻塞而妨碍吸吮的婴儿，可在哺乳前 15 分钟滴鼻以保证吸吮。不宜长期使用，鼻塞缓解即应停用。

（5）咽部护理：注意观察咽部充血、水肿、化脓情况，及时发现病情变化。咽部不适时可给予润喉含片，声音嘶哑可用雾化吸入治疗。

（二）高热的护理

（1）密切监测体温变化，体温 38.5 ℃以上时应采用正确、合理的降温措施，按医嘱口服退热剂。

（2）保证患儿摄入充足的水分。

（三）观察病情

（1）注意全身症状如精神、食欲等，如小儿精神萎靡、多睡或烦躁不安、面色苍白，提示病情加重，应警惕。

（2）观察体温变化，警惕高热抽搐的发生。

（3）经常检查口腔黏膜及皮肤有无皮疹出现，注意咳嗽的性质及神经系统症状，甄别麻疹、猩红热、百日咳、流行性脑脊髓膜炎等急性传染病。

（四）饮食护理

鼓励患儿多饮水，给予易消化、多维生素的清淡饮食，少量多餐，必要时静脉补给，保证充足的营养和水分。

（五）健康教育

（1）向家长讲解小儿易患上呼吸道感染的原因和诱因。

（2）向家长讲解小儿上呼吸道感染常会引发其他的疾病，因此应早期诊治，避免贻误病情。

（3）发热时给易消化的流质或软质饮食，经常变换食物种类以增进食欲，婴儿可适当减少奶量，以免吐泻或消化不良。

（4）告知家长疾病从出现到好转有一个过程，高热也同样，不能太焦急。同时做到及时更换汗湿衣裤,避免对流风。

(5)休息和多饮水是对患儿最好的帮助,多喂温开水,保持口腔及皮肤清洁。

(6)告知家长体温测量的方法及一些发热时的表现,以帮助发现病情变化。

(7)教育患儿咳嗽、打喷嚏时用手帕或纸捂住,不要随地吐痰,以减少病原体感染他人的机会。

五、出院指导

(1)指导家长掌握上呼吸道感染的预防知识,懂得相应的应对技巧,防止交叉感染;气候骤变时适当保护鼻部,以逐渐适应气温的变化;穿衣要适当,避免过热或过冷。

(2)创造良好的生活环境,养成良好的卫生习惯,如住处拥挤、阳光不足、通风不良、家长吸烟等会使呼吸道局部防御能力降低,应避免。经常给小儿洗手漱口,防止"病从口入"。

(3)在集体儿童机构中,应早期隔离患儿,接触患儿后要洗手,如有流行趋势,可用食醋熏蒸法消毒居室,加强房间通风。

(4)反复发生上呼吸道感染的患儿要注意锻炼身体,合理安排户外活动,避免去人多拥挤的场所,对免疫功能低下的小儿可服用免疫增强制剂。

(5)提倡母乳喂养,婴儿饮食以奶制品为主,合理添加辅食。鼓励多饮水,少喝饮料。

(郭玲玲)

第三节 小儿肺炎

肺炎系指不同病原体或其他因素所致的肺部炎症。以发热、咳嗽、气促、呼吸困难和肺部固定湿啰音为共同临床表现。该病是儿科常见疾病中能威胁生命的疾病之一。据联合国儿童基金会统计,全世界每年约有350万5岁以下儿童死于肺炎,占5岁以下儿童总死亡率的28%;我国每年5岁以下儿童因肺炎死亡者约35万,占全世界儿童肺炎死亡数的10%。因此积极采取措施,降低小儿肺炎的死亡率,是21世纪世界儿童生存、保护和发展纲要规定的重要任务。

目前,小儿肺炎的分类尚未统一,常用方法有四种,各肺炎可单独存在,也可两种同时存在。①病理分类:可分为支气管肺炎、大叶性肺炎、间质性肺炎等。②病因分类:感染性肺炎如病毒性肺炎、细菌性肺炎、支原体肺炎、衣原体肺炎、真菌性肺炎、原虫性肺炎;非感染性肺炎如吸入性肺炎、坠积性肺炎等。③病程分类:急性肺炎(病程<1个月)、迁延性肺炎(病程1～3个月)、慢性肺炎(病程>3个月)。④病情分类:轻症肺炎(主要为呼吸系统表现)、重症肺炎(除呼吸系统受累外,其他系统也受累,且全身中毒症状明显)。

临床上若病因明确,则按病因分类,否则按病理分类。

一、病因与发病机制

引起肺炎的主要病原体为病毒和细菌,病毒中最常见的为呼吸道合胞病毒,其次为腺病毒、流感病毒等;细菌中以肺炎链球菌多见,其他有葡萄球菌、链球菌、革兰氏阴性杆菌等。低出生体重、营养不良、维生素D缺乏性佝偻病、先天性心脏病等患儿易患本病,且病情严重,容易迁延不愈,病死率也较高。

病原体多由呼吸道入侵,也可经血行入肺,引起支气管、肺泡、肺间质炎症,支气管因黏膜水肿而管腔变窄,肺泡壁因充血水肿而增厚,肺泡腔内充满炎症渗出物,影响了通气和气体交换;同时由于小儿呼吸系统的特点,当炎症进一步加重时,可使支气管管腔更加狭窄甚至阻塞,造成通气和换气功能障碍,导致低氧血症及高碳酸血症。为代偿缺氧,患儿呼吸与心率加快,出现鼻翼扇动和三凹征,严重时可产生呼吸衰竭。由于病原体作用,重症常伴有毒血症,引起不同程度的感染中毒症状。缺氧、二氧化碳潴留及毒血症可导致循环系统、消化系统、神经系统的一系列症状以及水、电解质和酸碱平衡紊乱。

（一）循环系统

缺氧使肺小动脉反射性收缩,肺循环压力增高,形成肺动脉高压;同时病原体和毒素侵袭心肌,引起中毒性心肌炎。肺动脉高压和中毒性心肌炎均可诱发心力衰竭。重症患儿常出现微循环障碍、休克甚至弥散性血管内凝血。

（二）中枢神经系统

缺氧和高碳酸血症使脑血管扩张、血流减慢,血管通透性增加,致使颅内压增高。严重缺氧和脑供氧不足使脑细胞无氧代谢增加,造成乳酸堆积、ATP生成减少和 Na-K 离子泵转运功能障碍,引起脑细胞内水钠潴留,形成脑水肿。病原体毒素作用亦可引起脑水肿。

（三）消化系统

低氧血症和毒血症可引起胃黏膜糜烂、出血、上皮细胞坏死脱落等应激性反应,导致黏膜屏障功能破坏,使胃肠功能紊乱,严重者可引起中毒性肠麻痹和消化道出血。

（四）水、电解质和酸碱平衡紊乱

重症肺炎可出现混合性酸中毒,因为严重缺氧时体内需氧代谢障碍、酸性代谢产物增加,常可引起代谢性酸中毒,而 CO_2 潴留、H_2CO_3 增加又可导致呼吸性酸中毒。缺氧和 CO_2 潴留还可导致肾小动脉痉挛而引起水钠潴留,重症者可造成稀释性低钠血症。

二、临床表现

（一）支气管肺炎

支气管肺炎为小儿最常见的肺炎,多见于 3 岁以下婴幼儿。

1.轻症

轻症肺炎以呼吸系统症状为主,大多起病较急。主要表现为发热、咳嗽和气促。

(1)发热:热型不定,多为不规则热,新生儿或重度营养不良儿可不发热,甚至体温不升。

(2)咳嗽:较频,早期为刺激性干咳,以后有痰,新生儿则表现为口吐白沫。

(3)气促:多发生在发热、咳嗽之后,呼吸频率加快,每分钟可达 40~80 次,可有鼻翼扇动、点头呼吸、三凹征、唇周发绀。肺部可听到较固定的中、细湿啰音,病灶较大者可出现肺实变体征。

2.重症

重症肺炎常有全身中毒症状及循环、神经、消化系统受累的临床表现。

(1)循环系统:常见心肌炎、心力衰竭及微循环障碍。心肌炎表现为面色苍白、心动过速、心音低钝、心律不齐,心电图显示 ST 段下移和 T 波低平、倒置;心力衰竭表现为呼吸突然加快,超过 60 次/分;极度烦躁不安,明显发绀,面色发灰;心率增快,超过 180 次/分,心音低钝有奔马律;颈静脉怒张,肝脏迅速增大,尿少或无尿,颜面或下肢水肿等。

（2）神经系统：表现为烦躁或嗜睡,脑水肿时出现意识障碍、反复惊厥、前囟膨隆、脑膜刺激征等。

（3）消化系统：常有纳差、腹胀、呕吐、腹泻等；重症可引起中毒性肠麻痹和消化道出血,表现为严重腹胀、肠鸣音消失、便血等。

若延误诊断或病原体致病力强,可引起脓胸、脓气胸、肺大疱等并发症,多表现为体温持续不退,或退而复升,中毒症状或呼吸困难突然加重。

（二）几种不同病原体所致肺炎的特点

1.呼吸道合胞病毒性肺炎

本病由呼吸道合胞病毒感染所致,多见于2岁以内婴幼儿,尤以2～6个月婴儿多见。常于上呼吸道感染后2～3天出现干咳、低至中度发热,喘憋为突出表现,2天后病情逐渐加重,出现呼吸困难和缺氧症状。肺部听诊可闻及多量哮鸣音、呼气性喘鸣,肺基底部可听到细湿啰音。喘憋严重时可合并心力衰竭、呼吸衰竭。

临床上有两种类型。

（1）毛细支气管炎：有上述临床表现,但中毒症状不严重,当毛细支气管接近完全阻塞时,呼吸音可明显减低,胸部X线常显示不同程度的梗阻性肺气肿和支气管周围炎,有时可见小点片状阴影或肺不张。

（2）间质性肺炎：全身中毒症状较重,呼吸困难明显,肺部体征出现较早,胸部X线呈线条状或单条状阴影增深,或互相交叉成网状阴影,多伴有小点状致密阴影。

2.腺病毒性肺炎

本病为腺病毒引起,在我国以3、7两型为主,11、12型次之。本病多见于6个月至2岁的婴幼儿。起病急骤,呈稽留高热,全身中毒症状明显,咳嗽较剧,可出现喘憋、呼吸困难、发绀等。肺部体征出现较晚,常在发热4日后出现湿啰音,以后病变融合而呈现肺实变体征。少数患儿可并发渗出性胸膜炎。胸部X线改变的出现较肺部体征为早,可见大小不等的片状阴影或融合成大病灶,并多见肺气肿,病灶吸收较缓慢,需数周至数月。

3.葡萄球菌肺炎

本病包括金黄色葡萄球菌及白色葡萄球菌所致的肺炎,多见于新生儿及婴幼儿。临床起病急、病情重,进展迅速；多呈弛张高热,婴儿可呈稽留热；中毒症状明显,面色苍白、咳嗽、呻吟、呼吸困难,皮肤常见一过性猩红热样或荨麻疹样皮疹,有时可找到化脓灶,如疖肿等。肺部体征出现较早,双肺可闻及中、细湿啰音,易并发脓胸、脓气胸等,可合并循环、神经及胃肠功能障碍。胸部X线常见浸润阴影,易变性是其特征。

4.流感嗜血杆菌肺炎

本病由流感嗜血杆菌引起。近年来,由于广泛使用广谱抗生素和免疫抑制剂,加上院内感染等因素,流感嗜血杆菌感染有上升趋势,多见于不足4岁的小儿,常并发于流感病毒或葡萄球菌感染者。临床起病较缓,病情较重,全身中毒症状明显,有发热、痉挛性咳嗽、呼吸困难、鼻翼扇动、三凹征、发绀等；体检肺部有湿啰音或肺实变体征。易并发脓胸、脑膜炎、败血症、心包炎、中耳炎等。胸部X线表现多种多样。

5.肺炎支原体肺炎

本病由肺炎支原体引起,多见于年长儿,婴幼儿发病率也较高。以刺激性咳嗽为突出表现,有的酷似百日咳样咳嗽,咯出黏稠痰,甚至带血丝。常有发热,热程1～3周。年长儿可伴有咽痛、胸闷、胸痛等症状,肺部体征不明显,常仅有呼吸音粗糙,少数闻及干湿啰音。婴幼儿起病急,呼吸困难、喘憋和双肺哮鸣音较突出。部分患儿出现全身多系统的临床表现,如心肌炎、心包炎、溶血性贫血、脑膜炎等。胸部 X 线检查可分为 4 种改变:①肺门阴影增浓;②支气管肺炎改变;③间质性肺炎改变;④均一的实变影。

6.衣原体肺炎

沙眼衣原体肺炎多见于 6 个月以下的婴儿,可于产时或产后感染,起病缓,先有鼻塞、流涕,后出现气促、频繁咳嗽,有的酷似百日咳样阵咳,但无回声,偶有呼吸暂停或呼气喘鸣,一般无发热。患儿可同时患有结合膜炎或有结合膜炎病史。胸部 X 线呈弥漫性间质性改变和过度充气。肺炎衣原体肺炎多见于 5 岁以上小儿,发病隐匿,体温不高,咳嗽逐渐加重,两肺可闻及干湿啰音。X 线显示单侧肺下叶浸润,少数呈广泛单侧或双侧浸润。

三、治疗要点

采取综合措施,积极控制感染,改善肺的通气功能,防止并发症。

(一)控制感染

根据不同病原体选用敏感抗生素积极控制感染,使用原则为:早期、联合、足量、足疗程,重症宜静脉给药。

WHO 推荐的四种一线抗生素为:复方磺胺甲基异噁唑、青霉素、氨苄西林、阿莫西林,其中青霉素为首选药,复方磺胺甲基异噁唑不能用于新生儿。怀疑有金葡菌肺炎者,推荐用氨苄西林、氯霉素、苯唑青霉素或邻氯青霉素和庆大霉素。我国卫健委对轻症肺炎推荐使用头孢氨苄(先锋霉素Ⅳ)。大环内酯类抗生素如红霉素、交沙霉素、罗红霉素、阿奇霉素等对支原体肺炎、衣原体肺炎等均有效。除阿奇霉素外,用药时间应持续至体温正常后 5~7 天,临床症状基本消失后 3 天。支原体肺炎至少用药 2~3 周。应用阿奇霉素 3~5 天为一个疗程,根据病情可再重复 1 个疗程,以免复发。葡萄球菌肺炎比较顽固,疗程宜长,一般于体温正常后继续用药 2 周,总疗程 6 周。

病毒感染尚无特效药物,可用利巴韦林、干扰素、聚肌胞、乳清液等,中药治疗有一定疗效。

(二)对症治疗

止咳、止喘、保持呼吸道通畅;纠正低氧血症、水电解质与酸碱平衡紊乱;对于中毒性肠麻痹者,应禁食、胃肠减压,皮下注射新斯的明;对有心力衰竭、感染性休克、脑水肿、呼吸衰竭者,采取相应的治疗措施。

(三)肾上腺皮质激素的应用

若中毒症状明显,或严重喘憋,或伴有脑水肿、中毒性脑病、感染性休克、呼吸衰竭等以及胸膜有渗出者,可应用肾上腺皮质激素,常用地塞米松,每天 2~3 次,每次 2~5 mg,疗程 3~5 日。

(四)防治并发症

对并发脓胸、脓气胸者及时抽脓、抽气;对年龄小、中毒症状明显、脓液黏稠经反复穿刺抽脓不畅,以及有张力气胸者进行胸腔闭式引流。

四、护理措施

（一）改善呼吸功能

（1）保持病室环境舒适，空气流通，温湿度适宜，尽量使患儿安静，以减少氧的消耗。不同病原体肺炎患儿应分室居住，以防交叉感染。

（2）置患儿于有利于肺扩张的体位并经常更换，或抱起患儿，以减少肺部淤血和防止肺不张。

（3）给氧。凡有低氧血症，有呼吸困难、喘憋、口唇发绀、面色灰白等情况立即给氧。婴幼儿可用面罩法给氧，年长儿可用鼻导管法。若出现呼吸衰竭，则使用人工呼吸器。

（4）正确留取标本，以指导临床用药；遵医嘱使用抗生素治疗，以消除肺部炎症，促进气体交换；注意观察治疗效果。

（二）保持呼吸道通畅

（1）及时清除患儿口鼻分泌物，经常协助患儿转换体位，同时轻拍背部，边拍边鼓励患儿咳嗽，以促使肺泡及呼吸道的分泌物借助重力和震动易于排出，病情许可的情况下可进行体位引流。

（2）给予超声雾化吸入，以稀释痰液，利于咳出，必要时予以吸痰。

（3）遵医嘱给予祛痰剂如复方甘草合剂等，对严重喘憋者遵医嘱给予支气管解痉剂。

（4）给予易消化、营养丰富的流质、半流质饮食，少食多餐，避免过饱影响呼吸；哺喂时应耐心，防止呛咳引起窒息；重症不能进食者，给予静脉营养。保证液体的摄入量，以湿润呼吸道黏膜，防止分泌物干结，利于痰液排出；同时可以防止发热导致的脱水。

（三）加强体温监测

观察体温变化并警惕高热惊厥的发生。对高热者给予降温措施。保持口腔及皮肤清洁。

（四）密切观察病情

（1）如患儿出现烦躁不安、面色苍白、气喘加剧、心率加速（＞160次/分）、肝脏在短时间内急剧增大等心力衰竭的表现，及时报告医师，给予氧气吸入并减慢输液速度，遵医嘱给予强心、利尿药物，以增强心肌收缩力，减慢心率，增加心搏出量，减轻体内水钠潴留，从而减轻心脏负荷。

（2）若患儿出现烦躁或嗜睡、惊厥、昏迷、呼吸不规则等，提示颅内压增高，立即报告医师并共同抢救。

（3）患儿腹胀明显伴低钾血症时，及时补钾；若有中毒性肠麻痹，应禁食、予以胃肠减压，遵医嘱皮下注射新斯的明，以促进肠蠕动，消除腹胀，缓解呼吸困难。

（4）如患儿病情突然加重，出现剧烈咳嗽、烦躁不安、呼吸困难、胸痛、面色发绀、患侧呼吸运动受限等，提示并发了脓胸或脓气胸，应及时配合进行胸穿或胸腔闭式引流。

（五）健康教育

向患儿家长讲解疾病的有关知识和护理要点，指导家长合理喂养，加强体格锻炼，以改善小儿呼吸功能；对易患呼吸道感染的患儿，在寒冷季节或气候骤变外出时，应注意保暖，避免着凉；定期健康检查，按时预防接种。对年长儿说明住院和注射等对疾病痊愈的重要性，鼓励患儿克服暂时的痛苦，与医护人员合作；教育患儿咳嗽时用手帕或纸捂嘴，不随地吐痰，防止病原菌污染空气而传染给他人。

（郭玲玲）

第四节　小儿支气管哮喘

一、定义

支气管哮喘简称哮喘,是一种以嗜酸性粒细胞、肥大细胞和 T 淋巴细胞等多种细胞参与的气道变应原性慢性炎症性疾病,具有气道高反应性特征。

二、疾病相关知识

(一)流行病学

本病以 1~6 岁患病较多,大多数在 3 岁以内起病。在青春期前,男孩哮喘的患病率是女孩的1.5~3 倍,青春期时此种差别消失。

(二)临床表现

临床可见反复发作性喘息、呼吸困难、胸闷或咳嗽等症状。

(三)治疗

治疗方法为去除病因、控制发作、预防复发。坚持长期、持续、规范、个体化的治疗原则。

(四)康复

经对症治疗,患者症状可消失,维持正常呼吸功能。

(五)预后

本病预后较好,病死率为 2/10 万~4/10 万,70%~80%的患儿年长后症状不再复发,但可能存在不同程度气道炎症和高反应性,30%~60%的患儿可完全治愈。

三、专科评估与观察要点

(1)刺激性干咳、哮鸣音、吸气性呼吸困难。

(2)观察患儿精神状态,有无烦躁不安等症状发生。

(3)呼吸道黏膜、口腔黏膜干燥,评估是否有痰液黏稠不易咳出、皮肤弹性下降、尿量少于正常等情况发生。

四、护理问题

(一)低效性呼吸形态

低效性呼吸形态与支气管痉挛、气道阻力增加有关。

(二)清理呼吸道无效

清理呼吸道无效与呼吸道分泌物黏稠、体弱无力排痰有关。

(三)活动无耐力

活动无耐力与缺氧和过度使用辅助呼吸机有关。

(四)潜在并发症

呼吸衰竭。

（五）焦虑

焦虑与哮喘反复发作有关。

五、护理措施

（一）常规护理

（1）保持病室空气清新,温湿度适宜。做好呼吸道隔离,避免有害气体及强光的刺激。

（2）保持患儿安静,给予坐位或半卧位,以利于保持呼吸道通畅。

（3）保证患儿摄入足够的水分,以降低分泌物的黏稠度,防止形成痰栓。

（4）遵医嘱给予氧气吸入,注意吸氧浓度和时间,根据病情,定时进行血气分析,及时调整氧流量,保持 PaO_2 在 $9.3\sim11.9$ kPa($70\sim90$ mmHg)。

（5）给予雾化吸入、胸部叩击或震荡,以利于分泌物的排出,鼓励患儿做有效的咳嗽,对痰液黏稠,无力咳出者,应及时吸痰。

（6）密切观察病情变化,及时监测生命体征,注意呼吸困难的表现。记录哮喘发作的时间,注意诱因及避免接触变应原。

（二）专科护理

（1）哮喘发作时应密切观察病情变化,给患儿以坐位或半卧位,背后给予衬垫,使患儿舒适,正确使用定量气雾剂或静脉输入止喘药物,记录哮喘发作及持续时间。

（2）哮喘持续时应及时给予氧气吸入,监测生命体征,及时准确给药,并备好气管插管及呼吸机,随时准备抢救。

六、健康指导

（1）指导呼吸运动,以加强呼吸肌的功能。

（2）指导患儿及家长认识哮喘发作的诱因,室内禁止放置花草或毛毯等,避免接触变应原。

（3）给予营养丰富、易消化、低盐、高维生素、清淡无刺激性食物。避免食用易过敏、刺激性食物,以免诱发哮喘发作。

（4）哮喘发作时应绝对卧床休息,保持患儿安静和舒适,指导家长给予合适的体位。缓解期逐渐增加活动量。

（5）教会家长正确认识哮喘发作的先兆,确认患儿对治疗的依从性,指导患儿及家长正确使用药物和设备,如喷雾剂、峰流速仪、吸入器,及早用药控制、减轻哮喘症状。指导家长帮助患儿进行缓解期的功能锻炼,多进行户外活动及晒太阳,增强御寒能力,预防呼吸道感染。

（6）建立随访计划,坚持门诊随访。

七、护理结局评价

（1）患儿气道通畅,通气量有改善。

（2）患儿舒适感增强,能得到适宜的休息。

（3）患儿能保持平静状态,焦虑得到改善,无并发症的发生。

八、急危重症观察与处理

哮喘持续状态:①表现,哮喘发作严重,有明显的呼吸困难及吸气三凹征,伴有心功能不全和低氧血症。②处理,应注意严密监测呼吸、心率变化,并注意观察神志状态,遵医嘱立即建立静脉通路,及时准确给药,随时准备行气管插管和机械通气。

(郭玲玲)

第五节　小儿麻疹

一、概述

麻疹是由麻疹病毒引起的一种具有高度传染性的急性出疹性呼吸道传染病。临床上以发热、结膜炎、上呼吸道炎、麻疹黏膜斑及全身斑丘疹为主要表现。麻疹传染性极强,全球每年有数百万人发病,病死儿童达 140 万之多。接种麻疹减毒活疫苗可预防其流行。该病已被国际消灭疾病特别工作组列入全球性可能消灭的 8 种传染病之一。

麻疹病毒侵入上呼吸道、眼结膜上皮细胞和附近的淋巴结,在其内繁殖并侵入血流形成第一次病毒血症,被单核-吞噬细胞系统吞噬后送到全身淋巴组织、肝、脾等器官,并在其内大量繁殖后再次侵入血流,引起第二次病毒血症,从而出现广泛的病变。病毒血症持续到出疹后第 2 日,以后渐愈。麻疹的病理特征是受病毒感染的细胞增大并融合形成多核巨细胞。其细胞大小不一,内含数十至百余个核,核内外有病毒集落(嗜酸性包涵体)。患者是唯一的传染源,从发病前 2 日至出疹后 5 日具有传染性,如合并肺炎,传染性可延长到出疹后 10 天。病毒借飞沫直接传播,间接传播少见。任何季节均可发病,以冬、春季多见。该病传染性极强,人群普遍易感,易感者接触后 90% 以上发病,但病后能获持久免疫。由于母体抗体能经胎盘传给胎儿,因而麻疹多见于 6 个月以上的小儿,6 个月至 5 岁小儿发病率最高。自麻疹疫苗普遍接种以来,发病的周期性消失,发病年龄后移,青少年及成人发病率相对上升,育龄妇女患麻疹增多,将导致先天麻疹和新生儿麻疹发病率上升。

二、护理评估

(一)临床症状评估与观察

1.询问患儿病史及起病原因

评估发病情况,有无卡他症状和皮疹,是否接种过麻疹疫苗,有无麻疹患者接触史,以往有无麻疹发病史或其他急、慢性疾病史。近期有无服用易发皮疹的药物。

2.评估症状、体征

潜伏期 6～18 天,接受过免疫者可延长至 3～4 周。病程分三期。

(1)前驱期:一般 3～4 天,有发热、上呼吸道炎和麻疹黏膜斑。此期患儿体温逐渐增高达 39～40 ℃,伴头痛、咳嗽、喷嚏、流泪、眼睑浮肿、结膜充血、畏光并流泪(或呈浆液脓性分泌物)、咽部充血。此期尤以眼部症状突出,并可于下睑边缘见到一条明显充血红线(Stimson 线),对诊断麻疹极有帮助。另外在下磨牙相对应的颊黏膜上,可出现 0.5～1 mm 直径的灰白色小点。

(2)出疹期:一般 3～5 天,当呼吸道症状及体温达高峰时患儿开始出现皮疹。皮疹初见于耳后发际,2～3 天渐延及面、颈、躯干、四肢、手心及足底。始为淡红色的斑丘疹,压之褪色,直径

2～4 mm,散在分布,皮疹痒,疹间皮肤正常。病情严重时皮疹常融合,呈浅红色,皮肤水肿,面部浮肿变形。此期全身中毒症状加剧,可因高热引起谵妄、嗜睡,可发生腹痛、腹泻和呕吐,并伴有全身淋巴结及肝、脾肿大,同时咳嗽也加剧,肺部可闻湿啰音,X 线检查肺纹理增多。

(3)恢复期:一般 3～5 天,皮疹按出疹顺序消退,同时有米糠样脱屑及褐色色素沉着,经 1～2 周消退。此期体温下降,全身情况好转。

少数患者,病程呈非典型经过。体内尚有一定免疫力者呈轻型麻疹,症状轻,常无黏膜斑,皮疹稀而色淡,疹退后无脱屑和色素沉着,无并发症。此种情况多见于潜伏期内接受过丙种球蛋白或成人血注射的患儿。体弱、有严重继发感染者呈重型麻疹,持续高热,中毒症状重,皮疹密集融合,常有并发症或皮疹骤退、四肢冰冷、血压下降等循环衰竭表现。此外,注射过减毒活疫苗的患儿还可出现无典型黏膜斑和皮疹的无疹型麻疹。

在麻疹病程中患儿可并发肺炎、中耳炎、喉炎、气管及支气管炎、脑炎、营养不良和维生素 A 缺乏等,并可使原有的结核病恶化。麻疹病毒引起的间质性肺炎常在出疹及体温下降后消退。而继发细菌和感染性肺炎时,肺炎症状加剧,常易并发脓胸、脓气胸。在并发喉炎、气管及支气管炎时,由于小儿呼吸道的解剖生理特点,可发生呼吸道阻塞。

3.评估心理、社会因素

典型患者经治疗很快恢复,但应注意评估家长对麻疹护理知识的了解程度。重症病例应注意评估家长有无焦虑、家庭的护理能力等。

(二)辅助检查评估

1.血常规检查

白细胞减少,淋巴细胞相对增多。中性粒细胞增加,提示继发感染。

2.病毒免疫学检查

结果用免疫荧光染色,在脱落的细胞中可见麻疹病毒,有早期诊断价值。用酶联免疫吸附试验检测血清中特异性 IgM 和 IgG 抗体,在出疹后 3 至 4 天,特异性 IgM 阳性率达 97%。

3.其他检查

心电图、脑电图、胸部 X 线检查。

三、护理问题

(一)体温过高

体温过高与病毒血症、继发感染有关。

(二)皮肤完整性受损

皮肤完整性受损与麻疹病毒感染有关。

(三)营养失调,低于机体需要量

营养失调与消化吸收功能下降、高热消耗增多有关。

(四)有感染的危险

感染与免疫功能下降有关。

(五)潜在并发症

1.肺炎

肺炎与免疫抑制、继发细菌感染有关。

2.喉炎

喉炎与麻疹病毒感染和继发细菌感染有关。

3.脑炎

脑炎与麻疹病毒感染波及脑组织有关。

四、护理措施

(1)维持正常体温、绝对卧床休息至皮疹消退、体温正常为止。室内宜空气新鲜,每天通风2次(避免患儿直接吹风以防受凉),保持室温于18～22 ℃,湿度50％～60％。衣被穿盖适宜,忌捂汗,出汗后及时擦干并更换衣被。监测体温,观察热型。高热时可予物理降温,如减少被盖、温水擦浴等;慎用退热剂,忌用醇浴、冷敷,以免影响透疹,导致并发症。

(2)保持皮肤黏膜的完整性。①加强皮肤的护理:保持床单位整洁干燥和皮肤清洁,在保温情况下,每天用温水擦浴更衣一次(忌用肥皂),腹泻患儿注意臀部清洁,勤剪指甲,防抓伤皮肤继发感染。及时评估透疹情况,如透疹不畅,可用鲜芫荽煎水服用并抹身。须防烫伤,以促进血循环,使皮疹出齐、出透,平稳度过出疹期。②加强五官的护理:室内光线宜柔和,常用生理盐水清洗双眼,再滴入抗生素滴眼液或眼膏(动作应轻柔,防眼损伤),可加服维生素A预防眼干燥症。防止呕吐物或泪水流入外耳道发生中耳炎。及时清除鼻痂,翻身拍背助痰排出,保持呼吸道通畅。加强口腔护理,多饮白开水,可用生理盐水或复方硼砂溶液含漱。

(3)保证营养的供给。发热期间给予清淡易消化的流质饮食,如牛奶、豆浆、蒸蛋等,常更换食物品种,少量多餐,以增加食欲利于消化。多喂开水及热汤,利于排毒、退热、透疹。恢复期间应添加高蛋白、高维生素的食物。指导家长做好饮食护理,无须忌口。

(4)注意病情的观察。麻疹并发症多且重,为及早发现,应密切观察病情。出疹期如透疹不畅、疹色暗紫、持续发热、咳嗽加剧、鼻扇喘憋、发绀,为并发肺炎的表现,重症肺炎尚可致心力衰竭。患儿频咳、声嘶,甚至哮吼样咳嗽、吸气性呼吸困难、三凹征,为并发喉炎表现。患儿出现嗜睡、惊厥、昏迷为并发脑炎表现。

(5)预防感染的传播麻疹是可以预防的,为控制其流行,应加强社区人群的健康宣教。①管理好传染病:对患儿宜采取呼吸道隔离至出疹后5天,有并发症者延至疹10天。接触的易感儿隔离观察21天。②切断传播途径:病室要注意通风换气,进行空气消毒,患儿衣被及玩具曝晒2小时,减少不必要的探视,预防继发感染。因麻疹可通过中间媒介传播,如被患者分泌物污染的玩具、书本、衣物,经接触可导致感染,所以医务人员接触患儿后,必须在日光下或流动空气中停留30分钟以上,才能再接触其他患儿或健康易感者。流行期间不带易感儿童去公共场所,托幼机构暂不接纳新生。③保护易感儿童:为提高易感者免疫力,对8个月以上未患过麻疹的小儿可接种麻疹疫苗。接种后12天血中出现抗体,1个月达高峰,故易感儿接触患者后2天内接种有预防效果。对年幼、体弱的易感儿肌内注射人血丙种球蛋白或胎盘球蛋白,接触后5天内注射可免于发病,6天后注射可减轻症状,有效免疫期3～8周。由于麻疹疫苗免疫接种后阳转率不是100％,且随时间延长,免疫效果可变弱,1989年美国免疫咨询委员会提出:4～6岁儿童进幼儿园和小学时,应第二次接种麻疹疫苗,进入大学的年轻人要再次进行麻疹免疫。急性结核感染者如需注射麻疹疫苗,应同时进行结核治疗。

(郭玲玲)

第六节　小儿传染性单核细胞增多症

传染性单核细胞增多症是由人类疱疹(EB)病毒所引起的淋巴细胞增生性急性自限性疾病。主要临床特征为发热,咽痛,肝脾淋巴结肿大,外周血中淋巴细胞显著增多,并出现异常淋巴细胞,嗜异性凝集试验呈阳性,血清中可检出抗 EB 病毒抗体。

一、护理评估

（一）病因病史

询问患儿是否感染 EB 病毒或有与此类患者的接触史。

（二）症状体征

患者有不规则发热、淋巴结肿大、咽喉部充血、皮疹。

（三）相关检查

血常规、血生化、病原学检查。

（四）心理状态

患者对疾病的认知程度,有无焦虑情绪。

二、护理措施

（一）隔离

应对患儿行呼吸道隔离,本病经口、鼻密切接触为主要传播途径,也可经飞沫及输血传播。

（二）休息

发病初期应卧床休息2～3周。

（三）饮食

给予清淡、易消化、高蛋白、高维生素流质饮食或半流质饮食,少食干硬、酸性、辛辣食物,保证供给充足的水分,每天的饮水量:少儿为 1 000～1 500 mL、成人为 1 500～2 000 mL。

（四）观察要点

(1)密切观察患者面色、神志、脉搏、呼吸、血压等生命体征情况。

(2)注意观察体温变化及伴随的症状,体温超过 38.5 ℃时应给予物理和药物降温。

（五）对症护理

(1)发热患者多饮水,体温过高者遵医嘱给予降温措施。

(2)加强口腔护理,保持口腔清洁。

(3)皮肤护理:注意保持皮肤清洁,每天用温水清洗皮肤,及时更换衣服,衣服应质地柔软、清洁干燥,避免刺激皮肤。保持手的清洁更重要,应剪短指甲,切勿搔抓皮肤,防止皮肤破溃感染。

(4)肝脾的护理:肝大、转氨酶高时可口服维生素 C 及其他保肝药物以保护肝脏。脾大时应避免剧烈运动(特别是在发病的第二周),以免发生外伤引起脾破裂。

(5)淋巴结肿大的患者要注意定期复查血象,因淋巴结消退比较慢,可达数月之久。

（六）心理护理

向患者及家属讲解疾病相关知识,治疗与转归,获取治疗护理配合,减少焦虑情绪。

三、健康指导

（1）对患者进行安慰、解释,取得信任,鼓励配合治疗。

（2）对家属说明病情预后情况及护理措施,叮嘱遵医嘱服药,定期复查。

（郭玲玲）

第七节　小儿流行性乙型脑炎

一、疾病概述

流行性乙型脑炎简称乙脑,是由乙脑病毒引起,以脑实质炎症为主要病变的中枢神经系统急性传染病。为病毒性脑炎中病情最重且预后较差的一种脑炎,病死率高,后遗症多。临床上以高热、意识障碍、抽搐、脑膜刺激征及病理反射为特征。自乙脑疫苗使用以来,发病率明显降低。

（一）病因及危险因素

乙脑的病原体为乙脑病毒,是嗜神经的病毒,对常用消毒剂敏感,但耐低温和干燥。病毒的抗原性较稳定,人与动物感染后可产生补体结合抗体、中和抗体及血凝抑制抗体,这些特异性抗体的检测有助于临床诊断和流行病学调查。

（二）流行病学特点

1.传染源

乙脑是动物源性传染病,人畜都可患病,成为传染源。动物如猪、马、狗等的感染率高,血中病毒含量多,传染性强,特别是猪(幼猪)感染率高,是主要传染源。人感染病毒后病毒血症期短(5天),血中病毒含量少,所以人不是主要传染源。

2.传播途径

蚊子不仅是乙脑的主要传播媒介,且是病毒的长期储存宿主。国内传播乙脑病毒的蚊种有库蚊、伊蚊和按蚊,三带喙库蚊是主要传播媒介。人被带病毒的蚊虫叮咬后,在机体免疫力低下时,病毒侵入中枢神经系统引起发病。

感染后可获得持久免疫力。乙脑患儿多为10岁以下儿童。

3.流行特征

乙脑发生有明显的地区性和季节性,主要分布于亚洲,我国除东北北部、青海、新疆、西藏外,均有流行。热带地区全年均可发病,呈高度散发性。

（三）临床表现

本病一般病程分为五期。

1.潜伏期

潜伏期多为4～21天。

2.前驱期

前驱期一般1～3日,相当于病毒血症期,起病急,主要表现为发热和神志改变。体温在1～2天升高到39～40 ℃,伴头痛、恶心和呕吐,多有精神倦怠或嗜睡,部分呈现颈项强直、惊厥甚至昏迷,检查可见病理反射阳性,婴儿有前囟饱满。

3.极期

极期持续7天左右,病情突然加重,主要表现如下。

(1)高热:体温高达40 ℃以上,持续7～10天,体温越高,热程越长,病情越重。

(2)意识障碍:为本病主要表现,迅速转入半昏迷或昏迷。昏迷越深,持续时间越长,病情越重,预后越差。

(3)抽搐或惊厥:为病情严重表现,四肢或全身出现反复、频繁的强直性抽搐,历时数分钟至数十分钟不等,均伴有意识障碍。频繁抽搐可致发绀及呼吸暂停,加重脑缺氧及脑水肿而使病情加重。

(4)呼吸衰竭:为本病致死的主要原因,多为中枢性呼吸衰竭,表现为呼吸节律不规则、暂停,抽泣样或叹息样呼吸,双吸气,下颌呼吸等;严重者发生脑疝,两侧瞳孔大小不一或散大,呼吸突然停止而死亡。

(5)其他:颅内压增高表现为剧烈头痛、喷射性呕吐、血压升高、脉搏减慢、婴儿前囟隆起、脑膜刺激征阳性。其他神经系统表现为大小便失禁、尿潴留、浅反射消失、深反射先亢进后消失、病理反射征阳性。

4.恢复期

大多数病情不再加重而进入恢复期,抽搐减轻至停止,神志渐恢复,病理反射消失,多于2周左右完全恢复,少数重症可有神志不清、吞咽困难、失语、失明、耳聋、痴呆、肢体瘫痪等,经积极治疗多能在半年内恢复。

5.后遗症期

病后6个月仍有神经系统症状、体征或精神异常,应视为后遗症,主要有智力障碍、多动、癫痫发作(可持续终生)等。

根据乙脑极期的主要表现又分轻型、普通型、重型、极重型,其特点见表5-1。

表5-1 临床分型

症状	轻型	普通型	重型	极重型
体温/℃	38～39	39～40	40～41	＞41
神志	清楚或嗜睡	嗜睡或浅昏迷	昏迷	深昏迷
抽搐	无	偶有	反复	频繁
呼吸衰竭	无	无	可有	常有
脑疝	无	无	可有	常有
后遗症	无	无	部分有	大部分有
病程/d	5～7	7～10	10～14	＞14

二、治疗概述

患者应住院治疗,病室应有防蚊、降温设备,应密切观察病情,细心护理,防止并发症和后遗症,对提高疗效具有重要意义。

（一）一般治疗

注意饮食和营养,供应足够水分,高热、昏迷、惊厥患儿易失水,故宜补足量液体,但输液不宜多,以防脑水肿,加重病情。对昏迷患儿宜采用鼻饲。

（二）对症治疗

对患儿高热的处理:室温争取降至 30 ℃以下。高温患者可采用物理降温或药物降温,使体温保持在 38～39 ℃(肛温)。避免用过量的退热药,以免因大量出汗而引起虚脱。

（三）肾上腺皮质激素及其他治疗

肾上腺皮质激素有抗炎、退热、降低毛细血管通透性、保护血-脑屏障、减轻脑水肿、抑制免疫复合物的形成、保护细胞溶酶体膜等作用,对重症和早期确诊的患者即可应用。过早停药症状可有反复,如使用时间过长,则易产生并发症。

在疾病早期可应用广谱抗病毒药物:退热明显,有较好疗效。

（四）后遗症和康复治疗

康复治疗的重点在于智力、吞咽、语言和肢体功能等的锻炼,可采用理疗、体疗、中药、针灸、按摩、推拿等治疗,以促进恢复。

三、护理评估、诊断和措施

（一）发热

发热与感染有关。

（1）护理诊断:体温过高。

（2）护理措施:降低体温。

密切观察和记录患儿的体温,及时采取有效降温措施,将室温控制在 25 ℃以下。高热患儿头部放置冰帽、冰枕,颈部、腋下、腹股沟等大血管处放置冰袋或乙醇擦浴、冷盐水灌肠。亦可遵医嘱给予药物降温或采用亚冬眠疗法。降温过程中注意观察体温、脉搏、呼吸、血压,保持呼吸道通畅,及时吸痰、给氧。

（二）呼吸困难

呼吸困难与痰液黏稠、咳嗽无力有关。

1.护理诊断

清理呼吸道无效。

2.护理措施

保持呼吸道通畅。

鼓励并协助患儿翻身、拍背,以利分泌物排出。痰液黏稠者给予超声雾化吸入,必要时用吸痰。同时给氧,减轻脑损伤,并准备好气管插管、气管切开、人工呼吸器等物品以便急用。

（三）抽搐

抽搐与疾病有关。

1.护理诊断

惊厥发作。

2.护理措施

控制惊厥。

及时发现烦躁不安、口角或指(趾)抽动、两眼凝视、肌张力增高等惊厥先兆。一旦出现惊厥或抽搐,应让患儿取仰卧位,头偏向一侧,松解衣服和领口,清除口鼻分泌物;用牙垫或开口器置于患儿上下白齿之间,防止咬伤舌头,或用舌钳拉出舌头,以防止舌后坠阻塞呼吸道。并遵医嘱使用止惊药物,注意此类药物对呼吸和咳嗽的抑制作用。

防治呼吸衰竭:密切观察患儿病情,记录体温、呼吸、脉搏、血压、意识、瞳孔等的变化。保持呼吸道通畅,备好急救药品及抢救器械。

（四）焦虑

焦虑与疾病预后有关。

1.护理诊断

焦虑。

2.护理措施

缓解家长及患儿的焦虑情绪,做好沟通解释及心理护理。

关心患儿,抚摸患儿的身体,对其听、视觉及皮肤感觉予以良性刺激,以减轻恐惧感。

向家长介绍病情及主要处理措施,让其感受到医护人员为抢救患儿所付出的努力,并感受到知情权受到重视,从而增强信任感,减轻自责和焦虑情绪。

（郭玲玲）

第八节　小儿流行性腮腺炎

一、疾病概述

流行性腮腺炎是由腮腺炎病毒引起的小儿时期常见的急性呼吸道传染病。以腮腺肿大、疼痛为特征,各种唾液腺体及其他器官均可受累,系非化脓性炎症。

（一）病因

腮腺炎病毒为 RNA 病毒,人是病毒唯一宿主。

腮腺炎病毒,属副黏液病毒,仅一个血清型,存在于患者唾液、血液、尿液及脑脊液中。此病毒对理化因素抵抗力不强,56 ℃加热 20 分钟或甲醛、紫外线等很容易使其灭活,但在低温条件下可存活较久。

（二）流行病学特点

1.传染源

传染源为早期患者和隐性感染者。病毒存在于患儿唾液中的时间较长,腮肿前 6 天至腮肿后 9 天均可自患者唾液中分离出病毒,因此在这两周内有高度传染性。感染腮腺炎病毒后,无腮腺炎表现,而有其他器官如脑或睾丸等症状者,则唾液及尿亦可检出病毒。在大流行时 30%～40% 患儿仅有上呼吸道感染的亚临床感染,是重要传染源。

2.传播途径

本病毒在唾液中通过飞沫传播(唾液及污染的衣服亦可传染),其传染力较麻疹、水痘为弱。孕妇感染本病可通过胎盘传染胎儿,而导致胎儿畸形或死亡,流产的发生率也增加。

3.易感性

儿童对本病普遍易感,其易感性随年龄的增加而下降。青春期后发病男多于女。病后可有持久免疫力。

(三)发病机制

多认为该病毒首先侵入口腔黏膜和鼻黏膜,在上皮组织中大量增殖后进入血循环(第一次病毒血症),经血流累及腮腺及一些组织,并在其中增殖再次进入血循环(第二次病毒血症),并侵犯上次未受波及的一些脏器。病程早期时从口腔、呼吸道分泌物、血尿、乳汁、脑脊液及其他组织中可分离到腮腺炎病毒。有人分别从胎盘和胎儿体内分离出本病毒。根据本病患儿在病程中可始终无腮腺肿胀而脑膜脑炎、睾丸炎等可出现于腮腺肿胀之前等事实,也证明腮腺炎病毒首先侵入口鼻黏膜,经血流累及各种器官组织的观点,也有人认为病毒对腮腺有特殊亲和性,因此入口腔后即经腮腺导管而侵入腮腺,在腺体内增殖后再进入血循环,形成病毒血症,累及其他组织。各种腺组织如睾丸卵巢、胰腺、肠浆液造酶腺、胸腺、甲状腺等均有受侵的机会,脑膜、肝及心肌也常被累及,因此流行性腮腺炎的临床表现变化多端,脑膜脑炎是病毒直接侵犯中枢神经系统的后果,自脑脊液中可能分离出病原体。

腮腺的非化脓性炎症为本病的主要病变,腺体呈肿胀发红,有渗出物,出血性病灶和白细胞浸润腮腺导管有卡他性炎症,导管周围及腺体间质中有浆液纤维蛋白性渗出及淋巴细胞浸润,管内充塞破碎细胞残余及少量中性粒细胞腺上皮水肿、坏死、腺泡间血管有充血现象腮腺周显著水肿,附近淋巴结充血肿胀。唾液成分的改变不多但分泌量则较正常减少。

由于腮腺导管的部分阻塞使唾液的排出受到阻碍,故摄食酸性饮食时可因唾液分泌增加、唾液潴留而感胀痛。唾液中含有的淀粉酶可经淋巴系统而进入血循环,导致血中淀粉酶增高,并从尿中排出胰腺和肠浆液的造酶含量。本病病毒易侵犯成熟的睾丸,幼年患者很少发生睾丸炎。睾丸曲精管的上皮显著充血,有出血斑点及淋巴细胞浸润,在间质中出现水肿及浆液纤维蛋白性渗出物,胰腺呈充血、水肿,胰岛有轻度退化及脂肪性坏死。

(四)临床表现

典型病例临床上以腮腺炎为主要表现。潜伏期14～25天,平均18天。

本病前驱期很短,可有发热、头痛、乏力、肌痛、厌食等。腮腺肿大常是疾病的首发体征。通常先起于一侧,2～3天波及对侧,也有两侧同时肿大或始终限于一侧者。肿胀以耳垂为中心,向前、后、下发展,局部不红,边缘不清,轻度压痛,咀嚼食物时疼痛加重,在上颌第2磨牙旁的颊黏膜处,可见腮腺管口。腮腺肿大3～5天达高峰,1周左右逐渐消退。颌下腺和舌下腺也可同时受累。不典型病例可无腮腺肿胀而以单纯睾丸炎或脑膜脑炎的症状出现。

腮腺炎病毒有嗜腺体和嗜神经性,故病毒常侵入中枢神经系统、其他腺体或器官而产生下列症状。

1.脑膜脑炎

脑膜脑炎可在腮腺炎出现前、后或同时发生,也可发生在无腮腺炎时。表现为发热、头痛、呕吐、颈项强直,少见惊厥和昏迷。脑脊液呈无菌性脑膜炎样改变。大多预后良好,但也偶见死亡及留有神经系统后遗症。

2.睾丸炎

睾丸炎是男孩最常见的并发症,多为单侧受累,睾丸肿胀疼痛,约半数病例可发生萎缩,双侧萎缩者可导致不育症。

3.急性胰腺炎

急性胰腺炎较少见。常发生于腮腺肿胀数天后。出现中上腹剧痛,有压痛和肌紧张,伴发热、寒战、呕吐、腹胀、腹泻或便秘等。

4.其他

其他临床表现可有心肌炎、肾炎、肝炎等。

(五)流行性腮腺炎诊断标准

1.疑似病例

患儿发热,畏寒,疲倦,食欲缺乏,1日后单侧或双侧非化脓性腮腺肿痛或其他唾液腺肿痛。

2.确诊病例

(1)腮腺肿痛或其他唾液腺肿痛与压痛,吃酸性食物时胀痛更为明显。腮腺管口可见红肿。白细胞计数正常或稍低,后期淋巴细胞增加。

(2)发病前1~4周与腮腺炎患者有密切接触史。

二、治疗概述

隔离患儿使之卧床休息直至腮腺肿胀完全消退。注意口腔清洁,饮食以流质或软质饮食为宜,避免酸性食物,保证液体摄入量。

三、护理评估、诊断和措施

(一)健康管理

1.疼痛

疼痛史腮腺炎引起的腮腺肿大引起。

(1)护理诊断:疼痛。

(2)护理措施:缓解疼痛。

2.发热

发热与感染有关。

(1)护理诊断:体温升高。

(2)护理措施:降低体温。①保证休息,防止过劳,减少并发症的发生。高热者给予物理降温。鼓励患儿多饮水。发热伴有并发症者应卧床休息至热退。②保持口腔清洁,常用温盐水漱口,多饮水,以减少口腔内残余食物,防止继发感染。③给予富有营养、易消化的半流质或软质饮食,忌酸、辣、干、硬食物,以免因唾液分泌及咀嚼使疼痛加剧。④局部冷敷,以减轻炎症充血及疼痛。亦可用中药湿敷。

3.焦虑

焦虑与患儿的疾病发展有关。

(1)护理诊断:焦虑。

(2)护理措施:缓解家长的焦虑,做好解释沟通。

注意有无脑膜脑炎、睾丸炎、急性胰腺炎等临床征象,并给以相应治疗和护理。发生睾丸炎时可用丁字带托起阴囊,局部间歇冷敷以减轻疼痛。

无并发症的患儿一般在家中隔离治疗,指导家长做好隔离、饮食、用药护理,学会病情观察,若有并发症表现,应及时送医院就诊。做好患儿和家长的心理护理,介绍减轻疼痛的方法,使患儿配合治疗。

（二）预防感染传播

发现腮腺炎患儿后立即采取呼吸道隔离措施,直至腮腺肿大消退后3天,有接触史的易感患儿应观察3周。流行期间应加强幼托机构的晨检。居室应空气流通,对患儿口、鼻分泌物及污染物应进行消毒。易感患儿可接种减毒腮腺炎活疫苗。

（郭玲玲）

第九节　小儿贫血

一、概述

贫血是指单位体积的外周血中红细胞、血红蛋白（Hb）和血细胞比容低于正常或其中一项明显低于正常。贫血本身不是一种疾病而是多种疾病的伴随症状。世界卫生组织指出:6个月至6岁儿童Hb低于110 g/L;6～14岁儿童Hb低于120 g/L为诊断儿童贫血的标准。我国小儿血液病学会暂定6个月以下婴儿贫血标准:新生儿Hb低于145 g/L,1～4个月Hb低于90 g/L,4～6个月Hb低于100 g/L者为贫血。贫血是儿童时期特别是婴幼儿时期的常见病,不但影响小儿生长发育,而且是一些感染性疾病的诱因。

临床上多根据红细胞和血红蛋白的数量分为轻、中、重、极重度贫血,见表5-2。

表5-2　贫血的分类

	轻度	中度	重度	极重度
Hb/(g/L)	120～90	90～60	60～30	<30
RBC/(×10¹²/L)	1～3	3～2	2～1	<1

根据病因分为:造血原料缺乏性贫血、红细胞生成不良性贫血、溶血性贫血和失血性贫血。

形态上根据红细胞平均容积（MCV）、红细胞平均血红蛋白量（MCH）、红细胞平均血红蛋白浓度（MCHC）的测定结果分类（表5-3）。

表5-3　贫血的形态分类

贫血类型	MCV/fl	MCH/pg	MCHC/%	疾病
大细胞性	>94	>32	32～38	巨幼红细胞性贫血
正常细胞	80～94	28～32	32～38	急性失血
单纯小细胞性	<80	<28	32～38	遗传性球形红细胞增多症
小细胞低色素性	<80	<28	<28	缺铁性贫血

二、护理评估

（一）临床症状评估与观察

1.询问患儿的病史

询问起病的急和缓;发病年龄;喂养史,是否有偏食、挑食,是否未及时添加辅食;既往史,有无消化系统疾病如消化道溃疡和畸形、慢性、肾病、反复鼻出血、钩虫病等疾病。

2.评估患儿有无贫血表现

(1)一般表现:皮肤黏膜苍白,以口唇、结膜、甲床最明显。年长儿可诉全身无力、头晕、耳鸣、眼前发黑等。病程长者可出现易疲乏、毛发枯黄、营养低下及体格发育迟缓等。

(2)造血器官反应:尤其是婴幼儿常出现骨髓外造血,导致肝、脾、淋巴结增大,且年龄越小、病程越长、贫血越严重,增大越明显,末梢血出现有核红细胞、幼稚粒细胞。

(3)呼吸循环系统:心悸、血压增高、呼吸加快。重度失代偿时,可出现心脏扩大和充血性心力衰竭。

(4)消化系统:胃肠道蠕动和消化酶的分泌功能均受影响,可出现腹胀、便秘、食欲减退、恶心等。

(5)神经系统:表现为精神不振、注意力不集中、头痛、眩晕或耳鸣等。

3.评估不同贫血的表现特点

(1)缺铁性贫血:发生隐匿。患儿皮肤、黏膜苍白,易疲乏,活动后气短;消化系统可出现食欲缺乏、恶心、腹泻、口腔炎、舌乳头萎缩等,少数有异嗜癖;神经系统可出现萎靡不振或易激惹、注意力不易集中、记忆力减退、学习成绩下降等;循环系统可出现心率增快,重者出现心脏扩大及心前区收缩期杂音,甚至发生心力衰竭;其他如细胞免疫功能降低;因上皮组织异常而出现指甲扁平、反甲等。

(2)巨幼红细胞性贫血:神经精神症状主要是表情呆滞、对周围反应迟钝、嗜睡、少哭不笑,智力、动作发育落后甚至出现倒退现象;维生素 B_1 缺乏可出现乏力、手足对称性麻木、感觉障碍、下肢步态不稳、行走困难,年幼儿表现为精神异常、无欲状。

(3)溶血性贫血:①急性溶血,起病急骤,常伴发热、寒战、恶心、腹痛及腰背痛、苍白、黄疸、血红蛋白尿或胆红素尿,重者可发生心力衰竭、急性肾衰竭甚至休克;②慢性溶血,贫血多为轻至中度,有时重度,但一般情况下能耐受,多伴轻度黄疸,肝脾轻或中度肿大,血管外溶血多以脾大为主,血管内溶血肝脾肿大不明显,部分免疫性溶血肝肿大明显;③慢性溶血因感染等诱因而呈急性发作时,为溶血“危象”;人类细小病毒B19感染而表现贫血加重、网织红细胞减少、骨髓红系增生受抑制的现象是“再生障碍危象”;贫血突然加重伴黄疸、网织红细胞增高为“溶血危象”;红细胞葡萄糖-6-磷酸脱氢酶(G-6-PD)缺乏症常在服药、吃蚕豆、感染及接触樟脑丸等诱因作用下发生溶血,除贫血表现外,有黄疸、血红蛋白尿,严重者可出现少尿、无尿、酸中毒和急性肾衰竭。

(4)遗传性球形红细胞增多症以不同程度贫血、溶血性黄疸、脾肿大、球形红细胞增多及红细胞渗透脆性增加为特征。地中海贫血多表现为慢性进行性溶血性贫血,严重者出现地中海贫血特殊面容,即头颅变大、额部隆起、颧骨增高、鼻梁塌陷、两眼距增宽。

(二)辅助检查评估

1.血象

根据红细胞和血红蛋白可判断贫血程度,根据红细胞大小、形态及染色情况判断疾病,如红细胞较小、染色浅、中央淡染区扩大,多提示缺铁性贫血;红细胞大、中央淡染区不明显多提示巨幼红细胞性贫血;红细胞大小不等、染色浅并有异形、靶形,多提示地中海贫血等。

2.骨髓象

除再生障碍性贫血表现为增生低下外,其他贫血表现为增生活跃。缺铁性贫血为早幼红及中幼红细胞比例增高,染色质颗粒致密,血红蛋白形成差。粒系和巨核细胞系正常。巨幼细胞性贫血骨髓增生活跃,红系明显增多,有巨幼变,核浆发育不平衡。

3.血生化检查

缺铁性贫血患儿血清铁降低至低于 50 μg/d,总铁结合力增高至高于 360 μg/d,转铁蛋白饱和度降低至低于 15%,铁蛋白减低至低于 15 g/L。巨幼红细胞性贫血患儿血清叶酸水平减低至低于 2.5 ng/mL,维生素 B_2 低于 100 pg/mL。

4.红细胞脆性试验

红细胞脆性试验示脆性增高,考虑遗传性球形红细胞增多症,降低则见于地中海贫血;红细胞酶活力测定对溶血性贫血有诊断意义等。

三、护理问题

(1)营养失调,低于机体需要量,与铁摄入不足、吸收障碍、需求增加、丢失过多有关。

(2)活动无耐力与缺铁性贫血引起全身组织缺血、缺氧有关。

(3)有感染的危险与机体免疫功能下降有关。

(4)潜在并发症:心力衰竭。

四、护理目标

(1)患儿食欲增加,偏食得到纠正,体重增加,血清铁恢复正常。

(2)患儿活动量增加,活动时无明显心悸、气促、无力等不适感觉。

(3)患儿(或家长)能说出预防感染的重要性,减少或避免感染的发生。

(4)患儿住院期间不发生心力衰竭或发生时能及时发现、处理。

(5)患儿住院期间不发生药物不良反应或发生时能及时发现、处理。

五、护理措施

(一)合理安排患儿饮食

(1)改变不良的喂养方式,提倡合理的母乳喂养,及时添加富含铁或维生素 B_{12} 及叶酸的辅食,如动物肝脏、瘦肉、血、蛋黄、黄豆、海产品、黑木耳、绿叶蔬菜等,改善饮食结构。

(2)培养良好的饮食习惯,纠正偏食,采取措施为患儿提供色香味形俱全的膳食,增加患儿食欲。

(3)G-6-PD 患儿应注意避免食用蚕豆及其制品,忌服有氧化作用药物。

(二)用药的护理

1.缺铁性贫血者补充铁剂的护理

(1)口服铁剂会刺激胃肠道,引起恶心等胃部不适,应从小剂量开始,逐渐增加至全量,在两餐之间服用,避免空腹服用以减少对胃的刺激。忌与影响铁吸收的食品如茶、咖啡、牛乳、谷类、钙片、植酸盐等同时服用,也应避免同时服用抗酸药物及 H_2 受体拮抗剂。与稀盐酸和(或)维生素 C、果糖等同服,可促进铁吸收。为避免牙齿及舌质被染黑,服用铁剂时可用吸管将药液吸至舌根部咽下,服药后漱口。告知患儿及家长服用铁剂期间,患儿的粪便会变成黑色,是由于铁与肠内的硫化氢作用生成黑色的硫化铁所致,是正常现象,不必顾虑。

(2)如果需要肌内注射铁剂,应深部肌内注射,抽药和给药必须使用不同的针头,以防铁剂渗入皮下组织,造成注射部位的疼痛及皮肤着色或局部炎症。首次注射右旋糖酐铁后应观察 1 小时,警惕发生过敏现象。

(3)应用铁剂的疗效判断:用药3～4天后,网织红细胞开始上升,7～10天达高峰,1周后血红蛋白逐渐上升,常于治疗3～4周达到正常。此时不能停药,应在血红蛋白恢复正常后再继续用药6～8周,以增加铁储存。

2.巨幼细胞贫血者补充维生素 B_{12} 和叶酸的护理

(1)应用维生素 B_{12} 和叶酸时应同时口服维生素C,恢复期加服铁剂。单纯维生素 B_{12} 缺乏时,不宜加用叶酸,以免加重神经、精神症状。

(2)药物疗效观察:用维生素 B_{12} 治疗2天后患儿精神好转,网织红细胞增加,6～7天时可达高峰,两周左右降至正常,随后红细胞、血红蛋白上升,一般1～2个月恢复正常。神经系统的症状恢复较慢。口服叶酸后1～2天食欲好转,网织红细胞增加,4～7天达高峰,随后红细胞、血红蛋白增加,一般2～6周恢复正常。

(三)合理安排患儿的休息和活动

轻、中度贫血患儿,让其规律生活,安排患儿进行适合自身状态、力所能及的活动,限制危险性、活动量大的活动,防止出现意外;严重贫血者应卧床休息减少氧耗,减轻心脏负担,定时测量心率,观察有无心悸、呼吸困难等表现,必要时吸氧。

(四)预防感染

居室应阳光充足、空气新鲜,温度、湿度要适宜,根据气温变化及时增减衣服,尽量不到人群集中的公共场所。鼓励患儿多饮水,保持口腔清洁,必要时每天进行2次口腔护理,预防舌炎、口腔炎。注意保持皮肤的清洁,勤换内衣裤。观察皮肤、黏膜、呼吸系统等有无感染迹象,及时给予治疗护理。

(五)防止心力衰竭

密切观察患儿的生命体征,注意心率、呼吸、面色、尿量等变化,若出现心悸、气促、肝脏增大等心力衰竭的症状和体征,应及时通知医师,并按心力衰竭患儿进行护理如卧床休息、取半卧位、酌情吸氧等。重症贫血患儿输血、输液时要根据病情严格控制输液速度,以防心力衰竭。

(六)对于急性溶血性贫血的患儿

要建立并保持静脉通道的通畅。遵医嘱应使用输液泵均匀、准确泵入。严格记录24小时出入量,密切观察患儿尿量及尿色变化,并详细记录。

(七)健康教育

加强预防宣教,强调孕妇及哺乳期妇女预防,婴儿应提倡母乳喂养,并及时添加辅食,早产儿从2个月开始补充铁剂,足月儿从4个月开始补充。宣教科学喂养的方法,及时添加辅食,改善饮食习惯。注意饮食的搭配,用铁锅炒菜,选用富含铁的动物性饮食与富含维生素C的蔬菜搭配以利铁的吸收。黄绿色蔬菜、蛋黄、肉类、动物内脏及紫菜中都含有大量的铁,可以根据孩子的消化能力及饮食习惯进行烹饪。

做好宣教,掌握口服铁剂,补充叶酸、维生素 B_{12} 的方法及注意事项。

解除思想压力,对患儿要多给予关怀、疏导、理解和鼓励,对有异食癖的患儿,应正确对待,不可过多责备。

及时治疗各种慢性失血性疾病。避免服用可诱发疾病的各种食品和药品。

(郭玲玲)

第六章

皮肤科护理

第一节　病毒性皮肤病

病毒性皮肤病是由病毒感染引起的皮肤黏膜病变。病毒侵入人体后,对各种组织有其特殊的亲嗜性,病毒感染可产生各种临床表现,其症状轻重主要取决于机体的免疫状态,同时,也与病毒的毒力有关。

本节介绍常见的病毒性皮肤病:带状疱疹、传染性软疣、手足口病和风疹的护理。

一、带状疱疹

带状疱疹(herpes zester)是由水痘-带状疱疹病毒感染引起的急性疱疹性皮肤病。本病常突然发生,表现为成群的密集性小水疱,沿一侧周围神经呈带状分布,常伴有神经痛和局部淋巴结肿痛,愈后极少复发。在临床工作中,常发现有些小儿在接触了带状疱疹患者后发生水痘,而有些成人在接触了水痘患者后患带状疱疹。

(一)一般护理

(1)安排病室时,相同病原的患者可同居一室,避免与免疫力低下的患者同病室。

(2)保持病室安静、整洁,温湿度适宜。每天定时通风,每天2次空气消毒,用物专人专用。

(3)选择营养丰富、清淡易消化的饮食,多吃新鲜水果、蔬菜。急性期避免摄入辛辣、刺激性食物;治疗期间不宜饮浓茶、咖啡,戒烟、戒酒,禁止饮用一切含有酒精的饮料。

(4)提供良好的睡眠、休息环境,保证充足的睡眠,有助于疾病康复。

(5)评估患者二便情况,尤其要密切观察外阴部带状疱疹患者二便情况。

(6)每天测量生命体征,注意体温变化。严重病例、泛发性患者以及偶见有复发者常伴高热等全身症状,往往提示免疫功能有缺陷及有潜在的恶性疾患。

(二)专科护理

1.皮损护理

(1)保持皮损处清洁干燥,贴身衣物应选择宽松、纯棉织品,避免抓挠、挤压和冷热刺激,以免继发感染。

(2)皮疹处有水疱者,按照"疱液抽取法"处理,局部皮损应清除全部水疱和痂皮,可以缩短患者皮损干燥结痂的时间,减少感染机会,缩短疼痛的时间,减轻患者的痛苦,并外用抗菌溶液湿敷,每天2次,每次20~30分钟,紫外线照射治疗,保持皮疹清洁、干燥。皮疹面积较大时,应用一层无菌纱布覆盖,避免摩擦皮损处,预防感染。

(3)皮疹发生感染时,给予清除腐痂,外用抗菌药、复方壳聚糖膜剂;伴有糖尿病的带状疱疹溃疡者,外用每毫升生理盐水含有1单位普通胰岛素溶液湿敷,效果较好。

(4)红光、微波照射治疗,促进表面干燥,必要时可使用促进表皮生长的药物。

(5)皮疹处痂皮较厚的患者,可外用抗菌药物软膏,促进痂皮软化、脱落。

2.病情观察及护理

(1)观察皮疹情况,有无继发感染、水疱形成及皮损处是否清洁、干燥。

(2)注意体温变化,高热者给予物理降温或适量应用退热药并按高热患者护理,儿童避免服用阿司匹林。

(3)不同部位皮疹观察及护理。①皮疹发生在头面部者,观察有无周围性面瘫;耳郭及外耳道疱疹,观察有无耳和乳突深部疼痛,有无唾液腺和泪腺分泌减少,有无眩晕、恶心、呕吐、眼球震颤、听力障碍等亨特氏综合征(Ramsay-Hunt综合征)表现;皮疹发生在头面部者,应选择纯棉、色浅的枕巾,每天更换。②皮疹累及眼部时,应观察患者视力情况,角膜和结膜有无充血、穿孔等。避免强光刺激,避免用手揉眼及不清物接触双眼,如有分泌物,及时用一次性消毒棉签拭去,每天应用无菌生理盐水冲洗双眼,定时滴用抗病毒眼药水。③皮疹累及口腔者,餐前、餐后、睡前应漱口,晨晚间进行口腔护理;影响进食者,应给予半流质饮食或流质饮食,必要时补液。④皮疹发生在乳房部位者,避免穿文胸、紧身内衣;乳房下皮疹伴水疱、破溃时,应将乳房托起,暴露皮损,促进通风干燥,预防感染。⑤皮疹发生在手部者,应避免提拿物品,避免接触水、污物等;皮疹发生在足部,避免穿袜子,应穿宽大的拖鞋。伴有肿胀者,应抬高患肢,促进血液及淋巴液回流,睡眠时应采取健侧卧位。⑥皮疹发生在会阴处,观察二便排出情况,便后用1:10 000高锰酸钾溶液清洗,确保皮损处清洁干燥。穿纯棉长裙,避免穿内裤,必要时给予支被架。尿潴留者,可采取听流水声、热敷、按摩、局部刺激等措施帮助排尿,若以上方法均无效,B超提示膀胱残余尿量超过400 mL,予间歇导尿或留置导尿,留置导尿期间指导患者每天饮水2 500～3 000 mL,达到自然冲洗尿道的目的。尿道口每天消毒2次,膀胱每天冲洗1次。间歇式夹闭导尿管,训练膀胱反射功能。排便困难者,除神经麻痹原因外,给予开塞露肛注、口服疏肝理气具有泻下作用的中药并观察排便情况,必要时遵医嘱予以灌肠。⑦注意观察有无特殊类型带状疱疹,带状疱疹性脑炎会出现头痛、呕吐、惊厥或其他进行性感觉障碍;内脏带状疱疹引起的胃肠道、泌尿道、腹膜及胸膜刺激症状等。

3.疼痛护理

(1)协助患者取舒适体位,操作时动作应轻柔、迅速,夜间操作应尽量集中。

(2)与患者充分沟通,评估疼痛的原因、性质和程度等。

(3)了解患者既往疼痛的处理办法及效果,指导患者应用物理方法分散注意力,鼓励患者进行文娱活动,如看报、听收音机或音乐等,根据病情适当运动,如有节律地呼吸或按摩局部皮肤,有目的性地想象或者回忆过去愉快的经历,减轻疼痛,促进睡眠。

(4)疼痛严重时可遵医嘱给予物理治疗、中医针刺疗法,必要时给予药物止痛并观察疗效。

4.发热护理

(1)保持床单位及被服的整洁、干燥,出汗后及时拭干汗液,更换衣服,注意保暖。

(2)监测生命体征,每天4次并记录,体温高于或等于38.5 ℃时,遵医嘱给予物理降温或药物降温,降温30分钟后测量体温,并记录在体温单上,待体温正常3天后改为每天1次。

（3）做好口腔护理。

（4）无禁忌证患者，鼓励其多喝水，给予清淡易消化、高蛋白、高维生素的饮食。

（5）遵医嘱应用抗菌药物并观察疗效。

5.用药护理

（1）抗病毒药物宜早期应用，常用药物如更昔洛韦、阿昔洛韦，都是通过肾脏代谢的，告知患者要多饮温水，注意有无肾脏损害发生。输注阿昔洛韦注射液可促使小血管收缩，冬季输液时应注意输液肢体的保暖，以避免因血管收缩引起输液不畅、疼痛。

（2）营养神经的药物和止痛药应饭后服用，长期服用止痛药时应注意成瘾性。

（3）中药应根据药物性质服用。常用疏肝清热、活血化瘀的药物，少量患者服用后发生腹泻，应观察大便的次数和性状。服用中药时不宜饮浓茶，如患者有饮茶习惯的，建议其饮淡茶。

（4）急性期疼痛时，遵医嘱合理应用糖皮质激素可抑制炎症过程，缩短疼痛的病程，主要用于病程 7 天内、无禁忌证的老年患者，可口服泼尼松 7～10 天。

（5）使用退热药应及时补水，注意观察、记录用药后体温变化。

（三）健康教育

（1）注意休息，避免因劳累、感冒等降低机体免疫力，影响疾病恢复。

（2）结痂未脱落前，禁搓澡、泡澡、蒸桑拿等，会阴部有结痂应避免性生活，以防止感染发生。

（3）部分患者在皮损完全消失后，仍遗留有神经痛，可采取热敷、针灸、理疗等缓解疼痛。

（4）患病期间禁止接触未行免疫接种的儿童、老人及免疫力低下的人群。

二、传染性软疣

传染性软疣是由传染性软疣病毒感染所致的皮肤病，多见于儿童及青年人，具有传染性。潜伏期 14 天至 6 个月，主要传播方式是皮肤间的密切接触；此外，亦可通过性接触、日常生活用品接触等途径传播。

（一）一般护理

（1）皮损无感染者，可给予正常的饮食。

（2）保持皮肤清洁干燥，防止继发感染。

（3）避免用手搔抓皮损，以免自身传染或传染给他人；内衣应柔软、宽松，防止摩擦。

（4）患病期间物品不应混用，衣服及接触物应单独使用，定期清洗、消毒。

（二）专科护理

1.皮损护理

（1）无感染的皮疹，在严格无菌操作下，用刮匙将软疣小体刮除，以 2%碘酊外涂创面，详见"匙刮法"。第 2 天开始，遵医嘱涂擦抗菌药物软膏，每天两次，擦涂 5～7 天，预防感染。告知患者及家属皮损部位不用包扎，尽量避免摩擦及刺激伤口，禁止淋浴及搓澡。

（2）皮疹发生感染时，可给予抗菌药物（如呋喃西林软膏等）外用，待炎症消退后再刮除。避免抓挠，因抓破皮疹可导致感染或接种正常皮肤出现新的软疣。

2.病情观察

（1）观察儿童皮损发生的部位，好发于手背、四肢、躯干及面部，也可发生于外阴部。

（2）观察成人皮损发生的部位，经性接触传播，可见于生殖器、臀部、下腹部、耻骨区及大腿等，也可发生于躯干、四肢及面部。

（3）观察皮损的大小、形状、颜色、数量及有无破溃、感染，皮损典型表现为直径 3～5 mm 大小的半球形丘疹，呈灰色或珍珠色，表面有蜡样光泽，中央有脐凹，内含乳白色干酪样物质，即软疣小体。

（三）健康教育

（1）向患者或家属讲解疾病的病因、传染方式及预防的方法。

（2）为防止传染性软疣扩散，告知患者避免到公共游泳池游泳、使用公共洗浴设施、参加接触性体育活动等，直至皮疹完全消退。避免搔抓，防止病变、自身接种传染。

（3）皮疹刮除后，贴身的内衣裤应开水煮沸，毛巾、拖鞋等个人洁具应专人专用，禁止共用搓澡巾，防止交叉感染。

（4）皮损愈合期间，每天遵医嘱用抗菌药物软膏涂 1～2 次，预防皮损感染。愈合后局部可出现色素沉着，逐渐吸收。

（5）创面 1 周内勿沾水，1 周后可淋浴，1 个月内禁搓澡、泡澡、蒸桑拿等，防止感染。

（6）指导患者加强锻炼，提高机体抵抗力。

（7）根据传染性软疣的疾病特点。治疗将进行多次，方可治愈。如发现有新生皮疹，应及时治疗。

（8）告知患者沾污的衣物要消毒处理，可开水煮沸或日晒 6 小时。

（9）幼儿园或集体生活勿共用衣物和浴巾，并注意消毒。

三、手足口病

手足口病是由多种肠道病毒引起的常见传染病，以婴幼儿发病为主，多发生于学龄前儿童，尤以 1～2 岁婴幼儿最多。大多数患者症状轻微，以发热和手、足、口腔等部位的皮疹或疱疹为主要特征。少数患者可并发无菌性脑膜炎、脑炎、急性弛缓性麻痹、肺水肿、循环障碍、呼吸道感染和心肌炎等，个别重症患儿病情进展快，易发生死亡，致死原因主要为脑干脑炎及神经源性肺水肿。少年儿童和成人感染后多不发病，但能够传播病毒。潜伏期一般 3～5 天，病程一般约 1 周，愈后极少复发。

（一）一般护理

（1）建立传染病登记卡，根据规定及时据实上报。

（2）安排病室时，同病种患者应安排同一病室，以免传染他人，实施接触性、空气传播、飞沫传播的隔离。限制探视及陪护人员，陪护人员相对固定，禁止与其他患者相互接触。

（3）病室每天空气消毒 2 次，地面、家具、物品用含氯消毒液每天擦拭 2 次，衣物、毛巾、玩具、餐具等个人用品均应消毒处理。患儿呕吐物、排泄物等倾倒前用等量含氯消毒剂浸泡 30 分钟后弃去。床头配备快速消毒洗手液，陪护及家属接触患者前后均应洗手消毒。

（4）保持口腔清洁，餐前、餐后、睡前漱口，每天 2 次口腔护理。

（5）对于低热及中等发热的患者不需要特殊处理（有高热惊厥史者除外），多饮水，注意保暖。对于高热患者，每天 4 次测量体温，给予物理降温或遵医嘱服用药物降温。高热持续患者，药物降温每天不超过 4 次。出现高热不退、肢体抖动或肌阵挛者，年龄在 3 岁以内，病程在 5 天以内，降温的同时，给予安定等镇静剂。大量出汗、食欲不佳及呕吐时，及时补充液体，防止虚脱。

（6）饮食以清淡为主，宜选择温凉、无刺激、富含维生素、易消化、流质饮食或半流质饮食。多饮温开水，注意饮食卫生，避免饮生水及食用腐败、不洁食物。忌食辛辣腥发刺激性食物。口腔有糜烂者给予流质或半流质饮食。母乳喂养的患儿，母亲也应禁食辛辣刺激性食物，保持乳头部位的清洁卫生，每次哺乳前应用温水擦净乳头再行哺乳。

（二）专科护理

1.皮肤护理

（1）保持口腔、手足等部位皮肤、黏膜的清洁卫生。选择柔软、舒适、宽大的棉质衣服，经常更换，保持清洁干燥。剪短指甲，婴幼儿可戴手套，避免抓伤皮肤，预防感染。

（2）臀部皮疹者，保持臀部清洁、干燥，加强看护，防止搔抓，及时清理患儿的大小便，便后清洗臀部，防止疱疹破溃。

（3）手足及臀部疱疹溃疡者给予抗菌溶液湿敷或外用抗菌药物软膏。

（4）口腔黏膜疱疹溃疡者，餐前、餐后、睡前给予漱口液漱口，以减轻进食时口腔黏膜的疼痛，预防感染。每天2次生理盐水棉球口腔护理。对不会漱口的患儿，用棉棒蘸漱口液轻轻地擦拭口腔黏膜。遵医嘱使用西瓜霜等药物涂擦口腔患处，每天2～3次。

（5）口腔及咽部疱疹溃疡严重者可遵医嘱应用抗病毒、抗菌药物进行雾化吸入。

2.病情观察及护理

（1）普通病例观察：①观察体温变化，注意热型，有无低热、全身不适、腹痛等前驱症状，有无咳嗽、流涕和流口水等类似上呼吸道感染的症状，如体温高于或等于38.5 ℃，按高热护理，遵医嘱使用物理降温或药物降温。②观察患者手足、口腔黏膜、齿龈、舌和腭部、臀部和身体其他部位有无疱疹、溃疡及皮疹消退情况；有无咽痛、疼痛性口腔炎、恶心、呕吐等。

（2）重症病例观察：①观察神经系统表现，患者的精神状态，有无脑膜炎、脑炎、脑脊髓炎症状，如嗜睡、易惊、头痛、呕吐，甚至昏迷，有无肢体抖动、肌阵挛、肢体瘫痪、共济失调眼球运动障碍等表现。②观察有无肺水肿、循环障碍、心肌炎等表现，如呼吸急促，呼吸困难，口唇发绀，咳嗽、咳白色、粉红色或血性泡沫样痰液。③观察循环系统表现，有无面色苍灰、皮肤花纹、四肢发凉、指（趾）发绀、出冷汗、毛细血管再充盈时间延长、心率增快或减慢、脉搏浅速或减弱甚至消失、血压升高或下降等症状。

（3）密切观察周围人群，包括患者家属、医护人员有无感染症状。

3.用药指导

遵医嘱给予利巴韦林、阿昔洛韦等抗病毒治疗。利巴韦林常见不良反成有溶血、血红蛋白减少及贫血、乏力等。

（三）健康教育

（1）教会患者及家属皮肤护理及消毒方法。

（2）患病期间应隔离治疗，一般1～2周，不能外出，限制在室内活动，以免传染他人。

（3）养成良好的卫生习惯，进行分餐制，餐具应专人专用，不与他人共用生活用品，患者用过的毛巾、手绢、牙杯、玩具、食具、奶具以及床上用品均应消毒处理，接触患者和被患者污染的衣服、用物、分泌物、排泄物前后均应及时洗手，保持皮肤清洁，选择纯棉、宽松衣物，勤换洗。

（4）保持环境卫生清洁，空气新鲜，经常开窗通风。

（5）避免与患者或有可疑症状者接触，不要随意使用别人的餐具或其他生活用品，尽量少去人口密集的公共场所，教导小儿勿随意将手放入口中。

四、风疹

风疹是一种由副病毒引起的急性呼吸道发疹性传染病。风疹以红色斑丘疹,枕后、颈、耳后淋巴结肿大,伴低热等轻微全身症状为特征。在大城市春季流行,多见于儿童及青年。潜伏期14～21 天,平均 18 天,潜伏期有传染性,出疹后传染性迅速下降。

（一）一般护理

（1）建立传染病登记卡,根据规定及时据实上报。确诊后应实施空气传播的隔离,戴口罩,防止传染他人。

（2）安排病室时,同病种患者可安排同一病室,避免接触孕妇及未行免疫接种的儿童、青少年,防止传染。

（3）病室每天空气消毒 2 次,呼吸道分泌物、排泄物等应按消毒隔离原则处理。

（4）给予富含蛋白质和维生素的流质或半流质饮食,多饮水。切忌盲目忌口,以免造成营养不良和维生素缺乏,导致机体抵抗力下降,疾病康复减慢,甚至加重病情,引发并发症发生。

（5）监测生命体征,密切观察体温变化。高热者,应多饮水,每天测量 4 次体温,实施物理降温或药物降温,注意保暖。

（二）专科护理

1.病情观察与护理

（1）观察有无发热、咳嗽、流涕、腹泻、呕吐、头痛、咽痛等情况发生,应嘱患者注意休息,多饮水,饮食应清淡、易消化,如体温高于或等于 38.5 ℃,按高热护理,遵医嘱给予物理降温或药物降温。

（2）观察有无枕后、颈、耳后淋巴结肿大、触痛的情况。

（3）观察皮肤黏膜出疹及消退情况,一般发热 1 天后出现淡红色、大小不一的丘疹、斑丘疹或斑疹,部分融合成片,先见于面部;第 2 天扩展至躯干和四肢,面部皮疹消退;第 3 天躯干皮疹消退;第 4 天四肢皮疹消退,皮疹消退后不留痕迹。部分患者皮疹可持续数周或没有皮疹。

（4）注意风疹并发症的观察及护理。①风疹综合征:孕妇在妊娠 4 个月内患风疹,可发生流产、死产、早产或畸胎,应加强对孕妇及育龄妇女的观察。②关节炎:成人及较大的儿童应注意有无关节肿痛情况,出现关节肿痛应注意卧床休息和保暖,减少活动,疼痛严重者遵医嘱给予止痛剂。③观察有无并发中耳炎、支气管炎、心肌炎、脑炎、紫癜的发生。

2.用药护理

根据患者病情遵医嘱给予退热药、止咳药等对症处理,同时观察疗效、药物作用及不良反应。

（三）健康教育

（1）本病传染期短,自皮疹出现后须隔离 5 天;必须外出时,应戴口罩,防止传染。

（2）对已确诊风疹的早期孕妇,应终止妊娠。

（3）儿童、青少年及易感育龄妇女可接种风疹减毒活疫苗。

（游贵前）

第二节　遗传性皮肤病

遗传性皮肤病是一组由于遗传物质改变而导致的皮肤黏膜病变。根据遗传性皮肤病发病过程中遗传因素的作用,分为单基因遗传性皮肤病、多基因遗传性皮肤病和其他(包括染色体病、线粒体病等)。本节仅介绍几种常见的遗传性皮肤病的护理,包括鱼鳞病、遗传性掌跖角化病、遗传性大疱性表皮松解症、家族性良性慢性天疱疮。

一、鱼鳞病

鱼鳞病是一组以皮肤干燥并伴有片状鱼鳞样固着性鳞屑为特征的角化异常性遗传性皮肤病,临床上分为寻常型鱼鳞病、性连锁鱼鳞病、板层状鱼鳞病、先天性大疱性鱼鳞病样红皮病和先天性非大疱性鱼鳞病样红皮病等多种类型。不同临床类型可能具有不同的发病机制,部分至今尚不明确,其中寻常型鱼鳞病最常见。

(一)一般护理

(1)病室整洁、空气清新,根据患者病情调节室温,一般 18～22 ℃,相对湿度保持在50％～60％,小儿患者室温保持在 22～24 ℃,相对湿度 55％～65％。冬季避免空气干燥,可使用加湿器。

(2)根据患者病情安排单人或多人病室。患儿应给予保护性隔离,病室用紫外线循环空气消毒机消毒,每天 6 次,每次 2 小时。

(3)保持床单位清洁、干燥、平整,每天 2 次湿式清扫,鳞屑多时应随时清扫。

(4)饮食上给予高蛋白、高维生素、易消化的食物,如蛋类、瘦肉、豆制品、新鲜蔬菜及水果,多饮水,避免进食辛辣刺激性食物,保证足够的热量及营养供给,以促进皮肤修复。小儿患者必须确保液体及营养供给,以维持水、电解质及酸碱平衡。

(5)保持皮肤清洁、滋润,避免搔抓,勤剪指甲,适当增加涂擦润肤剂的次数,每天 3～4 次或更多,洗浴后应及时涂擦润肤剂。

(6)选择宽松、柔软、棉质的贴身衣裤,避免摩擦皮肤,加重瘙痒感觉。

(7)由于患者皮肤干燥、角化、弹性下降,嘱患者不要做剧烈的运动,同时尽量减少因牵扯造成的物理性损伤,应加强生活照顾(如协助患者更衣、进食、如厕等)。

(8)全身泛发皮损者,因皮肤散热功能明显下降,故应密切观察患者生命体征变化,尤其是体温的变化。

(二)专科护理

1.皮损护理

(1)保持全身皮肤清洁、滋润,每天进行温水洗浴或盐水浴,不用碱性强的皂液或浴液,全身涂擦护肤油脂类药物,如维生素乳膏、尿素霜、珍珠霜等,以保持水分。

(2)头部皮损处可用 3％硼酸溶液湿敷,每天 1～2 次,每次 30 分钟,再涂擦维 A 酸软膏。

(3)皮损感染时,先用温水和抗菌溶液浸泡或湿敷,达到消肿收敛的作用,再使用抗菌软膏和复方炉甘石溶液涂擦患处。

(4)患儿皮损护理。①育儿箱应保持湿度。并预防裂隙处感染,避免使用角质溶解剂。表皮剥脱阶段,应用单纯性润肤剂。②严格执行无菌操作规程,接触患儿的固定物品(如听诊器、血压计、体温计等)应使用含氯消毒剂擦拭消毒。患儿的用物(如被褥、包布、尿布、毛巾)应每天高压灭菌消毒,避免医源性感染。③皮肤大面积剥脱时,不宜穿衣包裹,应暴露创面,使用无菌棉签均匀涂擦湿润烧伤膏,厚度约 1 mm,以覆盖创面为宜,每 4 小时重复 1 次。④保持皮肤完整、减少摩擦,患儿因疼痛哭闹,肢体摩擦,均可导致干痂脱落或加剧皮损,影响愈合,应遵医嘱注射镇静剂(如苯巴比妥钠)或 10％水合氯醛口服或保留灌肠。⑤口腔护理,可用生理盐水清洗口腔,每天 3～4 次,保持口腔清洁,予温凉奶喂养,避免过热,注意观察口腔黏膜有无糜烂、溃疡等情况。⑥眼部护理,每天用生理盐水棉签清除眼部分泌物及周围干痂,同时观察分泌物量、眼睑及结膜情况。⑦会阴部护理,采用一次性尿裤垫于臀下,每次大小便后及时更换,温水清洗会阴部并局部涂擦氧化锌油。

2.用药护理

(1)以外用药为主,以温和、保湿、轻度剥脱为原则。

(2)10％～20％尿素霜、α-羟基酸或 40％～60％丙二醇溶液可增加皮肤水合程度。

(3)维 A 酸外用制剂或钙泊三醇软膏等可改善角化程度,减少鳞屑,与糖皮质激素联用可增加疗效。

(4)对于性连锁鱼鳞病,外用 10％胆固醇霜可取得较好疗效。

(5)严重患者在冬季可口服维生素 A 或维 A 酸类药物,能明显缓解病情,但长期服用应观察不良反应,定期监测血象及肝肾功能。

3.密切观察病情变化

(1)寻常型鱼鳞病好发于四肢伸侧及背部,尤以胫前最为明显。典型皮损是淡褐色至深褐色菱形或多角形鳞屑,鳞屑中央固着,周边微翘起,常伴有掌跖角化、毛周角化。本病最常见自幼年发病,皮损冬重夏轻。

(2)性连锁鱼鳞病仅限于男性。病变可累及全身,以四肢伸侧、躯干下部为重,胫前最明显,面、颈部和皱褶部也可受累。

(3)板层状鱼鳞病患者出生后即全身覆有一层火棉胶样膜,2 周后脱落,代之棕灰色四方形鳞屑,以肢体屈侧、皱褶部位和外阴为重。部分患者可有眼睑、唇外翻,常伴掌跖角化、皲裂。

(4)先天性大疱性鱼鳞病样红皮病患者出生时即有皮肤潮红、湿润和表皮剥脱,受到微创后出现水疱。水疱易破溃成糜烂面,数天后红斑消退出现丘疹,皮肤皱褶处更明显,呈"豪猪"样外观,常继发感染,严重可致死亡。

(5)先天性非大疱性鱼鳞病样红皮病患者出生时全身皮肤紧张、潮红、覆有细碎鳞屑。皮肤有紧绷感,面部亦可累及,可见睑外翻,青春期后好转。部分可伴有斑秃和甲营养不良。

4.心理护理

从心理上减轻患者及患儿家属的思想压力,增强治疗疾病的信心,取得自身的配合对本病的治疗是至关重要的,所以医护人员应多与患者及家属沟通,详细告知预后情况及日常护理内容,用亲切、热情的语言解释治疗过程及疾病康复的知识,取得患者及家属的理解。

(三)健康教育

(1)向患者及家属讲解疾病的预防、治疗及预后情况等相关知识。

(2)加强饮食营养,多食含有维生素 A 的食物,如胡萝卜和动物内脏等,可以从食物中获得维生素 A。

（3）日常生活中，要多饮水，勤洗盐水浴，通过盐水与角质层作用而利于本病。浴后涂擦润肤剂，保持皮肤清洁、滋润，勤剪指甲，避免搔抓皮肤。

（4）选择温和无刺激、补充水分的洗护用品，避免使用碱性浴液。

（5）恢复期可适当加强锻炼，增强身体抵抗力；本病冬重夏轻，紫外线照射有益于皮损的改善。

（6）定期门诊复查，长期口服维 A 酸类等药物，要遵医嘱按疗程服用，不可自行增减药量，定期复查血常规及肝肾功能。

二、遗传性掌跖角化病

遗传性掌跖角化病以弥漫性或局限性的掌跖皮肤增厚和角化过度为临床特征，有多种类型，常见的有弥漫性掌跖角化病和点状掌跖角化病。

（一）一般护理

（1）病室整洁、空气新鲜，温度适宜，相对湿度保持在 55%～65%。夏季开空调不可过久，冬季避免空气干燥，可使用加湿器。

（2）饮食以清淡、易消化、富含维生素、蛋白质高的食物为主，如牛奶、鸡蛋、豆制品（黄豆、豆腐）、瘦肉、新鲜蔬菜、水果等，多饮水。通过静脉用药，补充氨基酸等，加强营养。避免辛辣、刺激性食物，少食腥发食物，禁烟、酒。

（3）选择柔软、棉质的毛巾、手套、袜子等用物和衣物。

（4）选择温和、无刺激的洗护用品，避免使用碱性、刺激性强的产品，如肥皂。

（5）勤用温水浸泡手、足，水温不可过冷或过热，洗后及时涂擦护肤膏，每天可数次。

（6）过度角化的死皮，不可强行剥脱，以免出血、感染，应用剪刀修剪。

（7）手、足部皮损严重的患者，加强生活照顾，协助患者修剪指甲、更衣、如厕等，限制患者下床行走，减少摩擦，同时做好安全防护，预防跌倒等意外事件。

（二）专科护理

1.皮损护理

（1）保护创面，及时涂擦角质松解剂（10%～20%水杨酸软膏、10%～20%尿素软膏）、维生素 E、维生素 AD 软膏或护肤膏，涂药后戴上一次性薄膜手套，增加保湿效果，提高肌肤细胞的活跃度，加速角质层代谢更新。多种药膏涂擦时，应交替使用。

（2）对于明显增厚的角化性斑块，可选用中药罨包法，如采用黄柏、生地榆各 30 g，蒸发罨包软化角质，也可使用 30%尿素溶液浸泡。

（3）对于肥厚的角质层，可进行封包治疗，如使用怀氏软膏，将药膏均匀涂擦在掌跖角化处，外用保鲜膜封包 10 小时后取下，同时与 0.1%维甲酸软膏交替使用，最好采用晚间封包治疗。

（4）局部皮损可外用 20%尿素软膏、0.1%～0.5%维 A 酸霜或用 15%水杨酸软膏封包软化角质，封包时间一般 20～30 分钟，每天 1～2 次，亦可外用钙泊三醇软膏。

（5）封包治疗后，部分角质层开始脱落，边缘翘起，应协助患者及时用剪刀修剪痂皮，防止脱落的痂皮触碰或刺激新修复的皮肤。一般每周 3～4 次，操作时动作轻柔、耐心、细致。

（6）手、足部出现皲裂时，可用肤疾宁胶布敷贴，保护伤口，减轻疼痛，促进伤口愈合。

（7）病情严重，丧失活动能力，则可考虑分层皮移植。

2.用药护理

维 A 酸类药物(如阿维 A、阿维 A 酯)需长期或终生用药,但不良反应较多,常见的不良反应如皮肤黏膜损害(唇炎、眼干、口干、瘙痒、脱屑等)、致畸、骨质疏松、胰腺炎、高脂血症、肝脏毒性、血液毒性等,停药后即复发,用药期间应加强宣教,提高患者的依从性,不能自行增、减药量或停药,定期复查血常规、肝肾功能,密切观察患者的不良反应,及时对症治疗。

3.密切观察病情变化

(1)弥漫性掌跖角化病:皮损为境界清楚的淡黄色坚硬角化斑块,蜡样外观,边缘常呈淡红色。有时可伴有瘙痒、触痛或疼痛性皲裂,掌跖多汗,甲板增厚混沌,冬季尤重。

(2)点状掌跖角化病的典型皮损为掌跖部散发角化性丘疹,皮色或黄色,直径 2~10 cm,散在分布或排列成片状或线状,丘疹脱落后,呈火山口样小凹陷,偶见甲营养不良。

4.心理护理

患者多因疾病迁延难愈、反复发作、治疗效果不佳等原因,产生畏惧、焦虑、烦躁、易发脾气等,医护人员应耐心、细致地为患者解答疑惑,多给予安慰、劝导,帮助患者正确对待疾病,通过日渐好转的皮损,增强患者战胜疾病的信心。

(三)健康教育

(1)向患者讲解疾病的治疗方法、日常护理、自我保护等知识。

(2)指导患者合理饮食,保证蛋白质、微量元素、维生素的摄入,加强营养,调节免疫力。

(3)指导患者正确使用罨包、封包、涂擦、清除痂皮的方法。

(4)增强自我保护意识,选择合适的洗护用品,避免外界油污、烟尘、化学洗涤剂对肌肤的伤害。

(5)定期复诊,按医师的指导规范用药,不可自行增、减、停药,以免病情反复或加重。

(6)指导患者做好防护,减少摩擦,防止局部长期受压,影响掌跖角质层修复。

三、遗传性大疱性表皮松解症

遗传性大疱性表皮松解症(epidermolysis bullosa,EB)分为遗传性和获得性两种。遗传性大疱性表皮松解症是典型的机械性大疱病,以皮肤轻微外伤后出现大疱为特点。根据水疱的发生部位可分为三大类:单纯型大疱性表皮松解症,水疱在表皮内;交界型大疱性表皮松解症,水疱在透明层;营养不良型大疱性表皮松解症,水疱在致密板下方。本病无特效疗法,仅能对症及支持治疗。

(一)一般护理

(1)室内清洁、空气新鲜,每天通风两次,每次 30 分钟,每天空气消毒 1~2 次。根据病情调节室内温湿度,小儿患者室温保持在 22~24 ℃,相对湿度 55%~65%。重症患者应安排单间,实施保护性隔离。

(2)严格执行无菌操作规程,接触患者前用肥皂、流水洗手。接触患者的听诊器、体温计、血压计等应固定使用并消毒,尽量使用一次性医疗用品。

(3)以高热量、高蛋白、高维生素、易消化饮食为主,少量多餐,多饮水,忌食辛辣刺激性食物,保持大便通畅。

(4)选择宽松、柔软、棉质的贴身衣物,勤换洗,贴身衣物及被服使用前应高压灭菌消毒。

(5)保持床单清洁、干燥、平整、无杂屑,定期更换床单,皮损严重者,应每天更换。

(6)进行治疗护理操作时,要耐心、详细地向患者讲解治疗过程,取得患者的配合,操作时动作轻柔,以免损伤或加重皮肤损害。

(7)保持皮肤清洁、干燥,注意保护皮肤,防止摩擦、压迫、搔抓,重症患者应加强生活护理,协助患者修剪指甲,翻身时,避免拉、拽等摩擦皮肤,必要时使用支被架。

(8)静脉穿刺时在穿刺部位上方垫一无菌棉垫后扎止血带,避免重复穿刺,不可用胶布粘贴,以免加重皮损,最好采用静脉留置针。

(9)每天监测生命体征,尤其注意体温的变化。

(二)专科护理

1.皮损护理

(1)水疱处理,对于直径大于 1 cm 的水疱用 5 mL 无菌注射器抽净疱液,保护疱壁,破溃水疱用无菌剪刀剪去起皱、剥脱的坏死上皮。生理盐水清洗后,用无菌凡士林油纱布包裹,外加绷带固定。皮损干燥时及时去除凡士林油纱布。

(2)皮损处大量渗出时,应暴露创面,可用 3‰ 硼酸溶液或生理盐水湿敷,红外线照射,每天 2 次,每次 20～30 分钟,保持创面清洁、干燥。

(3)脓痂及痂皮多时,可行 1∶8 000 高锰酸钾液局部清创,再用红外线照射,外用抗菌软膏(如新霉素)涂擦。

(4)大面积破溃处,可用金因肽喷剂,紫草油涂擦后用油纱布包裹。

(5)皮肤结痂、瘙痒时可局部涂擦维生素 E 软膏、抗菌软膏。

(6)患儿皮损护理。①保持创面清洁。每天使用 1∶5 000 高锰酸钾溶液,温度为 38～40 ℃,进行全身浸泡清洗,每天 1 次,每次 10 分钟,浸泡后用毛巾吸干水分,不能擦拭。②创面用药护理。使用无菌棉签在创面均匀涂擦 1 mm 厚的湿润烫伤膏,每 4 小时重复一次,以达到活血化瘀、祛腐生肌。还可使用如意金黄散,每天 3～4 次,涂药前先用生理盐水将干燥药渍洗去,再涂新药。③保护创面。患儿常因疼痛哭闹、烦躁,使肢体摩擦增多,导致干痂脱落或加剧皮损,影响愈合,修平指甲,可外用柔软无菌棉垫分隔肢体,减少摩擦,必要时遵医嘱使用镇静剂,如 10% 水合氯醛 1 mL/kg 口服或保留灌肠。翻身时将患儿抱起,避免拖、拉、推等动作,防止损伤皮肤。

2.病情观察

(1)皮损的共同特点是多因轻微摩擦或碰撞后出现水疱及血疱,肢端或四肢关节的伸侧尤其容易发生,严重者可累及任何部位,愈合后可形成瘢痕。①单纯型大疱性表皮松解症,水疱发生在表皮基底细胞层,相对表浅,见于肢端及四肢关节伸侧,一般不留瘢痕,黏膜及指甲损害少,尼氏征阴性。多在 2 岁内发病,摩擦部位易出现水疱。②交界型大疱性表皮松解症,即出生后有广泛的水疱、大疱、糜烂和结痂,愈合后出现萎缩性瘢痕,可致指(趾)甲畸形、营养不良或无甲,也可出现牙釉质发育不良,大多数患者在 2 岁内死亡。③营养不良型大疱性表皮松解症,病情较重,常在出生时口腔出现水疱,位置较深,预后留明显瘢痕,可发生于任何部位,以肢端最重,反复发生的水疱和瘢痕可使指(趾)间的皮肤粘连、指骨萎缩形成爪形手,也可累及黏膜,口咽黏膜反复溃破、结痂,可导致张口、吞咽困难,预后差。

(2)严密观察并记录患者生命体征,记录 24 小时出入量,尤其是尿量。

(3)观察患者有无新发水疱,口腔黏膜有无新发炎症,眼结膜有无充血、水肿等。

(4)观察患儿神志、哭声、精神症状、吸吮能力等,如患儿出现精神萎靡、嗜睡、高热、呼吸急促、心率加快等,提示发生感染,应及时通知医师,采取有效治疗措施。

3.心理护理

评估患者及家长的心理状况,有针对性地给予心理疏导,耐心解答患者及家长的疑问,用亲切、和蔼的语言向患者及家长说明治疗的重要性,多与其沟通、交谈,消除焦虑、悲观等不良情绪,使其树立信心,保持乐观的心态,积极配合治疗。

(三)健康教育

(1)向患者及家长详细讲解疾病的知识,使其对疾病有一定的了解,树立战胜疾病的信心。

(2)告知患者减少皮肤机械性损伤和摩擦,贴身衣物避免过厚过硬,防止压迫、搔抓皮肤。

(3)指导患者养成良好的生活习惯,疾病恢复期,应适当锻炼,增强机体抵抗力。

(4)教会患者及家长皮肤护理的方法,如湿敷法、涂擦法及出现水疱后的处理方法。

(5)指导患者合理饮食,加强营养。

(6)教会家长正确的喂养方法,保证患儿生长发育,提高机体免疫力。

(7)建立患者及患儿家长与医院的联系,随时解答其在护理过程中的疑问。

四、家族性良性慢性天疱疮

家族性良性慢性天疱疮又称黑利-黑利(Hailey-Hailey)病,系一种少见的常染色体显性遗传病。患者通常在20~30岁发病,皮损好发于颈项部、腋窝和腹股沟,少数发生在肛周、乳房下、肘窝和躯干。

(一)一般护理

(1)病室空气新鲜,环境整洁、安静,每天定时开窗通风换气,每天 2 次空气消毒。

(2)将患者安置于单人病室,床位勿靠近窗边,避免紫外线照射。

(3)保持皮肤清洁、干燥,避免搔抓、摩擦,重症患者应加强生活护理,协助患者修剪指甲,翻身时,避免拉、拽等动作,防止损伤皮肤。

(4)采用局部暴露疗法,使用支被架,避免被单与皮肤创面摩擦,减轻疼痛与污染的机会。

(5)以高热量、高蛋白、高维生素、易消化的饮食为主,少量多餐,多饮水,多食新鲜蔬菜、水果,忌食辛辣刺激性食物,戒烟、酒,忌浓茶、咖啡。

(6)选择宽松、柔软、棉质的贴身衣物,勤换洗,贴身衣物及被服使用前应高压灭菌消毒。

(7)保持床单清洁、干燥、平整、无杂屑,定期更换床单,皮损严重者,应随时更换。

(8)每天监测生命体征,尤其注意体温的变化。

(9)会阴部及肛周黏膜糜烂患者,应协助排便,指导正确的吸气收腹用力,使其顺利排便。

(二)专科护理

1.皮损护理

(1)清洁创面,局部有毛发时,应先用无菌剪刀剪除,再给予 1:8000 高锰酸钾溶液缓慢清洁或冲洗创面。清除创面分泌物和坏死组织,清洗后常规检查局部皮损是否有粘连,如有粘连应使用钝头小玻璃棒缓慢分离,并外涂少量金霉素眼药膏。清洗时应避免用力,以免导致局部表皮松解剥脱。

(2)水疱处理,严格执行无菌操作原则。及时抽取疱液,对于直径大于 1 cm 的水疱用 5 mL 无菌注射器抽净疱液,保护疱壁,破溃水疱用无菌剪刀剪去起皱、剥脱的坏死上皮。按"疱液抽取法"进行处理:水疱处有感染时,应先使用抗菌溶液湿敷,每天 1~2 次,每次 20 分钟,再行抽取疱液;注意暴露皮损处,可使用鹅颈灯或红外线等对皮损部位进行照射,保持皮损干燥、清洁。

(3)糜烂创面处理,协助患者取舒适体位,充分暴露皮损处,用 0.1% 依沙吖啶无菌溶液湿敷于患处,每隔 10～15 分钟加液一次,持续湿敷 30 分钟至 1 小时;再用红外线照射,照射时嘱患者勿直视光源,以免造成眼睛损伤;照射过程中加强巡视,根据皮肤温度调节照射距离,每次 20 分钟,每天 1～2 次。

(4)病情严重者可进行皮肤移植。

2.用药护理

系统使用有效的抗菌药物、糖皮质激素药物时应注意观察药物的疗效、不良反应,严重者使用环孢素、维 A 酸和氨苯砜等药物时,观察不良反应的同时还要定期检查血象、肝肾功、血脂等,每天监测血压变化。

3.密切观察病情变化

本病好发于颈项部、腋窝和腹股沟,也可发生在肛周、乳房下、肘窝和躯干。皮损为红斑基础上的松弛性水疱,尼氏征阳性,常为一个部位多发性水疱,疱壁薄易破,形成糜烂和结痂,反复发作可出现颗粒状赘生物,伴瘙痒、灼热、疼痛及腥臭味。少数黏膜受累,主要累及口腔、喉、食管、外阴及阴道,多因出汗使皮损加重,摩擦部位常出现浸渍或皲裂,发生活动性疼痛。夏重冬轻,反复发作,可留有色素沉着,但不留瘢痕。

4.心理护理

由于患者病程长,皮损面积大,症状严重,导致患者情绪低落、焦虑等,医护人员应做好解释,告知负性心理不利于皮损愈合,耐心劝导患者,使其正确认识疾病;同时每次治疗、护理时,将皮损好转的信息反馈给患者,使其增加信心。

(三)健康教育

(1)向患者讲解本病的诱因、疾病的发展、治疗及预防等知识。

(2)应尽量避免各种诱因,如机械性损伤、摩擦、日晒等,以免疾病复发或加剧。

(3)夏季避免在烈日下暴晒,减少机械性损伤。

(4)指导患者贴身衣裤宜宽松、质地柔软,避免搔抓皮肤,尤其冬季衣物应避免过硬过厚,以免对皮肤造成磨损。

(5)加强卫生宣教,衣物勤换洗,保持皮肤清洁、干燥,避免汗液浸渍。

(6)指导患者保持良好的生活习惯,饮食合理,养成良好的排便习惯。

(游贵前)

第三节　色素障碍性皮肤病

正常皮肤颜色主要由皮肤内色素(黑素、胡萝卜素、皮肤血液内的氧化与还原血红蛋白)含量和皮肤解剖学上的差异而决定,黑素是决定皮肤颜色的主要色素。根据临床表现,一般将色素异常性皮肤病分为色素增加和色素减退两大类。本节介绍白癜风、黄褐斑的护理。

一、色素减退性皮肤病（白癜风）

白癜风是一种后天获得性色素脱失性皮肤病，以表皮、黏膜和其他组织内黑素细胞丧失为特征，一般无自觉症状，白斑常呈乳白色，大小、形态不一，毛发可正常或变白，可局限于某些部位或散发、泛发全身。

（一）一般护理

（1）患者居住环境清洁、舒适、温湿度适宜。

（2）多食新鲜、清淡的绿叶蔬菜，多食猪肝、瘦肉、牛肉、黑色食物，忌食辛辣刺激性的食物，如酒、辣椒、葱，少食羊肉、肥肉、鱼虾海味，同时不食维生素C含量高的食物，如西红柿、山楂、杨梅等。

（3）治疗过程中及恢复期禁止应用刺激性强的化妆品或外用药，注意保护皮肤。

（4）告知患者心理情绪对疾病转归的影响，让患者尽量保持心情愉悦。学会控制自己的情绪，以提高治疗效果。

（二）专科护理

1.皮损护理

（1）避免强光刺激，外出时应注意防晒，外涂遮光剂，避免在日光下暴晒。

（2）避免机械性刺激，如压力、摩擦、烧伤、外伤，以防同形反应发生。

（3）表皮移植护理。①有同形反应及进展期的患者，患有糖尿病、末梢神经炎、瘢痕体质等的患者均不宜做此项治疗。②术后治疗部位保持清洁干燥，加压包扎10天内避免接触水，避免出汗。③观察伤口愈合情况，有无感染、术后瘢痕等不良后果。注意观察受皮区皮肤存活情况。④应告知患者术后供皮区、受皮区均有可能出现再生色素颜色不均匀现象。

2.用药护理

（1）应用糖皮质激素及免疫抑制剂和免疫调节剂时观察疗效及不良反应。

（2）进行期应慎用刺激性药物。

（3）应用叶酸和维生素B_{12}补充疗法和补骨脂及其衍生物疗法应结合日光或紫外线照射治疗。

（4）使用他克莫司联合准分子激光疗法，应观察疗效。

（5）遵医嘱、按疗程长期坚持用药，切不可私自减量或停药。

（6）中医药治疗应根据病情，辨证施治。

3.病情观察

（1）询问患者发病及加重的季节，一般春末夏初病情加重，冬季缓解。观察皮损的部位，任何部位均可发生，好发于暴露和摩擦部位，如颜面、颈部、腕部、前臂及腰骶部，口唇、龟头、阴唇、包皮内侧黏膜也可累及，部分女患者白斑皮损沿神经节段单侧分布，少数泛发全身。白斑中毛发可变白也可正常。

（2）观察皮肤黏膜白斑情况，分辨是完全白斑或不完全白斑，境界是否清晰，有无向正常皮肤移形、扩大、境界模糊不清、易发生同形反应等进展期表现，进展期有时机械刺激如压力、摩擦、烧伤和外伤可继发白癜风；稳定期皮损停止发展，境界清楚的色素脱失斑，损害边缘色素增加。

（3）治疗过程中，注意观察患者的皮肤变化，如有红斑、水疱、烧灼感等，应立即告知医师处理。

（4）注意观察治疗后的效果。

4.心理护理

白癜风患者多因身体多处白斑或白发，导致对生活和工作失去信心，与人交流时缺乏自信，多存在较严重的抑郁、焦虑、自卑等不良情绪，严重影响了治疗效果，因而，护上应采用规范的语言，主动与患者沟通交流，了解患者的心理变化，并针对患者不同心理变化，给予指导，同时主动介绍治疗方法及过程，以消除患者的担忧，提高治疗的依从性。

（三）健康教育

（1）按要求合理饮食。饮食规律，忌食辛辣腥发和维生素 C 含量较多的食物，多吃花生、黑芝麻、黑豆、核桃、豆制品、瘦肉和颜色较深、味苦的蔬菜（如茄子、芹菜、苦瓜）及含铜、锌、铁等元素较多的食品。

（2）生活中可多使用一些铜制的器具或餐具，如铜碗、铜筷、铜勺等。但应注意不可过量补充铜元素以防引起中毒。

（3）要注意生活合理性和规律性，戒烟、戒酒。

（4）睡眠时间不宜太长，但也不宜熬夜，保持情绪稳定，精神愉快。

（5）避免机械性摩擦，避免损伤皮肤和曝晒，外出应涂遮光剂。

（6）指导患者按医嘱使用药物，坚持长期、按疗程用药，定期随诊复查。

二、色素增加性皮肤病（黄褐斑）

黄褐斑也称为肝斑，是面部黑变病的一种，是发生在颜面的色素沉着斑。黄褐斑形成的原因主要有女性内分泌失调、精神压力大、各种疾病（肝肾功能不全、妇科病、糖尿病等）、体内缺少维生素及外用化学药物刺激。

（一）一般护理

（1）尽量去除病因，积极治疗内分泌障碍和体内慢性疾病。

（2）饮食宜清淡，多饮水，多吃富含维生素 C 的蔬菜和水果，如西红柿、草莓、猕猴桃等。应戒烟忌酒，避免刺激性、光感性和加重色素沉着的食物，如咖啡、可乐、浓茶、芹菜、香菜、胡萝卜等。

（3）选择正确的面部护理方法。应选用无刺激性、具有淡斑作用的护肤品。外出时要遮阳，并涂防晒霜。

（4）保持乐观的心态，注意休息。平时可以适当参加轻松的文体活动，以放松心情。

（5）提供良好的睡眠环境，保证充足的睡眠时间，保持二便通畅。

（二）专科护理

1.皮损护理

（1）评估患者皮损的部位，常对称分布于颜面全部及颊部呈蝴蝶形，也可累及前额、鼻及口周或颏部，斑块大小不一、边缘清楚，呈黄褐色或深褐色，紫外线照射后颜色加重。常在春夏加重，秋冬季减轻。

（2）防日晒，外出时打伞、戴宽沿帽子或涂宽谱的防晒剂，选 SPF20 PA＋＋以上的防晒剂，在强烈日光下每 2～3 小时涂一次，室内 4～5 小时涂一次，不宜使用含激素、铅汞的化妆品。

（3）可使用光子嫩肤技术，个别患者术后部分皮损可出现暂时的色素沉着，多数可随时间的推移而淡化（通常需要数月）。

（4）可使用熊果素、左旋维生素C、精华素导入疗法淡化色斑。遵医嘱给予果酸剥脱术。

（5）遵医嘱局部外用曲酸膏、氢醌霜、0.025％维A酸。

2.用药护理

（1）外用药物。①0.025％维A酸可影响黑素生成，起到淡化色斑的作用。不良反应可见用药局部出现皮肤刺激症状，如灼感、红斑及脱屑，告知患者通常刺激症状可逐步消失。若刺激现象持续或加重，应遵医嘱间歇用药或暂停用药。涂擦时宜于晚间或睡前应用，防止日晒，避免与肥皂、清洁剂、含脱屑药制剂等共用，以免加剧皮肤刺激或干燥。哺乳期、妊娠3个月内妇女禁用，眼部禁用，儿童慎用。②外用壬二酸能抑制酪氨酸酶，对功能亢进的黑素细胞有直接抑制作用和细胞毒作用，含有壬二酸成分的精华液应避光保存。③外涂氢醌霜，勿与眼睛接触，注意观察局部有无刺痛或烧灼感。

（2）口服药物。①遵医嘱给予胱氨酸、维生素C、维生素E口服，必要时可口服维生素A。维生素E长期大量服用可出现视物模糊、乳腺肿大、腹泻、头晕、头痛、恶心等症状。维生素C长期大剂量应用可引起停药后维生素C缺乏症，过多服用维C咀嚼片可致牙釉质损坏。②中药治疗应遵医嘱给予疏肝理气、健脾补肾、活血化瘀类药物，如逍遥散、六味地黄丸、补中益气丸、人参健脾丸等加减或祛斑颗粒、疏肝颗粒冲服。

3.心理护理

患者多存在抑郁、焦虑、自卑等不良情绪，导致对生活和工作均失去信心，与人交流时缺乏自信，严重影响了生活质量。因而，护士应采用规范的语言，主动与患者沟通交流，了解患者的心理变化，并针对患者的不同心理变化，给予指导，同时主动介绍治疗方法及过程，以消除患者的担忧，提高治疗的依从性。

（三）健康教育

（1）指导患者合理饮食，保持大便通畅。

（2）调整好情绪，保持心情愉快，避免劳累、熬夜。

（3）积极治疗各种内科疾病，调理好女性内分泌环境，纠正月经不调，积极预防妇科疾病。

（4）应停用口服避孕药，改用工具避孕。

（5）禁忌使用含有激素、铅、汞等有害物质的化妆品和光感性药物。避免长期应用氯丙嗪、苯妥英钠等药物。

（6）防止热刺激及各种电离辐射，包括显示屏、荧光灯、X线机、紫外线照射仪等。慎用有创伤性的治疗，包括冷冻、激光、电离子，避免接触强酸、强碱等腐蚀性物质等。

（7）不滥用化妆品，尤其是不用劣质化妆品。

（8）面部发生皮炎要及时治疗，防止炎症性色素沉着。

（9）由于皮肤色素的改变是一个缓慢的过程，故无论是用药物治疗还是使用祛斑化妆品，都需要长期坚持治疗。告知患者要定期复诊，有问题及时咨询。

（10）避免日光照射面部，外出时应打伞或根据季节选择适宜的防晒品。

（游贵前）

第四节 细菌性皮肤病

细菌性皮肤病主要是由化脓性球菌感染或杆菌感染引起的。化脓性球菌感染引起的皮肤病有脓疱疮、毛囊炎、疖、痈、丹毒等;杆菌感染引起的皮肤病有麻风病、皮肤结核病、类丹毒等。细菌性皮肤病可以通过接触方式传播,感染后的症状与细菌数量、毒力、机体免疫功能有关。

本节介绍常见的细菌性皮肤病:丹毒、脓疱疮、麻风病的护理。

一、丹毒

丹毒是皮肤或皮下组织内淋巴管及其周围软组织的急性炎症,成人好发于下肢和面部,婴儿好发于腹部。其临床表现为起病急,局部出现界限清楚、水肿性红斑,颜色鲜红,并稍隆起,压之褪色;皮肤表面紧张炽热,迅速向四周蔓延,有烧灼样痛,伴高热、畏寒及头痛等前驱症状。鼻部炎症、抠鼻、掏耳、足癣等因素是丹毒的常见诱因,若细菌潜伏于淋巴管内,当机体抵抗力低下时,易反复发作,为复发性丹毒。

(一)一般护理

(1)患者应安排单间,限制探视及陪住人员,并限制患者间的相互接触,避免传染,实施接触性隔离。

(2)保持室内空气新鲜,按时通风,每天空气消毒 2 次。墙面、地面及用物等均应使用含氯消毒剂每天擦拭 1 次,床单位及被服保持整洁,用物专人专用,医护人员勤洗手,正确处理器械和敷料等,严格落实消毒隔离措施。

(3)选择营养丰富、清淡易消化的高热量饮食,包括糖类、优质蛋白、各种维生素等,多饮水,每天 2 000 mL,忌食辛辣腥发刺激性食物,戒烟、戒酒。

(4)给予适当卧位,抬高患处,避免局部压迫受累。小腿部丹毒患者应抬高患肢,肿胀明显时抬高患肢30～45 cm;颜面部丹毒患者应取半卧位,患处朝上;急性期患者应卧床休息,满足生活所需,协助患者床上活动,促进血液循环。

(5)积极治疗全身疾病,如糖尿病、结核、慢性肾炎、营养不良、血液病等;查找病因并治疗耳、鼻、足部的感染灶。

(6)保持良好的情绪,充足的睡眠,大便通畅,有助于疾病恢复。

(7)每天测量生命体征,观察体温变化。

(二)专科护理

1.皮损护理

(1)每天检查患者皮损情况,保持皮肤、黏膜的完整及清洁,用无菌生理盐水清洁皮损,每天2 次。

(2)局部肿胀、疼痛者,可用 0.1％依沙吖啶溶液、50％硫酸镁溶液冷湿敷;也可使用冰袋冷敷,适用于炎症早期;或行微波热疗,适用于中、后期。

(3)水疱形成时,按"疱液抽取法"处理,严格执行无菌操作。

(4)皮下脓肿形成时,应切开引流,及时换药,并遵医嘱外用抗菌药物软膏,如0.5％新霉素软膏、达维邦或莫匹罗星软膏等。

2.病情观察及护理

(1)密切观察患者体温变化,有无畏寒、头痛、恶心、呕吐等前驱症状,高热患者应对症治疗。

(2)观察皮损发生的部位、面积大小、深度、颜色、皮肤温度、有无水疱、脓疱及疱液的性质,有无自觉症状,如瘙痒、疼痛等。典型皮损表现为水肿性红斑,界限清楚,表面紧张发亮,迅速向四周扩大,在红斑基础上可发生水疱、大疱或脓疱,病情多在4~5天达高峰,消退后局部可留有轻度色素沉着及脱屑。

(3)观察皮损发展情况。①坏疽型丹毒:皮损炎症深达皮下组织并引起皮肤坏疽。②游走型丹毒:皮损一边消退,一边发展扩大,呈岛屿状蔓延。③复发型丹毒:皮损于某处多次反复发作。

(4)观察患者有无全身中毒症状,有无局部淋巴结肿大、皮下脓肿、皮肤坏疽等伴随症状,观察局部有无红肿、疼痛情况。

(5)了解化验结果,如白细胞总数、中性粒细胞数等,观察尿的颜色、性状、量,有无肾炎、败血症等并发症。

(6)婴儿应加强观察,避免发生高热惊厥。

(7)下肢慢性反复发作性丹毒应注意观察有无继发象皮肿。

3.用药护理

(1)遵医嘱用药,不能擅自增、减、改、停药。

(2)全身治疗首选青霉素,使用前首先要详细询问患者过敏史,做青霉素过敏试验,有过敏史者及药物过敏试验阳性者禁用,同时备好抢救设备、用物及药品。青霉素液须现用现配,药注意药物间的配伍禁忌,青霉素有增强抗凝药药效的作用。注意观察用药反应,大剂量青霉素治疗者要注意有无神经症状、出血、溶血、水及电解质平衡紊乱、酸碱平衡紊乱及肝肾功能异常等。

(3)如青霉素过敏者可用红霉素,注意观察胃肠道反应,有无恶心、呕吐、腹部不适,告知患者饭后30分钟服用此药。输液时应加强观察,避免药液渗出,大剂量长时间给药时,应注意观察患者的听力、肝、肾功能情况,有无心律失常、口腔、阴道念珠菌感染等。

(4)应用磺胺类药物时,应注意观察肝肾功能及血液系统情况,有无中枢系统症状等。

(5)复发性丹毒应以间歇小剂量抗菌药物长时间维持治疗。

4.疼痛护理

(1)协助患者取舒适体位,提供舒适、整洁的床单位,安静、通风、温湿度及采光适宜的环境。

(2)进行护理操作前,向患者耐心、细致地做好解释,促使患者身心舒适,有利于减轻疼痛。

(3)缓解或解除疼痛的方法:抬高患肢,减少下床活动;炎症早期,可局部使用冷敷法缓解疼痛,必要时遵医嘱使用药物止痛。

(4)做好患者的心理疏导,讲解疾病的特点、病程及预后,减轻患者的心理负担。

(5)教会患者分散注意力的疗法,如读书、看报、听音乐、与人聊天等,缓解疼痛。

5.心理护理

了解患者日常的生活习惯,观察患者言行,倾听患者主诉,评估患者心理;满足患者生活需要,呼叫器置患者床旁,多巡视,合理安排锻炼及社交活动;营造良好的住院环境,增加患者的舒适度,使患者信任医护人员,积极配合治疗,早日康复。

(三)健康教育

(1)指导患者养成良好的卫生习惯,保持皮肤清洁,避免搔抓。面部丹毒应避免和纠正挖鼻、掏耳习惯,根治足癣有利于预防下肢丹毒。

(2)指导患者养成规律的生活习惯,注意休息,避免过度劳累。

(3)按时、按疗程用药,避免自行减量、停药,病情复发应及时就医。

(4)避免丹毒的诱发因素,如有鼻孔、外耳道、耳垂下方、肛门、阴茎损伤、趾间裂隙或外伤等,应积极处理并保持患处清洁。

(5)指导患者保持全身皮肤清洁,有静脉曲张者,穿医用弹力袜,糖尿病患者应每天检查双足,避免足部外伤、烫伤及冻伤等。

二、脓疱疮

脓疱疮俗称"黄水疮",是一种化脓球菌传染性皮肤病。特征为发生丘疹、水疱或脓疱,易破溃而结成脓痂,接触传染,蔓延迅速,夏秋季儿童(2～7岁)多见,易流行。本病分为大疱性脓疱疮和非大疱性脓疱疮,后者也称接触性脓疱疮,传染性强于前者。

(一)一般护理

(1)患者应安排单间,限制探视及陪住人员,实施接触性隔离,避免传染他人。

(2)病室安静、温湿度适宜,每天定时通风,空气消毒2次。墙面、地面及用物等均应使用含氯消毒剂擦拭,每天2次;床单及被服保持整洁,用物专人专用,定时消毒更换。医护人员勤洗手,正确处理器械和敷料等,严格落实消毒隔离措施。

(3)保持床单位整洁,床单平整、清洁、干燥、无杂屑;保护皮肤清洁、完整,避免搔抓,协助患儿剪短指甲,必要时戴手套;选择宽松、棉质衣物。

(4)每天测量生命体征,密切观察体温、呼吸变化。

(5)选择营养丰富、清淡易消化的高热量饮食,包括糖类、优质蛋白、各种维生素等,同时加强水分和电解质的补充。避免食用辛辣腥发性刺激性食物。

(6)母乳喂养时,母亲应忌食辛辣腥发刺激性食物,将奶挤出后用奶瓶喂哺患儿,防止乳母被传染。

(二)专科护理

1.皮损护理

(1)疱液澄清、疱壁未破时可每天涂擦炉甘石洗剂5～6次。

(2)脓疱处理按"疱病清创法"清除脓液、痂皮等分泌物,外涂抗菌药物。

(3)脓疱结痂时应用1:5 000高锰酸钾溶液清洁创面,0.1%依沙吖啶溶液湿敷,外涂抗菌药物如0.5%新霉素软膏,浸软痂皮后再剪除痂皮,不要强行剥离。

(4)创面渗出较多时,使用糊剂外涂。

(5)注意局部清洁,保护创面,避免搔抓或摩擦,避免患儿哭闹,防止患儿剧烈运动,以免扩散。

(6)加强患儿眼、口、鼻的护理,及时清理分泌物。

2.病情观察

(1)观察皮疹发生的部位、大小、类型、颜色、有无水疱、脓疱及疱液的性质、侵犯面积、有无渗出、糜烂、尼氏征阳性(尼氏征又称棘层细胞松解现象检查法,有四种阳性表现:①手指推压水疱一侧,水疱沿推压方向移动;②手指轻压水疱顶,疱液向四周移动;③稍用力在外观正常皮肤上推擦,表皮即剥离;④牵扯破损的水疱壁时,可见水疱周边外观正常的皮肤一同剥离。),有无新生皮疹、抓痕伴痒等情况。

接触性传染性脓疱疮,本病可发生于任何部位,以面部等暴露部位多见。皮损初起为红色斑点或小丘疹,迅速转变为脓疱,有明显的红晕、疱壁薄、易破溃、糜烂,脓液干燥后形成蜜黄色厚痂。

深脓疱疮,好发于小腿或臀部,皮损初起为脓疱,逐渐向皮肤深部发展,表面有坏死和蛎壳样黑色厚痂,红肿明显,去除痂后可见边缘陡峭的蝶状溃疡,自觉疼痛明显。

大疱性脓疱疮,好发于面部、躯干和四肢。皮损初起为米粒大小水疱或脓疱,迅速变为大疱,疱液先清澈后浑浊,疱壁先紧张后松弛,直径1 cm左右,疱内可见半月状积脓,红晕不明显,疱壁薄,易破溃形成糜烂结痂,痂壳脱落后留有暂时性色素沉着。

新生儿脓疱疮,发生于新生儿的大疱性脓疱疮,皮损为广泛分布的多发性大脓疱,尼氏征阳性,疱周有红晕,破溃后形成红色糜烂面。

葡萄球菌烫伤样皮肤综合征,多累及出生后3个月内的婴儿,起病前常伴有上呼吸道感染或咽、鼻、耳等处的化脓性感染,皮损常于口周和眼周开始,迅速波及躯干及四肢。特征性表现为在大片红斑基础上出现松弛性水疱,尼氏征阳性,皮肤大面积剥脱见潮红的糜烂面,似烫伤样外观,手足皮肤呈手套、袜套样剥脱,口周可见放射状裂纹,无口腔黏膜损害,皮损有明显疼痛和触痛。

(2)观察患者全身症状,有无咳嗽、咳痰、呼吸困难等肺炎表现;观察意识、精神状况,有无头痛、呕吐、精神萎靡等脑膜炎症状;观察有无咽痛前驱症状。有无全身中毒症状伴淋巴结炎,易并发败血症、肾小球肾炎。

(3)密切监测生命体征,注意体温变化,如超过39 ℃以上时,遵医嘱应做血培养,以便及早发现脓毒血症,及时处理,观察尿的颜色、性状和量,以便于及早发现并处理急性肾小球肾炎症状。

3.用药护理

(1)遵医嘱用药,禁忌乱用药。

(2)外用药涂擦前,要清洁皮损处的分泌物及残余药物。

(3)痂皮厚时,先涂擦硼酸软膏,再以消毒液体石蜡油去除脓痂,最后涂擦抗菌药物,有利于药物吸收。

(4)皮损面积大或有全身症状者,可选用抗菌药物如红霉素、青霉素等,应注意有无变态反应及其他药物不良反应发生,并根据药敏试验结果选用敏感性高的抗菌药物。

(三)健康教育

(1)幼儿园如有发病应及时隔离治疗,衣服、被褥、毛巾、用具、玩具、换药物品应严格消毒。

(2)告知患儿及家属不宜进入公共场所。

(3)告知患儿家属皮肤护理的方法及注意事项,如涂擦法、湿敷法。

(4)开展卫生宣教,注意个人卫生,保持皮肤清洁,及时治疗瘙痒性皮肤病,如痱子常是本病的前奏,防治痱子对预防本病很重要。

(5)出院后患儿家里所有的衣物均应消毒处理,可日晒、煮沸。

三、麻风

麻风是由麻风分枝杆菌引起的一种慢性传染病,主要侵犯人的皮肤、周围神经,如不及时治疗也可损害眼睛、肝、脾、睾丸及淋巴结等。早期病变就可因神经损害发生残疾和畸形,使其不同程度地丧失劳动和生活能力。麻风杆菌可自健康人破损的皮肤进入机体,传统认为这是麻风重要的传播方式。目前认为,带菌者咳嗽或打喷嚏时的飞沫或悬滴可经过健康人的上呼吸道黏膜进入人体。

（一）一般护理

（1）消毒与隔离。①实施接触传播和飞沫传播的隔离，建立麻风病房来切断传播途径，控制麻风传播。②焚烧污染的敷料，其他物品可通过煮沸、高压蒸汽、福尔马林熏蒸、紫外线照射等疗法进行消毒处理。③医护人员应加强个人防护，严格遵守操作规程，接触患者需戴口罩、帽子、手套，穿隔离服。

（2）给予高热量、高维生素、低脂和易消化的饮食，加强营养，有利于创面愈合，避免辛辣刺激性食物。

（3）密切观察体温、脉搏、呼吸、血压、皮损、疼痛、肢体活动等情况，发现异常，及时报告医师，配合处置。

（4）评估患者自理能力，加强生活护理，实施安全措施。

（5）患者住处要通风良好，环境清洁，及时消火蚊虫，避免蚊虫叮咬。

（二）专科护理

1.皮损护理

（1）保护手足皮肤，日常给予温水浸泡，油脂涂擦，湿润和软化皮肤，防止皲胀、裂口。

（2）足底红肿压痛或溃疡者应避免行走，让患肢抬高，卧床休息。愈合后应穿足部防护鞋。

（3）单纯性溃疡应用生理盐水、3%过氧化氢溶液清洗局部，消毒凡士林纱布保护创面，用无菌纱布包扎，每2～3天换一次药，若溃疡伴大量渗出时，应每天换药。

（4）感染性溃疡应用抗菌药物控制感染，局部用过氧化氢溶液浸泡后，清除分泌物及坏死组织，外用抗感染药物，无菌纱布包扎，每天换药1次。

（5）久治不愈或复发的顽固性溃疡，感染控制后用无菌方法进行扩创，也可根据病情给予手术治疗。

（6）有水疱时，按"疱液抽取法"处理。

（7）睾丸附睾炎的护理：卧床休息，用悬吊或男性保护隔离带托起阴囊，保持局部清洁、干燥，遵医嘱使用止痛剂或糖皮质激素。

2.睫状体炎的护理

（1）眼部受累可用阿托品和泼尼松眼药水或抗菌眼药膏交替滴眼或涂眼，每天1～2次。

（2）局部热敷可促进血液循环，减轻疼痛，促进炎症吸收。

（3）倒睫患者勿用手和不洁毛巾等揉眼睛，轻者可为其拔出倒睫，重者需进行手术治疗。

（4）监测患者的眼压，以防发生糖皮质激素性青光眼。

3.观察与护理

（1）观察皮损的大小、数量、颜色、面积、形状、累及范围及自觉症状。①定类麻风：早期表现轻微，常被忽视。典型皮损为单个或数个浅色斑或淡红色斑，光滑无浸润，呈圆形、椭圆形或不规则形；局部轻、中度感觉障碍，神经症状较轻，可有浅神经粗大。②结核样型麻风：皮损常局限，数目少，不对称累及面、肩、四肢、臀等少汗易受摩擦部位；典型皮损为较大的红色斑块，境界清楚或稍隆起，表面干燥粗糙，汗毛脱失，可覆盖鳞屑，可摸到粗硬的皮神经；可致神经功能障碍，伴有明显的感觉和出汗障碍、肌肉萎缩、运动障碍及畸形，一般不累及黏膜、眼和内脏器官。③瘤型麻风：早期皮损为浅色、浅黄色或淡红色斑，边界模糊，广泛对称分布于四肢伸侧、面部和躯干等；浅感觉正常或稍迟钝，有蚁行感，鼻黏膜可见充血、肿胀或糜烂。中期皮损分布广泛、浸润明显，四肢呈套状麻木,眉、发脱落明显;周围神经普遍受累,可产生运动障碍和畸形;足底可见营养性溃疡,淋巴结、肝、脾肿大,睾丸也可受累。晚期皮损呈深在性、弥漫性浸润,常伴暗红色结节,双唇肥厚,耳垂肿大,形如狮面,毛发脱落。④麻风反应:病程中突然原有皮损或神经炎加重,出现新的皮损和神经损害,并伴有畏寒、发热、乏力、全身不适、食欲减退等症状。神经肿痛的患肢应休息、保暖,必要时夹板固定。

(2)观察足部情况,有无足底红肿压痛或破溃发生。保持皮肤清洁,加强足部护理,根据脚形选择合适的胶鞋或布鞋,穿新鞋每天不超过 2 小时,避免远行,足底变形者要学会走鸭步,以避免足底滚动,用足底起落于地面。指导患者每晚用温水浸泡足部 30 分钟,促进血液循环,再涂擦油膏保护皮肤。

(3)观察眼部情况,有无充血、流泪和分泌物增多、视力下降、睑裂闭合不全等情况。注意用眼卫生,避免强光刺激,劳动时戴防护镜,防止异物进入眼内。

(4)观察周围神经受损情况,浅感觉障碍的程度。①通常温觉障碍发生最早,痛觉次之,触觉最后丧失。②有无肌肉萎缩或瘫痪所致的运动障碍,容貌损毁。③有无营养障碍所致的皮肤干燥、萎缩、脱毛、手足骨质疏松或吸收,形成畸形。④有无手足发绀、温度降低、肿胀等循环障碍。⑤有无出汗障碍。⑥注意保暖,慎用取暖用品,防止烫伤,避免外伤,洗浴后给予涂擦保湿剂滋润皮肤,防止干燥。肌肉关节局部按摩,适当进行活动锻炼,以促进循环,防止萎缩。

4.用药的护理

本病以内用药物治疗为主,采用联合化疗和麻风反应的治疗。世界卫生组织推荐联合化疗(MDT)治疗麻风病。

(1)MDT 治疗方案及药物的不良反应观察及护理。

多菌型成人:利福平 600 mg 每月 1 次,氨苯砜 100 mg 每天 1 次,氯法齐明 300 mg 每月 1 次或 50 mg 每天 1 次,疗程 24 个月。

少菌型成人:利福平 600 mg 每月 1 次,氨苯砜 100 mg 每天 1 次,疗程 6 个月。①氨苯砜(DDS):极少数患者服药 1 个月左右可发生药疹,如呈麻疹样、猩红热样皮炎,严重时伴高热、蛋白尿,出现上述症状应立即通知医师,停用 DDS;鼓励患者多饮水,加强排泄,给予高蛋白、高热量、高维生素饮食。②利福平(RFP):患者服用本品 2 个月后,可出现一过性丙氨酸氨基转移酶升高,严重时可出现黄疸,因此,使用 RFP 应定期做肝功能检查,明显异常者应停药。③氯法齐明(B-663):服用后易引起皮肤干燥、红染,肤色可呈棕红至紫黑色和鱼鳞样改变,影响患者外貌,大剂量使用有消化道症状和腹痛。护士要做好解释工作,随着病情的好转,色素沉着会逐渐减轻,停药后半年左右即消退,不必过于忧虑;但应注意避光,外出时应着长袖衣裤,戴帽或打伞,每次沐浴后涂擦维生素 A、D 油膏或润肤膏。

(2)麻风反应的治疗,首选糖皮质激素,长期使用糖皮质激素的患者,注意观察疗效和不良反应。

5.神经痛的护理

(1)理疗或冰袋冷敷可缓解神经疼痛。

(2)必要时遵医嘱给予镇痛剂,麻醉药不可滥用,疼痛剧烈时可给予吗啡或哌替啶制剂,应注意成瘾性。

(3)肢体发生急性神经炎时,应给予吊带、石膏或支架固定,使之处于休息状态,疼痛减轻或消失后,应主动或被动进行功能锻炼,避免关节僵直或挛缩。

6.假肢的自我护理

（1）初用假肢时残端易起水疱，在接受腔内垫柔软的衬垫，减少摩擦，应坚持用假肢，使残端皮肤角化，增加耐磨力。

（2）教会患者每晚检查残端有无红肿、擦伤及水疱，清洗残端，涂擦油脂并按摩片刻，以保护皮肤。

（3）开始使用假肢时可借助拐杖，两腿原地交替承重进行基本步态的训练，直至能单足站立平衡为止。迈步训练，应先迈健肢，慢行。

7.心理护理

由于长期的社会偏见和恐惧，患者往往会讳疾忌医，甚至产生逆反心理和行为。护士应多与患者沟通、交谈，改变患者不正确的认知、不良的心理状态，调整患者情绪，调动主观能动性，树立战胜疾病的信心，以良好的心理接受治疗及护理。

（三）健康教育

（1）宣传麻风病的科学知识及其病情、诊断和处理，使患者对麻风病有正确的了解，早期发现、早期治疗，认识本病及其发生的反应是可防可治的。

（2）鼓励患者正确对待社会上客观存在的不同程度的偏见，做到自尊、自重、自强、自立，树立与疾病做斗争的信心。

（3）向新患者说明暂时勿去、少去公共场所，外出戴口罩。

（4）遵守联合化疗的要求，按时、足量服药，及时复诊。

（5）根据既往患病史、检查结果及过敏史进行相关知识宣教。

（6）注意手、足、眼的自我护理，加强麻木肢体的功能恢复锻炼。

（7）向患者说明，治疗后如果出现任何问题或疑问，应及时到当地诊治机构检查或咨询。

（游贵前）

第七章

糖尿病护理

第一节　糖尿病酮症酸中毒

一、糖尿病酮症酸中毒的概念

糖尿病酮症酸中毒(diabetic ketoacidosis,DKA)是由于胰岛素不足和升糖激素不适当升高引起的糖、脂肪和蛋白质代谢严重紊乱综合征,临床以高血糖、高血酮和代谢性酸中毒为主要表现,是糖尿病患者最常见的急性并发症。严重者出现不同程度的意识障碍直至昏迷,延误诊断或治疗可导致死亡。1型糖尿病有发生DKA的倾向,2型糖尿病在一定诱因下亦可发生。

二、糖尿病酮症酸中毒的诱因

DKA发病的基本环节是由于胰岛素缺乏和胰岛素拮抗激素增加,导致糖代谢障碍,血糖不能正常利用,结果血糖增高,脂肪的动员和分解加速,脂肪酸在肝脏经 β 氧化,生成大量乙酰乙酸、β-羟丁酸和丙酮,三者统称为酮体,当酮体生成超过组织利用和排泄的速度时,发展成酮症,同时酮症大量消耗体内储备碱,出现代谢性酸中毒,称为酮症酸中毒。因此,任何可以引起或加重胰岛素分泌绝对或相对不足的因素均可成为DKA诱因。多数患者的发病诱因不是单一的,但也有患者无明显诱因。常见的诱因有急性感染、胰岛素不适当减量或突然中断治疗、饮食不当、胃肠疾病、脑卒中、心肌梗死、创伤、手术、妊娠、分娩、精神刺激等。

三、糖尿病酮症酸中毒的临床表现

DKA分为轻度、中度和重度。轻度仅有酮症而无酸中毒(糖尿病酮症);中度除酮症外,还有轻至中度酸中毒(糖尿病酮症酸中毒);重度是指酸中毒伴意识障碍(糖尿病酮症酸中毒昏迷)或虽无意识障碍,但二氧化碳结合力低于 10 mmol/L。

(一)临床症状

早期主要表现为多尿、烦渴多饮和乏力症状加重;失代偿阶段出现食欲减退、恶心、呕吐,常伴头痛、烦躁、嗜睡等症状,呼吸深快,呼气中有烂苹果味(丙酮气味);病情进一步发展,出现严重失水,尿量减少、皮肤黏膜干燥、眼球下陷,脉快而弱,血压下降、四肢厥冷;到晚期,各种反射迟钝甚至消失,终至昏迷。少数患者表现为腹痛等急腹症表现。

（二）实验室检查

尿糖、尿酮阳性或强阳性，血酮体增高，多在 4.8 mmol/L 以上；血糖升高，一般在 16.7～33.3 mmol/L；血钾在治疗前高低不定；血尿素氮和肌酐轻中度升高。

四、糖尿病酮症酸中毒的治疗与护理

（一）DKA 的治疗

对单有酮症者，仅需补充液体和胰岛素治疗，持续到酮体消失。对失代偿或昏迷的 DKA 应按以下方法积极治疗。

1.补液

补液治疗是抢救 DKA 的首要和关键措施，能纠正失水，恢复肾灌注，有助于降低血糖和清除酮体，并保证随后的胰岛素治疗发挥作用。补液速度应先快后慢，并根据血压、心率、每小时尿量及周围循环状况决定输液量和输液速度。一般先立即静脉输入生理盐水，1 小时内滴入 1000 mL，以后 6 小时内每 1～2 小时滴入 500～1000 mL。治疗过程中必须避免血糖下降过快、过低，以免发生脑水肿，当血糖降至 13.9 mmol/L 以下，改用 5％葡萄糖加胰岛素继续输注（按每 2～4 g 葡萄糖加 1 IU 胰岛素计算）。第一个 24 小时输液总量为 4000～5000 mL，严重失水者可达 6000～8000 mL，对老年、心血管疾病患者，输液尤应注意不宜太多、太快，以免发生肺水肿。患者清醒后鼓励饮水补液。

2.胰岛素

一般采用生理盐水加小剂量胰岛素治疗方案，即以 0.1 IU/(kg·h)胰岛素治疗，以达到血糖快速、稳定下降，而又不易发生低血糖反应的疗效。如在第 1 小时内血糖下降不明显且脱水已基本纠正，胰岛素剂量可加倍。每 1～2 小时测定血糖，根据血糖下降情况调整胰岛素用量。当血糖降至 11.1 mmol/L 时，胰岛素剂量减至 0.02～0.05 IU/(kg·h)。

3.纠正电解质紊乱和酸中毒

酸中毒时细胞内缺钾，治疗前血钾水平不能真实反映体内缺钾程度，在开始胰岛素及补液治疗后，患者的尿量正常，血钾低于 5.2 mmol/L 即可静脉补钾。治疗前已有低钾血症，尿量大于 40 mL/h 时，在胰岛素及补液治疗的同时必须补钾。严重低钾血症（<3.3 mmol/L）应立即补钾，当血钾升至 3.5 mmol/L 时，再开始胰岛素治疗，以免发生心律失常、心脏骤停和呼吸肌麻痹。如患者有肾功能不全、血钾过高（≥6.0 mmol/L）或无尿时则暂缓补钾。补钾最好在心电监护下，结合尿量和血钾水平，调整补钾量和速度。

轻症患者经补液及胰岛素治疗后，酸中毒可逐渐得到纠正，不必补碱；重症酸中毒，二氧化碳结合力低于 8.92 mmol/L，pH 小于 6.9 时，应考虑适当补碱，给予适量等渗碳酸氢钠溶液静脉输入，但不宜过多、过快以免诱发或加重脑水肿，补碱后还需监测动脉血气，直到 pH 上升至 7.0 以上。

4.去除诱因和治疗并发症

如休克、心力衰竭和心律失常、脑水肿和肾衰竭等。

（二）DKA 的护理

1.严密观察病情

（1）严密观察体温、脉搏、呼吸、血压及意识变化，低血钾患者应做心电图监测，为病情判断和观察治疗效果提供客观依据。

（2）及时采血、留尿,定期测血糖,血、尿酮体,注意电解质和血气变化并做肝肾功能检查,以便及时调整治疗方案。

（3）准确记录 24 小时出入量。

2.一般护理

立即开放两条静脉通路;昏迷患者按昏迷常规护理;卧床休息,注意保暖,保持呼吸道通畅,给予氧气吸入;加强生活护理,特别注意皮肤、口腔护理。

五、糖尿病酮症酸中毒的预防

（一）掌握知识,提高认识

糖尿病患者及相关人员要掌握糖尿病的基本知识,提高对糖尿病酮症酸中毒的认识,一旦怀疑为本病应尽早到医院就诊。

（二）密切监测,合理治疗

1 型糖尿病患者要坚持合理地应用胰岛素,不得随意减量,更不能中断治疗,以保证血糖处于良好的控制状态。2 型糖尿病患者在合并危重疾病、感染、大手术及外伤等应激情况时,要密切监测血糖、尿酮体,血糖明显增高时要使用胰岛素治疗。

（三）控制饮食,加强护理

严格控制饮食、多饮水,定期监测血糖,按时复诊,加强口腔、皮肤护理,预防感染。

（王芹燕）

第二节　糖尿病乳酸性酸中毒

一、乳酸性酸中毒的概念

主要是体内无氧酵解的糖代谢产物——乳酸大量堆积,导致高乳酸血症,进一步出现血 pH 降低,即为乳酸性酸中毒。糖尿病合并乳酸性酸中毒的发生率较低,但病死率很高。大多发生在伴有肝肾功能不全、慢性心肺功能不全等缺氧性疾病患者,尤其见于服用苯乙双胍者。

二、乳酸性酸中毒的诱因

乳酸性酸中毒主要见于乳酸产生过多、清除减少。乳酸产生过多见于休克和左心功能不全等病理状态造成组织低灌注;呼吸衰竭和严重贫血等导致动脉血氧饱和度降低,组织缺氧;某些与糖代谢有关的酶系（葡萄糖-6-磷酸脱氢酶、丙酮酸羧化酶和丙酮酸脱氢酶等）的先天性缺陷等。乳酸清除减少主要见于肝肾功能不全。

三、乳酸性酸中毒的临床表现

患者主要为疲乏无力、恶心、厌食或呕吐,呼吸深大,嗜睡等。大多数有服用双胍类药物史。实验室检查有明显酸中毒,但血、尿酮体不升高,血乳酸水平升高。

四、乳酸性酸中毒的治疗与护理

（一）乳酸性酸中毒的治疗

除有明显心功能不全和肾功能不全外，应尽快纠正脱水，包括补液、扩容。一般补充生理盐水，血糖无明显升高者可补充葡萄糖液，并可补充新鲜血液，改善循环。补碱应尽早且充分，常用 $NaHCO_3$，每 2 小时监测动脉血 pH，当 pH 达到 7.2 时暂停补碱治疗并观察病情，避免过量引起代谢性碱中毒。注意补钾和纠正其他电解质紊乱。积极对伴发病进行治疗，消除诱因，由药物（二甲双胍、苯乙双胍等）引起者立即停用该药物，改用胰岛素。疗效不明显者可做透析治疗以清除乳酸。

（二）乳酸性酸中毒的护理

严密观察体温、脉搏、呼吸、血压及意识变化，低血钾患者应作心电图监测；定期测血糖，测定血乳酸浓度，注意电解质和血气变化并做肝肾功能检查；准确记录 24 小时出入量及病情变化。其他一般护理同本章第二节"DKA 的护理"。

五、乳酸性酸中毒的预防

严格掌握双胍类药物的适应证，尤其是苯乙双胍，对伴有肝肾功能不全、慢性缺氧性心肺疾病，食欲不佳，一般情况差的患者忌用双胍类降糖药。二甲双胍引起乳酸性酸中毒的发生率大大低于苯乙双胍，因此建议需用双胍类药物治疗的患者尽可能选用二甲双胍。使用双胍类药物患者在遇到急性危重疾病时，应暂停本药，改用胰岛素治疗。长期使用双胍类药物者要定期检查肝肾功能，如有不适宜用双胍类药物的情况时应及时停用。

（王芹燕）

第三节　糖尿病足

1999 年世界卫生组织（WHO）对糖尿病足（diabetes foot，DF）的定义是：发生于糖尿病患者踝关节或踝关节以下的部位，由于合并神经病变及各种不同程度的末梢血管病变而导致下肢感染、溃疡形成和（或）深层组织的破坏。患者从皮肤到骨与关节的各层组织均可受害，其主要临床表现为足溃疡和坏疽。糖尿病患者中有 4%～10% 并发 DF，糖尿病患者一生中并发 DF 的风险高达 25%。DF 是糖尿病患者尤其是老年糖尿病患者最严重的慢性并发症之一，也是患者致残、致死的主要原因之一。

一、诱因

DF 的常见诱因有鞋创伤、切割伤、温度创伤、重复性应激、压疮、医源性创伤、血管堵塞、甲沟炎及其他皮肤病、皮肤水肿等。

二、溃疡的高危因素

DF 溃疡的高危因素包括合并有周围神经病变、周围血管病变、视网膜病变、肾脏病变（特别是肾衰竭)、老年人(特别是男性)、独居、既往曾有足溃疡史或截肢史、足畸形、足底压力增加、足部皮肤异常、关节活动受限、胼胝、糖尿病知识缺乏、糖尿病病程超过 10 年、糖尿病控制差、职业危害、不能进行有效足部保护、吸烟、酗酒等。对于这些高危人群应定期随访,加强足部相关知识教育,预防足溃疡的发生。

三、分类和分级

(一)分类

按照病因,DF 溃疡可分为神经性、缺血性和神经-缺血性溃疡,不同溃疡的区别见表 7-1。

表 7-1 糖尿病神经性和缺血性溃疡的比较

症状	缺血性溃疡	神经性溃疡
皮肤颜色	苍白	正常
皮肤温度	凉(怕冷)	温暖
皮肤状况	有汗	干燥,皲裂
足背/踝动脉搏动	无或减弱	正常
创面	有黑痂,湿,有渗出	边缘清晰,渗出少
感觉	疼痛	无/迟钝
胼胝体	无	常见
跛行	有	无
静息痛	有	无
血管 B 超	串珠样改变	改变不严重
伤口部位	足表面	足底,足边缘

(二)分级

DF 的分级方法有很多,国内临床常用的分级方法为瓦格纳(Wagner)分级法,分为 0～5 级。

0 级:有发生足溃疡危险因素,目前无溃疡。

1 级:浅表溃疡,临床上无感染。

2 级:较深的溃疡,影响到肌肉,无脓肿或骨的感染。

3 级:深度感染,伴有骨组织病变或脓肿。

4 级:局限性坏疽(趾、足跟或前足)。

5 级:全足坏疽。

四、护理评估

(一)整体评估

评估患者年龄、血糖、血脂、血压、营养状况;肝肾功能;心理状况;全身用药;过敏史;既往住院史及手术史;糖尿病病史;有无心血管、肾脏、视网膜病变;是否吸烟、饮酒;是否存在 DF 的其他高危因素等。

(二)局部评估

评估足部是否畸形、肿胀;是否肌肉萎缩;有无胼胝及鸡眼;足部皮肤温度、颜色;趾甲、汗毛生长情况;有无化学品暴露史;既往足部外伤及手术史;神经病变和血管病变的临床症状;溃疡的诱因、位置、大小、深度、颜色、分类分级；渗液的量、色、性；有无异味、感染；肉芽生长情况；鞋袜是否合适等。

（三）周围神经病变的筛查

筛查主要是了解患者是否存在保护性感觉，包括 10 g 尼龙丝压力觉检查、痛觉检查、温度觉检查、利用音叉或震动感觉阈值测量仪测量震动觉、肌腱反射五项检查和神经传导功能检查（NCS）等。做检查前先让患者体验正常的感觉作为参照，不要让患者看到或听到筛查仪器，注意避开胼胝、溃疡、瘢痕和坏死组织等部位，双侧都要检查。临床常以神经传导功能检查作为诊断周围神经病变的金标准，但该检查为有创检查，不易被患者接受。在周围神经病变筛查中，目前推荐多种方法联合使用，而非单一检查，更有助于早期诊断，早期治疗，同时更好地预防 DF 的发生。

（四）下肢血管检查

周围动脉疾病是重要的预测糖尿病患者足溃疡结局的因素，对糖尿病患者下肢血供的评估，有助于下肢血管病变的早期诊断和预后。检查的方法有很多，包括触诊足背动脉、胫后动脉、动脉搏动，如果动脉搏动减弱或消失，则提示可能存在糖尿病性周围动脉疾病，容易发生足溃疡，且有更高的心血管病变发生率。但动脉搏动受检查者主观因素影响太多，缺乏统一的标准。踝肱指数（ABI）可以反映下肢血压和血管状态，具有无创、操作简单、价廉、省时、患者容易接受等优点，有较好的特异性和敏感性，是诊断外周动脉疾病的有效手段，也是心脑血管事件和病死率的强烈预测因子，其临床价值在国外早已被广泛认可。跨皮氧分压（transcutaneous oxygen tension，TcPO$_2$）反映微循环状态，因此也反映了周围动脉的供血。测定方法为采用热敏感探头置于足背皮肤，正常值为大于 5.33 kPa（40 mmHg）；TcPO$_2$ 小于 4 kPa（30 mmHg），提示周围血液供应不足，足部易发生溃疡，或已有的溃疡难以愈合；TcPO$_2$ 小于 2.67 kPa（20 mmHg），足溃疡几乎没有愈合的可能，需要进行血管重建手术以改善周围血供；如吸入 100％氧气后，TcPO$_2$提高 1.33 kPa（10 mmHg），则说明溃疡预后良好。此外，血管彩色多普勒超声检查可发现动脉的形态和血流动力学异常，常作为下肢血管病变的筛查。利用多源多排 CT 血管造影（MDCTA）、增强磁共振血管造影（CE-MRA），对于有肾功能损害的患者是较理想的检查方法。动脉内数字剪影血管造影（DSA）长期作为血管检查的"金标准"，能准确反映血管病变情况，但为有创检查且费用昂贵，有一定并发症。

（五）骨、关节检查

对临床上可疑的骨与关节病变，X 线检查中没有看到异常征象时，可选择电子计算机断层扫描（CT）或磁共振成像（MRI）等检查。

（六）足底压力测定

国外已经研制出多种方法测定足部不同部位的压力，如足底压力分布量测系统（MatScan）、足底压力分布步态分析系统（FootScan），这些系统通过测定足部压力，筛查高危人群，了解患者足部压力是否异常，发现溃疡高风险区域，有助于 DF 的诊断，同时为订做矫形辅具（鞋或鞋垫）作指导。

五、糖尿病足的治疗

DF 的治疗强调多学科协作，防治相结合，治疗目标是预防足溃疡的发生和避免截肢。首先是全身治疗，即控制高血糖、血脂异常、高血压，戒烟，改善全身营养不良状态和纠正水肿等，只有在全身治疗基础上局部换药才会有效。对糖尿病患者足的评估应该作为整个糖尿病治疗的一部分。

（一）缺血性病变的处理

对于血管阻塞不是非常严重或没有手术指征者，可以采取内科治疗，使用扩张血管和改善微循环的药物，如川芎嗪、丹参、培达、前列腺素 E 等。如果血管病变严重，应行血管重建手术，如血管成形术或血管旁路术。坏疽患者在休息时，有疼痛并有广泛病变但又不能保守治疗者，应给予截肢。截肢前最好做血管造影，以决定截肢平面。血管完全闭塞且没有流出道的患者，尤其是不能行血管外科手术者，可采用干细胞移植法，以促使侧支循环的形成。也可采用超声消融的方法，使已经狭窄或闭塞的血管再通。另外，还有血管腔内介入治疗如支架植入术、球囊扩张，也可使闭塞的血管再通，改善局部供血，降低截肢率。

（二）神经性足溃疡的处理

关键是减轻原发病变所造成的压力，可通过矫形鞋或矫形器等改变足的压力。同时根据溃疡的深度、大小、渗出量以及是否合并感染再决定换药的次数和局部敷料的选用。

（三）足溃疡合并感染的处理

足溃疡合并感染是糖尿病患者截肢的重要原因。2012 美国感染病学会（IDSA）临床指南所列出的可能感染证据如下：非脓性渗出，松散或变色粗糙组织，未局限的伤口边缘和恶臭；骨探测试验阳性；溃疡形成时间超过 30 天；有足部溃疡复发的病史；足部外伤，患肢周围血管疾病；既往下肢截肢史；感觉丧失、肾功能不全和（或）赤脚走路的病史，这些都会增加 DF 感染的风险。应从深部组织采集标本进行培养，采取活检或者剪除的方法，要在创面清洁和清创之后进行。避免拭子法和不合适的清创处理，以免出现不良后果。可先经验性地选择广谱抗生素治疗，待细菌培养结果出来后，再根据药物敏感试验，选用合适的抗生素。轻度软组织感染用抗生素治疗的疗程为 1～2 周，中度感染和严重感染需要抗生素治疗 2～3 周。除了抗感染治疗外，对感染性伤口的治疗还包括外科去除坏死组织、适当的伤口换药、解除对伤口的压迫和改善感染部位的血供。

（四）足溃疡的创面处理

原则为清创、引流、保湿、减轻压力、控制感染、改善血供，促进肉芽组织生长及上皮爬行。

1.清创

在清创之前必须全面考虑病情，进行创面评估。包括血管评估及溃疡的分类分级，采用"蚕食法"清除坏死组织。有严重血管病变时，清创不要太积极，视血供情况及时进行血管重建等治疗。趾端干性坏疽，暂不进行清创，可待其自行脱落。胼胝可能掩盖深部的溃疡，应及时去除。当有危及肢体和生命的感染时，即使是缺血的患者也应该立即清创。

2.减轻压力

对于由敷料、鞋袜、行走时造成的压力而导致的溃疡，减轻负重足部的压力以促进溃疡愈合是十分重要的，减压措施应贯穿于创面愈合的全过程。

3.敷料选择

敷料的选择要保证湿性修复环境和渗出液的吸收，根据溃疡的面积、深度和性质（干性伤口、渗出多的伤口和红肿的伤口）来选择敷料，选择原则如下。

（1）对于有焦痂、不易清创的溃疡，有暴露的肌腱、骨骼需要保护者，可选用水凝胶敷料。

（2）对于有感染的溃疡，可选用含银、含碘敷料局部抗感染，并取标本做培养，尤其是有骨髓炎和深部脓肿者，应根据药敏试验选用抗生素静脉滴注，并及时切开引流。严重溃疡合并感染者，特别是有坏疽者，可能同时需要截肢。

（3）有窦道或腔隙者，可选用藻酸盐敷料等填充，松紧应适宜。无感染者，亦可采用含生长因子类敷料填充，但一定要有充足的血供。

（4）对于渗液过多者，可利用泡沫敷料的高效吸收能力管理渗液。

（5）处于肉芽组织生长及上皮爬行阶段者，可选用水胶体类、泡沫类等敷料。

4.创面评估

每次换药时应对创面充分评估，以便及时调整治疗方案。

（五）DF治疗护理新进展

1.自体富血小板凝胶在糖尿病难治性皮肤溃疡中的应用

自体富血小板凝胶（autologous platelet-rich gel，APG）系取自患者自身外周静脉血，经离心、分离、浓缩制得的富含血小板血浆（platelet-rich plasma，PRP）按一定的比例与凝血酶-钙剂混合凝固形成的。具有减少创面疼痛，减少分泌物渗出，加速止血且含有丰富的生长因子的特点，能加速创面的愈合。

根据溃疡发生的位置，术前需要做好体位训练，防止术中凝胶流失。尽量清除坏死组织、炎性肉芽和过度角化的组织，对于较深的窦道或常规清除困难的部位，可采用超声清创刀辅助清创。创面凝胶凝固后予油纱覆盖，无菌纱布包扎。术后指导患者保持正确的体位，以免凝胶受压，降低效果。

2.负压封闭引流技术

负压封闭引流（vacuum sealing drainage，VSD）对DF溃疡的治疗作用主要表现在及时、有效地清除创面或窦道内的渗液、脓液及坏死组织；减少创面的细菌菌落数，降低伤口感染率；促进创面血供的恢复，增加血管通透性，促进水肿消退及肉芽组织生成等。

根据创面大小裁剪VSD敷料并覆盖于创面，每根引流管周围的VSD敷料不超过2 cm，半透膜封闭整个创面，用"系膜法"封闭引流管出创面边缘，调节负压在-450～-125 mmHg，以看到敷料收缩，手触变硬并有液体流出为度，每天用无菌生理盐水冲管1～2次，4～7天后拆除VSD敷料。注意引流管质地软硬适中、透明，长度以90～120 cm为宜，负压吸引瓶的位置应低于创面。如果瘪陷的海绵恢复原状，贴膜下出现积液，提示负压失效，应立即查找原因，检查管道是否堵塞、松脱，封闭膜是否漏气，必要时重新封闭被引流区或更换引流装置，以维持有效负压。

六、糖尿病足的筛查

筛查并识别出有DF危险因素的患者是成功处理DF的关键。所有患者应在诊断为糖尿病后至少每年检查一次足部情况，有足溃疡危险因素的患者检查应该更加频繁，建议根据实际情况每1～6个月检查1次。DF病变的有关检查见表7-2。

表7-2　DF病变的有关检查

	临床检查	检查方法
皮肤	颜色、出汗、干燥、干裂、是否感染	望诊、触诊
形态和畸形	足趾的畸形	
	跖骨头的突起	足底X线检查
	夏科关节（Charcot）畸形	足底压力检查
	胼胝	

续表

临床检查		检查方法
感觉功能	针刺痛觉	细针
	振动觉	音叉、生物震感阈测量器(biothesiometer)
	温度觉	温度阈值测试
	压力觉检查	尼龙丝触觉检查
		足压力测定仪
运动功能	肌萎缩、肌无力	
	踝反射	电生理检查
自主功能	出汗减少、胼胝	定量发汗试验
	足温暖,足背静脉膨胀	皮肤表面温度测定
血管状态	足背动脉搏动,皮肤颜色	非创伤性多普勒超声检查
	足凉、水肿	$TcPO_2$

七、预防和护理

DF 重在预防,尽管 DF 的治疗困难,但 DF 的预防却十分有效。对于有发生足溃疡危险因素的患者,应该及时地对患者和其家属提出防治措施并给予具体指导。足部损伤的预防包括:定期观察和检查足以及鞋袜;识别高危患者;教育患者及其亲属和有关医务人员;合适的足部保护措施;对非溃疡性病变进行治疗。

（一）全身状况检查

全面控制血糖、血脂、血压、戒烟、限酒,还应强调营养神经、抗凝、改善微循环。每年至少进行一次足部的专科检查,以确定足溃疡和截肢的危险因素。如足部结构、生物力学、足部供血状况、皮肤完整性、保护性感觉的评估等。

（二）足部自我检查

做好足部的自我检查,在光线充分的情况下,眼睛不好者戴上眼镜,看不清的地方,请家人帮忙,看不到的地方,可借助镜子。重点检查足趾、足底、足变形部位,是否有损伤、水疱,皮肤温度、颜色,是否有干燥、皲裂、趾甲异常、鸡眼、足癣,足部动脉搏动等。

（三）足部的日常护理

（1）每天用温水洗脚,洗的时间不要太长,10 分钟左右,不要用脚试水温,可用手或请家人代试水温。洗完后用柔软的浅色毛巾擦干,尤其脚趾间。

（2）双脚涂上润肤霜,保持皮肤柔润,不要太油,不要涂在趾间和溃疡处;有皮肤皲裂者,可擦含有尿素成分的皲裂霜;脚出汗较多者,可用滑石粉置于鞋中或脚趾间擦乙醇,再以纱布隔开,以保持足部的干爽。

（3）进行下肢、足部的按摩,动作轻柔,避免搓、捏等损伤性动作。

（4）适当运动,改善肢端血液循环。

（5）冬天要防止冻伤、烫伤,不要用热水袋或电热毯直接取暖,不要烤火及热水烫脚。夏天要防止蚊虫叮咬。

（6）不要自行处理伤口,不要用鸡眼膏等化学药物处理鸡眼或胼胝。

（7）避免足部针灸,防止意外感染。

（8）不要盘腿坐、不要跷二郎腿。

（9）不要吸烟。

（10）穿鞋前，检查鞋内是否有异物，防止足部损伤。

（11）确保在看得清楚的情况下修剪趾甲，平着修剪，不要修剪得过短，挫圆边角尖锐的部分。

（12）选择适合的袜子，如吸水性、透气性好的浅色棉袜、羊毛袜，不宜太小或太大，袜口不要太紧，内部接缝不要太粗糙、无破洞。

（13）选择适合的鞋子，如面料柔软、透气性好、圆头、厚底、鞋内部平整光滑最好能放下预防足病的个性化鞋垫。禁穿尖头鞋、高跟鞋、露趾凉鞋。最好下午买鞋，双脚需穿着袜子同时试穿。新鞋穿 20 分钟后应脱下，检查双脚皮肤是否有异常，每天逐渐增加穿鞋时间以便及时发现潜在问题。

（14）出现任何症状应及时就医，如：水泡、陷甲、足癣、甲沟炎、鸡眼、胼胝、皮肤破损等。

（王芹燕）

第四节　糖尿病合并感染

由于代谢紊乱及各种并发症，糖尿病患者抵抗力下降，容易发生各种感染，在血糖控制差的患者中更常见且严重。同时，感染也可能加重糖尿病的发展或产生其他并发症，故控制感染也是糖尿病治疗的任务之一。

一、病因与发病机制

高血糖使患者抵抗力下降，白细胞吞噬作用受到抑制。同时，由于组织的糖原含量增高，给细菌、真菌、结核等病菌繁殖创造了良好的环境，使糖尿病患者容易发生各种感染。

二、常见感染部位

糖尿病的常见感染部位是皮肤、口腔、呼吸道、泌尿生殖系统。

三、临床特点

（一）皮肤感染

糖尿病患者中有 1/3 患有与糖尿病相关的皮肤病变，如皮肤瘙痒症、湿疹、皮肤化脓性感染、皮肤真菌感染等，可形成败血症或脓毒血症。同时皮肤病变可加重糖尿病，应给予重视并积极治疗和预防。

（二）口腔感染

由于糖尿病患者身体大部分微血管都有病变，供血不足，若发生在牙周组织血管，产生牙周病和龋齿，再加上高血糖状态，使糖尿病患者的口腔易发生感染。如果不予治疗，又会使糖尿病恶化，严重者导致酮症酸中毒。因此，要及时地处理和预防口腔疾病。

（三）呼吸道感染

糖尿病易导致肺炎，老年卧床患者更常见，是糖尿病猝死的常见诱因。肺结核发生率也高，进展快,易形成空洞。

（四）泌尿生殖系统感染

由于尿糖刺激,女性易反复发作发生阴道炎、外阴瘙痒、肾盂肾炎、膀胱炎等,男性也可发生龟头炎。

四、治疗及护理

（1）严密观察,包括体温、白细胞及局部表现。

（2）控制血糖,积极治疗糖尿病。

（3）合理使用抗生素。

（4）对症处理。

（5）日常护理。①做好个人卫生,勤洗澡、勤换衣,保持皮肤清洁;洗澡时,水温不宜过热,应轻轻搓揉,防止皮肤破损引起感染;应使用刺激小的中性香皂、浴液,切勿使用刺激大的碱性洗涤剂;老年患者每次洗澡时间不宜过长,最好采用淋浴。②卧床患者应勤翻身,减少局部组织受压,预防压疮发生。③女性患者勤换内裤,内裤不宜过小过紧,选用通气性能好的天然织物内衣,并消毒晾晒;月经期应使用消毒卫生纸或符合卫生要求的卫生巾。④对有反复真菌感染、化脓性皮肤病、顽固性皮肤瘙痒的中老年人,应重视血糖测定,应做伤口细菌培养以选用敏感抗生素,伤口局部不可随意用药,尤其是刺激性药物。⑤每天至少早晚各刷牙一次,使用软毛牙刷,每3个月更换牙刷一次;饭后要漱口,注意预防口腔疾病;每天仔细检查牙龈,有无发炎组织;重症患者给予特殊口腔护理。⑥预防感冒等上呼吸道传染疾病,避免与感冒、肺炎、肺结核等感染者接触。

（王芹燕）

第八章

健 康 管 理

第一节 健康管理的概念与发展

一、健康管理的概念

健康管理概念的提出和实践最初出现在美国。健康管理虽然在国际上已出现 30 余年,目前还没有一个公认的定义、概念及内涵表述。健康管理学在国内外还没有形成一个完整的学科体系,各国研究的重点领域及方向也不尽相同。

欧美学者有关健康管理概念的表述是:"健康管理是指对个人或人群的健康危险因素进行全面检测、评估与有效干预的活动过程。健康管理就是要将科学的健康生活方式提供给健康需求者,变被动的护理健康为主动的健康管理,更加有效地保护和促进人类的健康。"

国内健康管理概念的表述较早是在 1994 年苏太洋主编的《健康医学》一书中出现,"健康管理是运用管理科学的理论和方法,通过有目的、有计划、有组织的管理手段,调动全社会各个组织和每个成员的积极性,对群体和个体健康进行有效的干预,达到维护、巩固、促进群体和个体健康的目的。"

2007 年《健康管理师》培训教材中关于健康管理的定义是:"健康管理是对个体或群体的健康进行监测、分析、评估,提供健康咨询和指导以及对健康风险因素进行干预的全面过程。健康管理的宗旨是调动个体和群体及整个社会的积极性,有效地利用有限的资源来达到最大的健康效果。健康管理的具体做法就是为个体和群体(包括政府)提供有针对性的健康科学信息,并创造条件采取行动来改善健康。"

中华医学会健康管理学分会、中国健康管理学杂志编委在 2009 年发表的《健康管理概念与学科体系的初步专家共识》中,对健康管理的表述为:"以现代健康概念(生理、心理和社会适应能力)和新的医学模式(生理-心理-社会)以及中医治未病为指导,通过采用现代医学和现代管理学的理论、技术、方法和手段,对个体或群体整体健康状况及其影响健康的危险因素进行全面检测、评估、有效干预与连续跟踪服务的医学行为及过程。其目的是以最小投入获取最大的健康效益。"

二、健康管理的形成与发展

20 世纪 70 年代的美国面临人口老龄化加剧、急性传染病和慢性病的双重压力。医疗费用剧增,面临着严峻的挑战,而不断增长的医疗费用并没有有效地预防各种健康风险因素对 80%

的健康人口的损害,传统的以疾病诊治为中心的卫生服务模式应对不了新的挑战。在这种环境下,以个体和群体健康为中心的健康管理模式应运而生。

美国保险业率先提出健康管理这个概念,并推动了健康管理业的发展。医疗保险公司通过健康风险评估和疾病预测技术能够精确地预测出高风险个体中哪些人需要昂贵的治疗,从而可以开展有针对性的健康管理,通过帮助高风险人群减少对急诊、抢救和(或)住院治疗的需求来降低医药费用。目前,疾病风险预测技术被越来越多地应用到健康保险服务中,保险项目的成本效益比有了很大的改善,保险报销费用有了较大的下降。

美国健康管理的发展日益迅速。1990 年美国政府制订了"健康人民"的健康管理计划,由政府、社会和专业组织合作,每十年一个计划。该计划包括两个目标:一是提高健康生活质量,延长健康寿命,二是消除健康差距。政府在美国的全民健康管理中起到了积极的倡导作用,在政策上大力支持,使美国健康管理取得了显著的成就,不断提高着居民健康水平。如今,美国健康管理服务组织的形式趋于多元化,包括政府、医疗保险公司、医疗集团、健康促进中心、社区服务组织、大中型企业等都为大众提供各种形式、内容多样的健康管理项目及其相关服务。美国健康管理的实施是从政府到社区,从医疗保险和医疗服务机构、健康管理组织到雇主、员工,从患者到医务人员,人人参与健康管理,有 7700 万的美国人在大约 650 个健康管理组织中享受医疗服务,超过 9000 万的美国人成为健康管理服务计划的享用者。这意味着每 10 个美国人就有 7 个享有健康管理服务。美国经过 20 多年的研究得出了这样一个结论:健康管理对于任何企业及个人都有这样一个秘密,即 90% 和 10%,具体就是 90% 的个人和企业通过健康管理后,医疗费用降到原来的 10%,10% 的个人和企业未做健康管理,医疗费用比原来上升 90%。

美国的医疗机构将健康管理作为医院发展与竞争的重要措施,如凯撒医院形成一套完整的、较科学的服务体系。"医院-医师-保险公司"等组成一个医疗资源网络,重视患者健康教育,重视疾病防治一体化服务,同时有把预防落到实处的机构设置、考核体系和严格的医师培训,降低了运营成本,提高效益。

实践证明,通过健康管理,在 1978～1983 年美国的疾病发生率大幅度下降,冠心病、高血压分别下降 16% 和 4%;数据证实,在健康管理方面投入 1 元,相当于减少 3.6 元医疗费用,如果加上由此产生的劳动生产率提高的回报,实际效益是投入的 8 倍。1972～2004 年,美国的心脑血管疾病的死亡率下降了 58%。由此可见,使用科学的管理方法对慢性疾病进行健康管理,干预和指导人们的生活方式。可以使慢性疾病的患病率明显下降。

世界上许多发达国家近年也开始逐步推广健康管理理念,希望通过有效的健康干预和健康促进措施,提高国民健康素质和生存质量。

英国国民医疗保健服务系统为节约服务成本,立足于将人的健康生活质量问题在基层解决,把居民健康管理放在社区,在居民家庭中进行宣教和管理,实现社会服务系统与医疗保健的合作。调查数据显示,英国居民 80% 的健康生活质量问题能够通过基层卫生机构解决。日本于 1988 年提出了全民健康计划,其中包括健康测定、运动指导、心理健康指导、营养指导、保健指导等,2002 年通过了《健康促进法》,如日本不到 2 亿人口,就有 60 多万营养师为人们提供专业的健康管理服务,由政府和民间健康管理组织合作,对全部国民进行健康管理。

随着健康管理事业的发展,健康管理研究与服务的内容也由单一的健康体检、生活方式指导发展为国家或国际组织的全民健康促进规划、个体或群体全面健康检测、健康风险评估与控制管理。进入 21 世纪后,健康管理在发展中国家逐步兴起与发展。

健康管理于 21 世纪初在我国真正兴起。自 2001 年国内第一家健康管理公司注册到今天，健康管理已经迈出了艰难而又重要的一步。健康管理在我国的兴起，一方面是国际健康产业和健康管理业发展的影响，另一方面，如同当年美国面临的挑战一样，我国老龄化速度快，慢性疾病快速攀升，已对广大居民构成严重的健康威胁，医疗费用急剧上升，个人、集体和国家不堪重负。通过健康管理预防和控制慢性疾病、降低疾病负担已成为更多人的共识。

我国健康管理服务业虽然是一个新兴产业，但发展速度较快。从 2000 年以来，我国健康管理（体检）机构的数量以平均每年新增 25％的速度增长，目前有 6000 多家，年服务人群超过 3 亿，从业服务人员有数十万。我国健康管理机构主要有附属于医疗机构的健康管理（体检）中心，其工作与临床诊疗结合；由社区卫生服务机构提供健康管理服务，在本辖区内对如高血压、糖尿病等慢性患者进行管理；社会办的专业体检中心，这类机构以健康体检为主导，检后咨询指导与健康教育讲座为辅助。

我国于 2007～2008 年以及 2012 年进行过两次健康管理（体检）机构的调查。2008 年调研结果表明，健康管理相关机构数量不少于 5744 家，其中体检中心机构占机构总数的 65％。社会认识不足、人力资源匮乏、服务内容、质量参差不齐和自主性缺乏是机构面临的主要问题。2012 年对 103 家健康管理（体检）机构进行问卷调查，结果表明自 2008 年以来机构规模不断扩大，年体检量呈逐年递增趋势，54％的机构开展了健康或疾病风险评估服务。调查表明，存在的主要问题包括有 46％的机构仍停留在单一的体检服务，机构学科建设明显滞后，专业人才匮乏，机构的服务特色和优势不明显，信息化水平、服务质量有待提高。

糖尿病、高血压管理是我国基本公共卫生服务的内容。近年来，一些地区也在尝试通过健康管理进行慢性疾病管理，结果表明社区综合干预对糖尿病前期的血糖改善，延缓糖尿病的发生具有积极作用，知己健康管理可以帮助糖尿病患者掌握自我管理疾病和健康的方法，并且在患者的心理因素方面起到积极的作用，是一种比较有效的糖尿病管理方法。

目前，由于我国医疗卫生体制的限制，健康管理主要是从开拓医疗市场的角度出发，采用的大多是以疾病为中心，主要对高端人群进行健康管理的做法，属于增加医疗需求，促进医疗消费的管理思路，服务的适宜阶层大多是高收入人群，对更需要健康服务的普通群众利益不大。这些实践远远不能达到健康管理服务效果好、效率高、覆盖面广、节约资源的目的，更不能满足普通群众对健康服务方便、有效、省钱的要求。

综上所述，我国健康管理事业任重道远。健康管理要在我国慢性病预防与控制工作中发挥重要作用，亟待加强以下工作。

（1）加强政府主导力度，努力实现全民健康管理。2012 年卫计委等 15 部门制定了《中国慢性病防治工作规划（2012～2015 年）》。"规划"明确了各级政府和各相关部门在慢性病防治工作中的职责，并提出将健康融入各项公共政策的发展战略。"规划"是我国慢性病预防与控制的顶层设计，为实现全民健康管理提供了政策支持。但规划的落实，还有许多工作要加强。慢性病预防应是"大卫生"，一是必须要努力建立各级政府主导，多部门协调的机制，推进规划的实施；二是转变工作理念，各相关部门在制订发展规划时，应将居民的健康产出和健康影响作为重要内容之一；三是加强政策研究和经费支持，将慢性病一级预防和慢性病高危人群基本健康管理逐渐纳入公共卫生项目，提高公共卫生对居民健康的保障作用。

（2）加大政策支持力度，形成健康管理的服务网络。我国应努力建成多元化的健康管理服务体系和网络，满足对不断攀升的慢性病控制的需要和不同人群的健康需求。健全疾病预防控制机构、基层医疗卫生机构和大医院分工合作的慢性病综合防治工作体系,增加投入,扩大健康管理服务范围,努力做到全民健康管理。首先,努力促进社区卫生服务模式从临床治疗为主向健康管理转变,建立配套的措施,完善必要的支持,提高社区卫生人员健康管理专业水平,大力开展以社区为基础,以人群为目标的慢性病健康教育,对慢性病高危人群早发现、早预警、早干预,控制危险因素,遏止、扭转和减少慢性病的蔓延和健康危害;大中型医疗机构应将健康管理融入医疗服务之中,提高治疗效果,预防并发症发生;社会办的健康管理机构应努力满足广大服务对象对健康管理的不同需求,通过多种干预手段,帮助服务对象预防和控制慢性病危险因素;各级疾病预防机构开展主要慢性病监测,开展慢性病危险因素评估和慢性病预防控制措施评价,开展健康教育和指导,提高广大群众的自我保健能力。

(3)加快成果转化,努力提高健康管理服务水平。目前,我国应用的健康管理技术主要是从美国引进的。提升健康管理水平,要努力将国外的技术本地化,研究制订适合当地居民的健康管理方法;要分别制订针对健康人群、亚健康状态人群和慢性病高风险人群的健康管理指南和方法;要采取多种办法加强人才培养,使健康管理能扎扎实实地开展起来。

(4)加大宣传力度,努力扩大社会参与程度。广大群众参与是健康管理能否成功的重要指标。各级政府应组织多部门合作,利用多种媒体开展健康宣传,使广大群众充分认识到我国慢性病不断攀升的严峻形势及健康管理的重要性,了解和掌握改善健康的知识和技能,真正做到在健康上"要我做"到"我要做"的转变,健康管理的最终目的是个人对自己健康进行认真、科学的管理。

三、健康管理的内涵

世界卫生组织明确提出:健康长寿,遗传占15%,社会因素占10%,医疗条件占7%,而60%的成分取决于个人。也就是说,健康掌握在个人的手中。健康管理新理念就是变人类健康被动管理为主动管理,并帮助人们科学地恢复健康、维护健康、促进健康。

如图8-1所示,一个人从健康到患病要经历一个发展过程。一般来说,是从低风险状态,到高危险状态,到早期病变,直至出现临床症状,形成疾病。这个过程可以很长,往往需要几年甚至十几年,乃至几十年的时间。期间的变化多数不被轻易地察觉,各阶段之间也无明显的界线。健康管理主要是在疾病形成之前进行有针对性的预防干预,可成功地阻断、延缓,甚至逆转疾病的发生和发展进程,从而实现维护健康的目的。

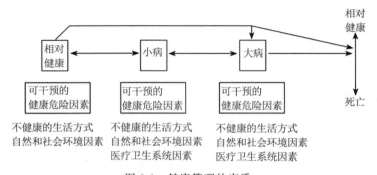

图8-1 健康管理的实质

健康管理的价值就是分别对相对健康的人群、患有小病的人群和患有大病的人群,采取不同的科学方法,确认和去除健康危险因素,以达到维护和促进健康的目的。确认和去除健康危险因素,这是现有医疗卫生体系无法提供的,是国人迫切需要的,代表的是先进的生物-心理-社会-环境医学模式。因此,这是健康管理的实质。

健康管理是对个体及群体的健康危险因素进行全面管理的过程,即对健康危险因素的检查检测(发现健康问题)、评价(认识健康问题)、干预(解决健康问题)的不断循环运行。其目的是调动管理对象的自觉性和主动性,达到最大的健康改善效果。

我国有多篇文献介绍了健康管理的主要步骤。①收集服务对象个人健康信息。包括个人一般情况、目前健康状况和疾病家族史、生活方式(膳食、体力活动、吸烟、饮酒等)、医学体检(身高、体重、血压等)和实验室检查(血脂、血糖等)。②健康风险评估。根据所收集的个人健康信息预测个人在一定时间内发生某种疾病或健康危险的可能性。从而让被评估者准确地了解自己的健康状况和潜在隐患,并可为个人量身定制健康改善计划。健康风险评估是开展健康管理的基本工具与核心技术。在美国,正是健康风险评估的出现,引发了对于人群开展健康管理的需求。③进行健康干预。在前两步的基础上,帮助个人采取饮食、运动、心理、药物、生活方式等措施纠正不良的生活方式和习惯,控制健康危险因素,实现健康管理目标。④进行健康效果评估。在进行健康干预一定时间后要进行效果评价,主要包括近期效果(获取健康知识、态度变化情况等)、中期效果(行为习惯改变、人体生理指标控制情况等)、远期效果(使用的成本、产生的效益、发病率、死亡率等)。同时,根据健康干预所取得的效果,进一步指导和改进干预方法及措施。

健康管理的这几个组成部分可以通过互联网的服务平台及相应的用户端计算机系统帮助实施。

对于健康的个人,健康管理帮助其增加健康知识,进一步保持健康的生活方式,预防慢性病危险因素的发生;对于亚健康、有慢性病危险因素的个人,健康管理帮助其知晓健康风险的危害,学会控制健康危险因素的知识和技能,预防疾病的发生;对于患者群,健康管理帮助其在规范治疗的同时,进行有针对性的健康指导和干预,可以提高患者的整体治疗水平,进而延缓和减少并发症的发生。

(李桂兰)

第二节　健康管理服务的分类和主要内容

自 2009 年以来,天津市健康管理协会积极开展健康管理实践,针对不同健康需求,重点开展了基本健康管理、亚健康状态管理和慢性病危险因素专项管理。

一、基本健康管理

在天津市政协的支持下,天津市健康管理协会组织 5 家医疗机构,连续 3 年,对上千名天津市政协委员进行基本健康管理,结果证明,基本健康管理适合健康个体和群体。

目的:通过对个体、群体进行基本健康管理,使服务对象及时了解自己的健康状况和患慢性病的风险;掌握预防和控制慢性病危险因素的健康知识、技能,促进形成健康的生活方式,提高自我保健能力。基本健康管理的周期一般为一年。

（一）收集健康信息

健康管理师向服务对象介绍基本健康管理的目的、内容、要点,发放电子或书面健康信息调查表,健康管理师指导或协助填写个人健康信息调查表。

为进行健康评估,收集服务对象近期体检结果。对未进行健康体检者组织进行体检,同时发放体检温馨提示,提示体检注意事项。体检基本项目包括身高、体重、腰围、血压、空腹血糖、总胆固醇、三酰甘油、高密度脂蛋白、低密度脂蛋白、血尿酸。

（二）建立电子档案并进行保管

健康管理师负责建立永久性个人电子健康管理档案,该档案中包括体检数据、家族病史、生活习惯、饮食、运动状况、个人疾病史及医师处方等所有健康相关信息。可在工作时间提供电话或上门查询,随时更新健康档案信息。

（三）健康风险评估

健康管理师利用商业化的计算机软件对每一位服务对象进行健康风险评估。健康风险评估的内容有以下几点。

1.个人健康信息汇总

全面汇总服务对象目前健康状况、疾病史、家族史、饮食习惯、体力活动情况、生活方式及体检结果的异常信息,同时,针对目前存在的健康风险因素进行专业提示。

2.生活方式评估报告

综合分析管理对象的整体生活方式,并通过生活方式得分获得评价健康年龄。

3.疾病风险评估报告

对管理对象未来 5～10 年患某些疾病(肺癌、高血压、糖尿病、缺血性心血管疾病)的风险进行预测,并提示主要相关的风险因素及可改善的危险因素。

4.危险因素重点提示

评估出管理对象目前存在的可改变的健康危险因素、这些因素对健康的危害、其对应的理想范围、控制这些危险因素将为降低疾病风险所贡献的力量等。

通过健康风险评估可以帮助服务对象全面地认识自身的健康风险。制订个性化的健康干预计划及措施,可以鼓励和帮助服务对象改善不良的饮食、运动习惯和生活方式。

（四）制订健康改善计划

针对健康风险评估的结果,按照健康"四大基石",根据个体自身情况制订健康管理计划。健康改善计划的制订和指导服务对象实施计划是健康管理的关键。目前,健康改进计划多数设定在膳食营养与运动的项目上,对其他不合理生活方式的干预都是根据个体情况在干预追踪中落实。

1.个性化膳食处方

根据服务对象当前健康与运动情况,建议一日三餐应摄取的热量及食物搭配、分量描述及等值食物交换等。

2.个性化运动处方

根据服务对象当前健康状况,建议一周运动计划,给出不同运动内容(有氧运动、力量练习、柔韧性练习)的建议运动方式、运动频率和运动强度。

3.健康管理师要进行健康计划指导咨询

至少对服务对象提供一次面对面专家健康咨询,讲解健康风险评估结果和健康改善计划。

（五）开展多种形式的健康教育

健康教育主要是结合服务对象的健康需求和健康问题，通过以下方式提供健康知识。

1.健康科普读物

定期发送电子健康科普读物，发放健康读物印刷品，提供健康知识、国内外发生的与健康有关的事件、健康预警等。

2.温馨短信

利用短信、微信，定期发放有关健康内容的温馨提示、指导等。

3.健康大讲堂

根据需求，组织健康讲座，请专家介绍健康知识和技能，达到健康教育的目的。

4.专题健康咨询

根据需求，进行专题健康咨询，由医疗、营养、运动、心理、中医保健等专家进行有针对性的咨询指导和改善健康的实践体验。

5.组织大型健康娱乐会

活动包括健康讲座、健康咨询、健康知识竞赛、发放健康手册、无创健康检测、音乐疗法体验、保健品展示等。

6.开通健康咨询电话，提供健康咨询

咨询内容包括营养、运动、养生保健、慢性病预防与控制、健康管理等基本健康知识，常见传染病预防与控制知识等。

（六）健康管理综合分析

每年进行一次群体的健康状况综合分析，包括健康行为及生活方式评估，体检结果分析和影响健康的相关因素分析等。

二、亚健康状态健康管理

目的：通过分析评估确定亚健康状态的症状与原因，采取相应的干预措施，改善、缓解亚健康症状；掌握预防与控制亚健康的健康知识、技能，促进形成健康的生活方式，提高自我保健能力。亚健康状态健康管理的周期根据需求确定。

（一）收集健康信息

收集基本健康信息，通过量表评估、血液检测、仪器检测确定亚健康状态的主要问题，分析造成亚健康状态的原因。

（二）建立电子档案并进行保管

健康管理师负责建立永久性个人电子健康管理档案，该档案中包括基本健康信息、亚健康状态评估、分析等所有健康相关信息。

（三）制订健康改善计划

根据亚健康状态分析结果，由健康管理师安排相适应的健康改善活动。

（四）开展健康管理活动

针对管理对象亚健康状态的问题和需求，采取以下适宜的健康管理项目。

1.膳食指导

进行膳食调查、分析；由营养师制订个性化的饮食方案；根据各种危险因素的营养治疗原则，制订营养干预方案；制订中医食疗方案；指导合理平衡膳食。

2.运动技能和方法指导

根据个体情况指导开展运动项目;由运动专家对运动方式、方法、运动不适时的紧急处理进行指导;通过佩戴能量仪,对运动和能量消耗进行分析,帮助确定有效运动方式和时间。

3.心理辅导

由心理专家根据个体情况进行心理咨询辅导,缓解心理压力。

4.音乐理疗

由音乐治疗专家根据个体情况制订音乐疗法的课程、内容,进行适宜的音乐理疗缓解心理压力,改善睡眠等。

5.中医疗法

首先用专业软件进行中医体质辨识,根据个人体质、健康状况、季节等因素,由中医专家制订个性化的中医药养生调理方案,进行中医养生指导。结合健康需求,进行推拿、按摩、刮痧拔罐,调整机体功能,改善机体不适状况。

6.物理疗法

结合健康需求,用物理疗法改善局部的不适感及症状,如颈、肩、腰、腿痛等。

7.保健品选择指导

根据个体健康状况,指导选择适宜的保健食品、用品,讲解保健品的使用方法和功效。

8.牙齿保健

在专业口腔医疗机构,每年进行1次口腔检查与清洁牙齿。

三、慢性病危险因素专项健康管理

目的:在基本健康管理的基础上,对发现有慢性疾病危险因素的管理对象进行专项健康管理。通过有针对性、系统的健康管理活动,使管理对象增加健康知识、纠正不健康的生活方式,自觉地采纳有益于健康的行为和生活方式,消除或减轻影响健康的危险因素,预防或推迟疾病的发生。健康管理时间一般为3个月的强化健康管理和9个月巩固期的随访管理。

慢性病危险因素专项干预的技术依据为国家制定的相应技术指南。

(一)健康评估

为每一位健康管理对象配备专门健康管理师。在健康管理前由医师收集管理对象的健康信息调查表、体检结果,采用健康评估软件对管理对象进行健康评估、危险因素预警。根据健康评估结果,健康管理师制订全过程跟踪、个性化的健康改善计划,确定符合管理对象健康需求的强化干预和健康维护的健康管理项目,向健康管理对象详细介绍计划。

(二)强化健康管理

健康管理师要对全过程的健康管理进行指导,及时了解管理对象的健康状态、健康改善情况,及时完善健康档案及指导方案。

强化健康管理目标如下。第一个月——通过4次健康管理指导,使管理对象掌握合理膳食基本知识,了解自己膳食存在的主要问题及解决方法;学会适量规范运动,包括运动习惯、运动量、有效运动量;健康管理师和管理对象互动,医务人员要以诚恳热情的态度,科学优质的服务质量,调动管理对象的主观能动性和依从性,积极参加到管理中来。第二个月——管理对象能够执行规范的膳食、运动处方,实现能量平衡;在医师指导下,改进其他不良生活习惯。第三个月——管理对象能够巩固各项干预措施,建立起健康的生活方式,降低、减少健康危险因素。

采用健康管理软件对管理对象的膳食和运动情况进行分析。

1.首诊

(1)由主管健康管理师向管理对象详细介绍项目的安排,发放"健康管理使用手册"。

(2)物理检查:进行相关物理检查(身高、体重、血压、腰围)。

(3)向管理对象讲解健康评估结果和健康改善计划,并向管理对象提供纸质的健康管理计划。

(4)膳食指导:学会记录膳食日记。嘱其每周记录好代表正常膳食情况的两天膳食日记,并嘱其保持原有的饮食习惯。

(5)运动指导:学会使用运动能量仪,通过佩戴能量仪,对运动和能量消耗进行分析,帮助确定有效运动方式和时间。嘱其坚持佩戴仪器,保持原有运动习惯。

2.第一次复诊(第一周)

(1)物理检查:测量体重、血压、腰围(为每次复诊必检项目)。

(2)运动指导:检查知己能量监测仪使用情况,传输运动数据,进行运动图形分析和有效运动讲解。对管理对象的表现给予充分肯定,同时指出需要改进的地方,重点指导建立适量运动习惯和规律。

(3)膳食指导:核对膳食日记、教给管理对象食物重量的估算方法;通过记录的膳食日记寻找饮食方面存在的突出问题(或与能量相关的问题);录入膳食日记进行膳食结构分析。

(4)根据运动和膳食分析的结果,开出首次饮食、运动处方,并根据饮食、运动方面存在的主要问题,有针对性地进行指导,选择短信督导语;发放有针对性的慢性病防治知识的健康教育材料。

3.第二次复诊(第二周)

(1)检查运动处方执行情况,纠正不合理的运动方法、运动时间、运动频率等问题,开出适合其个性的运动处方。

(2)检查膳食日记和不良饮食习惯的改进情况,进一步指导管理对象学习估量食物重量,调整膳食结构,开出适合其个性的膳食处方和短信督导语。

4.第三次复诊(第三周)

(1)检查运动习惯和规律建立情况,指导重点提高运动强度,达到有效运动量。

(2)督促管理对象完整准确记录膳食日记。

(3)向管理对象征询对健康管理的意见和建议,得到管理对象的认同,使其积极配合健康管理师进行运动及饮食的不良生活方式的改善,主动参与到管理中来。

5.第四次复诊(第四周)

(1)进一步规范运动,确定相对固定的运动量及有效运动量,完成规范运动的阶段目标。

(2)重点平衡热量,并根据管理对象习性,调整饮食结构(三大营养素比例和三餐热能比)。

6.第五次复诊(第六周)

(1)巩固规范的运动处方,结合管理对象实际体质,适当指导管理对象进行力量性锻炼及柔韧性运动,达到丰富运动项目,增强体质,提高运动积极性的目的。

(2)通过膳食分析,重点调整管理对象的膳食结构。

(3)教给管理对象食物交换份知识,调配丰富多彩的膳食。

(4)用无创手段,为管理对象进行相关危险因素检查,了解危险因素变化情况。

（5）进行阶段小结：内容为运动量变化趋势、三大营养素改变趋势、三餐比例变化趋势和危险因素指标变化情况。①打印阶段小结报告：运动、膳食、能量平衡和危险因素监测分析。②阶段小结的目的：了解通过管理整体健康状况的变化趋势；是否实现管理的阶段目标；总结已取得的有效方法、还存在的问题；充分肯定健康管理成果，鼓励管理对象完成下阶段管理任务。

7.第六次复诊（第八周）

（1）检查干预对象的饮食、运动处方执行情况，巩固能量平衡的成果。

（2）进一步规范饮食结构，保证三大营养素比和三餐热量比合理。

（3）在平衡膳食的基础上，重点应用食物交换份丰富食物品种和烹饪技巧。

（4）指导其他不良生活习惯（烟、酒、夜生活等）的改进，传授戒烟、限酒技能。

8.第七次复诊（第十周）

（1）检查、巩固各项干预措施的落实情况，建立起健康的生活方式。

（2）安排管理对象进行体检，填写"个人信息调查表"，进行健康信息收集。

9.第八次复诊（第十二周）

（1）检查、巩固各项干预措施的落实情况。

（2）进行第二次健康评估，并进行前后两次评估报告的对比分析。

（3）做强化管理期总结，包括健康知识、饮食运动情况、危险因素变化和各项检查指标的评估。根据评估结果制订巩固期健康管理计划。向管理对象讲解总结评估结果。

（4）强化期结束，转为巩固期进行随访指导。

（三）巩固期随访健康管理

巩固期健康管理时间：从第四个月开始到第十二个月结束。根据具体情况确定随访方法，每个月随访一次。

随访内容：通过电话随访继续跟踪指导，主要是检查、巩固强化管理期的成果，鼓励管理对象坚持健康的生活方式；利用短信、微信发送健康信息；发放健康知识资料；鼓励管理对象每三个月进行一次无创血液检查，了解危险因素变化情况；必要时进行面对面指导。

在健康管理过程中，根据健康需求和管理对象要求，进行血压、血糖、心电远程监测，根据监测结果及时进行健康指导。

巩固期结束，安排管理对象做健康体检，填写"个人信息调查表"，为健康管理效果评估收集必要的信息。

（四）健康管理效果评估

健康管理十二个月后进行健康管理效果评估：

（1）是否掌握必要的健康知识。

（2）是否坚持健康生活方式。

（3）危险因素改善情况。

（4）下一步健康改善建议。

四、慢性病健康管理

目的：对患有一些慢性疾病的患者进行疾病健康管理。通过有针对性、系统的健康管理活动，使管理对象增加健康知识、纠正不健康的生活方式，消除或减轻影响健康的危险因素，坚持合理药物治疗,以达到促进健康、延缓慢性病进程、减少并发症、降低伤残率、提高生活质量的目的。慢性病健康管理的周期根据需求确定。

(李桂兰)

第三节　与健康管理相关的功能学检验指标及含义

一、功能医学基本概念

（一）功能医学概念

功能医学是从 20 世纪 70 年代开始的一门新兴的学科,它是以科学为基础的保健医学,属预防医学领域。功能医学是一种评估和治疗疾病潜在因素的医疗保健方法,通过个体化治疗方法使机体恢复健康和改善功能。其应用是以人的基因、环境、饮食、生活形态、心灵等共同组合成的独特体质作为治疗的指标,而非只是治疗疾病的症状。

功能医学是一种完整并具有科学基础的医学,除了治疗疾病外,它更提倡对健康的维护,利用各种特殊功能性检查来了解和系统分析身体各系统功能下降的原因,再依其结果设计一套"量身定做"式的营养治疗建议、生活方式指导和功能恢复方法,以达到预防疾病、改善亚健康症状、辅助治疗慢性疾病、享受更优质生活的目的。

（二）功能医学的健康观念

功能医学对健康的定义是健康乃是积极的活力,而不仅是没有疾病而已,健康应是心灵、精神、情绪、体能、环境及社会各个层面在人生的最佳状态。功能医学提倡的是如何提升器官的储备能力,及器官功能年轻化,提高生活品质,让人健康的老化,无疾而终。

二、功能医学检测

（一）功能医学检测概念

功能医学检测是以科学为基础的保健医学,以先进及准确的实验为工具,检测个人的生化体质、代谢平衡状态、内生态环境,以达到早期改善并维持生理、情绪/认知及体能的平衡的检测方法。

简单地说,功能医学检测是根据每一个亚健康状态的人的体质,评估身体器官有无临床症状的功能状况,评估器官的"功能"而非仅器官的"病理"。功能医学检测包括:基因检测、免疫系统功能分析、内分泌系统分析、代谢系统功能分析,生理代谢功能分析、胃肠道系统功能分析及营养状况分析等。

（二）功能医学检测意义

1.了解人体器官功能现在及将来运转状况

任何疾病的形成,都需要时间累积,在器官病变之前,通常器官的功能先下降,当下降到一个临界点时,器官才会有器质性病变,当出现器质性病变时,功能下降会更加明显,这是一个量变到质变的过程。功能医学检测是在生病之前,了解各个器官功能的指数是不是在正常范围之内,发现那些已经下降的指标,了解它们将来对身体产生的影响,同时通过科学的方法改善它们,减慢功能下降速率,达到防患于未然的目的。

2.功能医学检测发现疾病和亚健康的原因

传统的医学检测更多的是检测疾病,告诉患者身体哪里已经发生病理性变化;功能性医学检测更多的是强调是哪些指标下降才导致生病,也就是病因,为疾病提供一种全新的辅助检查方式。

人们通常会因为有一些不适(如消化不良、胃肠胀气、睡眠不佳、容易疲劳、记忆力下降、关节酸痛等)去医院看病,各种检查、化验后无大问题,医师建议注意休息、舒缓压力、调解饮食,多运动。其实这些不适就是亚健康的表现,亚健康真正的形成原因是饮食、环境、不良生活方式导致的器官功能下降,改变了身体内环境的稳定状态,产生一系列的症状。功能性医学检测则能发现亚健康形成的原因,具体检测出身体那些已经不在正常范围的微量元素和指标,这些也就是造成身体亚健康的原因。

3.功能医学检测分析机体衰老的速度

人体衰老有各种各样的原因,但总的来说,除了由人体老化基因决定外,每个影响衰老的因素都是人体内的器官指标变化所形成的,每个人指标的变化程度不一样,衰老程度也就不同。只有真正了解人体各种健康和衰老指标,才能明白为什么比同龄人更老,身体状况更差的原因,才能真正针对性地延缓衰老。功能性医学检测能检测出人体各种指标的状况,每种指标都有对身体及衰老的影响,综合所有的指标,也就能更容易地评估出身体衰老速度是否正常,有没有比同龄人更容易衰老。

4.根据功能医学检测结果有目标的补充营养保健食品

生活中,每个人都在比较盲目地补充一些保健食品,对身体真正的帮助意义不大。功能医学检测可以通过检测血中各种所需营养浓度,知道身体内部缺少哪种元素,了解身体真正需求及需求量,根据身体代谢反应,来决定补充等量营养。

(三)功能医学检测方法

功能医学检测只需收集个人的粪便、尿液、唾液、血液及毛发,通过物理、化学、仪器或分子生物方法,检测、了解人体在无临床症状时期器官功能的改变程度。

三、功能医学检测内容及其含义

(一)基因检测

1.基因的概念

基因(遗传因子)是遗传的物质基础,是脱氧核糖核酸(DNA)或核糖核酸(RNA)分子上具有遗传信息的特定核苷酸序列。基因通过指导蛋白质的合成来表达自己所携带的遗传信息,从而控制生物个体的性状表现,通过复制把遗传信息传递给下一代,使后代出现与亲代相似的性状。它也是决定人体健康的内在因素。

2.基因检测的概念

基因检测是指通过基因芯片等方法对被检者的血液、体液或细胞的 DNA 进行检测的技术,是从染色体结构、DNA 序列、DNA 变异位点或基因表现程度,分析被检者所含致病基因、疾病易感性基因等情况的一种技术。基因检测可以诊断疾病,也可用于疾病风险的预测。

3.检测疾病类型

基因检测疾病类型包括:恶性肿瘤疾病,心脑血管疾病,代谢与免疫系统疾病,呼吸、消化与泌尿生殖系统疾病,肌肉、骨骼关节及神经类疾病,眼、耳鼻喉及皮肤疾病,精神类疾病等。

(二)免疫系统功能分析

1.免疫系统功能评估

免疫系统是机体执行免疫应答及免疫功能的重要系统,由免疫器官、免疫组织、免疫细胞和免疫分子组成,是防卫病原体入侵最有效的武器,它能发现并清除异物、外来病原微生物等引起内环境波动的因素。免疫系统功能评估各种主要免疫细胞的数量、分布比例、活性及细胞增生与凋亡,了解机体免疫系统的作用,有助于正确的调节免疫功能,维持身体的正常防御。

(1)免疫系统功能评估包括:嗜中性粒细胞、淋巴细胞、单核细胞、嗜酸性粒细胞、嗜碱性粒细胞、T淋巴细胞、辅助性T细胞(Th)、抑制性T细胞(Ts)、Th/Ts比值、B淋巴细胞、自然杀伤细胞、自然杀伤细胞活性、细胞分裂周期和细胞凋亡比率。

(2)适合做免疫功能检测人群:免疫功能低下、年龄超过50岁、易生病、易发生感染、患有各种慢性病等。

2.自然杀伤细胞功能评估

自然杀伤细胞是一种细胞质中具有大颗粒的细胞,也称NK细胞。自然杀伤细胞的功能主要是评估免疫细胞的数量、分布比例、活性及细胞的增生与凋亡,可以了解机体自然杀伤细胞的功能,有助于正确调节免疫功能维持身体的正常防御。

3.慢性食物变应原分析

食物不耐受是指一种复杂的变态反应性疾病,人的免疫系统把进入人体内的某种或多种食物当成有害物质,从而针对这些物质产生过度的保护性免疫反应,产生食物特异性IgG抗体,IgG抗体与食物颗粒形成免疫复合物,可引起所有组织发生炎症反应。如慢性鼻炎、关节痛、慢性疲劳、便秘、过敏性肠综合征、胀气、痤疮、湿疹、荨麻疹等。慢性食物变应原检测在功能医学检查中是一项基础检查,包括常见食物的慢性过敏IgG的强度分析,可分析检测出个人确切的食物变应原。

(1)常见食物变应原检测包括:肉类、海产品类、蛋奶类、谷物类、坚果类、蔬菜类、水果类以及生姜大蒜等食物。

(2)适合检测人群包括:眼睛有时发痒或多泪水,消化方面偶尔有胀气、腹泻、便秘情况,有肌肉和关节酸痛情况,皮肤荨麻疹或其他种皮炎,注意力不集中或易感疲劳,呼吸系统经常有气喘、咳嗽、鼻炎、支气管炎,以及焦虑、头痛及偏头痛等人群。

(三)代谢系统功能评估

1.代谢功能分析

代谢功能分析是评估尿液中40余种有机酸,这些有机酸是体内碳水化合物、氨基酸、脂肪酸、细胞能量生成、维生素B族、神经传导物质、肝毒素、肠道有害菌滋生等经过代谢所产生的酸性产物,因此可提供观察机体细胞代谢过程及代谢功能效率的途径,了解细胞能量产生、神经内分泌失衡、环境毒素暴露、维生素缺乏、肠道菌群失调等问题,当代谢障碍被确认,可制订个性化营养方案,使机体症状得到缓解。

(1)代谢功能检测内容包括:己二酸、辛二酸、乙基丙二酸、丙酮酸、乳酸、羟基丁酸、枸橼酸、顺式鸟头酸、异枸橼酸、酮戊二酸、琥珀酸、焦磷酸、苹果酸、羟甲基戊二酸、琥珀酸、焦磷酸、酮异戊酸、酮异己酸、酮-甲基戊酸、羟基异戊酸、甲基丙二酸、亚胺甲基麸胺酸、香草基扁桃酸、高香酸、5-羟吲哚醋酸、犬尿胺酸、喹啉酸、2-甲基马尿酸、乳清酸、葡萄糖酸、羟丁酸、焦谷氨酸、硫酸、

D-乳酸、对羟基苯乙酸、靛、苯丙酸、对羟基苯甲酸。

（2）适合检测人群包括：超重/肥胖；营养不均衡；易疲劳；记忆力衰退、失眠；胃肠功能失调，便秘，胀气；情绪不稳定，易烦躁，抗压能力不足；抵抗力不足，反复感染；易过敏等人群。

2.肝脏解毒功能分析

肝脏解毒功能是指在机体代谢过程中，门静脉收集来自腹腔流的血液，血中的有害物质及微生物抗原性物质，将在肝内被解毒和清除。肝脏解毒功能分析是利用小剂量的物质，如咖啡因、醋胺酚、水杨酸来刺激肝脏，并收集唾液及尿液标本，分析肝脏的解毒功能，评估肝脏的解毒能力及自由基的伤害。肝脏解毒功能失调可能导致的疾病包括慢性疲劳综合征、多重化学物质过敏、帕金森症、多发性硬化症、肌萎缩侧索硬化症等。

（1）肝脏解毒功能检测包括：咖啡因清除率、甘氨酸结合作用、硫化反应、醛糖酸化反应、阶段Ⅰ/硫化（PhaseⅠ/Sulfaton）比值、阶段Ⅰ/糖化（PhaseⅠ/Glycination）比值、阶段Ⅰ/葡糖糖醛酸化（PhaseⅠ/Glucuronidation）比值。

（2）适合检测人群：高血压、高三酰甘油、高胆固醇，吸烟、过量饮酒、肝功能下降、糖尿病、胆结石，常暴露于汽车废气中、居住或工作场所新铺地毯或新刷油漆、乙型肝炎病毒携带者等。

3.心血管代谢综合征健康评估

心血管疾病与先天基因体质和后天环境因素、生活形态，包括饮食、运动等密切相关。根据国人十大死因统计，心血管相关疾病占其中的四项，包括心脏病、糖尿病、脑血管疾病和高血压。心血管代谢综合征健康评估包括：血脂代谢、血管壁完整性、慢性发炎因子、糖化反应与氧化压力，可提供心血管健康与代谢综合征的全面性评估。

（1）心血代谢综合征健康检测包括：三酰甘油（TG）、总胆固醇（T-Cho）、低密度脂蛋白胆固醇（LDL-C）、高密度脂蛋白胆固醇（HDL-C）、脂蛋白（a）、TG/HDL-C 比值、T-Cho/HDL-C 比值、LDL-C/HDL-C 比值、同型半胱氨酸、非对称性二甲基精胺酸、C-反应蛋白、纤维蛋白原、空腹胰岛素、空腹葡萄糖、糖化血红蛋白、血清铁蛋白、辅酶 Q_{10}、谷胱甘肽。

（2）适合检测人群：年龄大于 35 岁、肥胖者（BMI＞24）、有糖尿病家族史或病史者、有高血压、心血管疾病家族史或病史者、有高血脂家族史或病史者、有妊娠糖尿病者或多囊性卵巢病史者、少运动者、工作压力大等。

4.骨质代谢健康评估

骨质代谢分析是对骨质增生标记骨钙素、甲状旁腺素、骨质流失标记及造骨所需营养素——维生素 D、促进因子——维生素 K、骨溶解生物标志物——Ⅰ型胶原氨基端末肽（NTx）及血钙分析，来全面性了解骨质破坏与增生的平衡性，以评估骨质生长或骨质疏松的真实情况。并使医师可判断正确的临床治疗或营养补充品疗程，以达到确实维护骨骼健康的目的。

（四）内分泌系统

1.精神激素分析

激素对人体调节系统扮演着强大的角色，适当的激素平衡是维持健康的要件。许多男女在进入 40 岁或者 50 岁更年期的时候，会经历一系列由激素不平衡引起的症状，包括丧失性欲、思维模糊、体重增加、忧郁、失眠多梦等。此外，激素还是一种自然的能量促进器，能保护机体免受忧郁和心脏病的困扰。当激素缺乏或者过量时会影响睡眠质量、代谢和抵抗疾病的能力。

精神激素检测包括多巴胺、去甲肾上腺素、肾上腺素、麸氨酸、血清素、γ-氨基丁酸、色氨酸、5-羟色氨酸、褪黑激素、酪氨酸。

2.雌激素代谢分析

雌激素是一类主要的女性激素,包括雌酮、雌二醇等。雌二醇是最重要的雌激素。雌激素主要由卵巢分泌,少量由肝,肾上腺皮质,乳房分泌。雌激素缺乏会出现骨质疏松、无月经、停经综合征等困扰,过多则有月经过多、子宫肌瘤、乳癌、焦虑和易怒等问题。雌激素代谢分析是评估雌激素在肝脏两个阶段的代谢是否顺畅,是测定尿液中雌激素与雌激素代谢产物的含量,是评估保护雌激素代谢机制的重要步骤。

(1)雌激素代谢检测包括:雌酮、雌二醇、雌三醇、2-羟基雌酮(2-OHE$_1$)、4-羟基雌酮、16α-羟基雌酮(16α-OHE$_1$)、2-甲氧基雌酮(2-MeOE$_1$)、4-甲氧基雌酮、2-OHE$_1$/16α-OHE$_1$ 比值、2-MeOE$_1$/2-OHE$_1$ 比值。

(2)适合检测人群:乳房肿胀、乳房纤维囊肿、乳癌;焦虑、忧郁、经前综合征、子宫肌瘤、子宫内膜异位症、子宫癌;卵巢癌;肥胖;长期口服避孕药;有乳癌、子宫癌等家族史等。

3.肾上腺皮质压力分析

当内在认知与外在事件冲突时,就会产生压力,这时肾上腺就会分泌大量的肾上腺素以应付压力,此时抗压激素也同时增加分泌,身体处在一种平衡的状态,以避免内在的伤害。如果抗压激素与压力激素无法平衡时,就会产生许多情绪及身体上的疾病。肾上腺压力分析是种功效大又精准的非侵入性检验方法,同时也是测量压力反应的可靠指标,也是发现肾上腺激素不均衡的重要工具。

肾上腺皮质压力检测包括:促肾上腺皮质素、肾上腺皮质醇、活性皮质醇、脱氢表雄固酮(硫酸酯)、分泌型免疫球蛋白 A、脱氢表雄甾酮/游离皮质醇(DHEA/FreeCortisol)比值。

4.女性激素分析

女性激素包括数种在女性身上比较多的激素。卵巢分泌两大类女性激素:雌激素和孕激素。其中雌激素之中最重要的是雌二醇,孕激素之中最重要的是黄体素。这些激素的分泌量与平衡关系与女性卵巢周期、生育能力和妇科相关疾病、心血管健康、认知与情绪等皆有关。女性激素分析可用于预防和治疗与激素不平衡的相关疾病和症状,以及激素不平衡相关疾病风险的评估,包括乳癌、卵巢癌和子宫癌。

(1)女性激素检测包括:黄体刺激素、滤泡刺激素、孕烯醇酮、黄体酮、脱氧皮质酮、皮质酮、醛固酮、17-羟孕烯醇酮、17-羟黄体酮、11-脱氧皮质酮、皮质醇、脱氢异雄固酮、脱氢异雄固酮硫酸盐、雄烯二醇、雄烯二酮、睾酮、二氢睾酮、还原胆烷醇酮、雄酮、雄烯二醇、雌酮、雌二醇、雌三醇及性激素结合球蛋白。

(2)适宜检测人群:月经不规律,不孕;月经前出现烦躁易怒、水肿、头痛或情绪不稳;更年期出现热潮、经期不规律、心情郁闷;对性行为没有兴趣等。

5.男性激素分析

男性激素是促进男性生殖器官的成熟和第二性征发育并维持其正常功能的一类激素。男性激素的主要作用是刺激雄性外生殖器官与内生殖器官(精囊、前列腺等)发育成熟。并维持其功能,刺激男性第二性征的出现,同时维持其正常状态。激素的分泌量、平衡关系与男性之活力、生育能力、心血管健康、认知与情绪、脱发、前列腺健康等皆有关。男性激素健康分析能检测出许多扰乱睾固酮分泌节律的因素,包括老化、慢性疾病、感染、接触病毒、抽烟、创伤等。有助于预防和治疗与激素不平衡的相关疾病和症状,以及激素不平衡相关疾病风险的评估,包括前列腺癌。

(1)男性激素检测包括:黄体刺激素、滤泡刺激素、孕烯醇酮、黄体酮、脱氧皮质酮、皮质酮、醛固酮、17-羟孕烯醇酮、17-羟黄体酮、11-脱氧皮质酮、皮质醇、脱氢异雄固酮、脱氢异雄固酮硫酸盐、雄烯二醇、雄烯二酮、睾酮、双氢睾酮、原胆烷醇酮、雄酮、雄烯二醇、雌酮、雌二醇、雌三醇、性激素结合球蛋白、前列腺特异抗原。

（2）适宜检测人群：年龄大于 35 岁；性功能低落或勃起困难；经常情绪低落、沮丧；肤色变浅、体重增加；有前列腺癌或睾丸癌家族史；没有生殖能力等。

（五）营养系统

1.氨基酸平衡性分析

氨基酸是构成蛋白质的基本单位，赋予蛋白质特定的分子结构形态和生化活性。蛋白质是生物体内重要的活性分子，包括催化新陈代谢的酵素和酶。氨基酸是构建人体结构组织和激素的必需物质，此类化合物或衍生物皆是来自于饮食中的氨基酸。氨基酸平衡性分析是通过检测了解饮食中蛋白质摄取与吸收是否足够与平衡，体内氨基酸如处于不平衡状态，可提供许多相关疾病的信息。通过检测结果制订个性化氨基酸营养处方改善胃肠道功能、促进血管健康、改善解毒功能、改善神经肌肉功能以及改善神经系统与行为问题。

（1）氨基酸平衡性检测包括精氨酸、组氨酸、异亮氨酸、白氨酸、牛磺酸、苏氨酸、色氨酸、缬氨酸、丙氨酸、门冬酰胺、天冬氨酸、半胱氨酸、谷氨酸、谷氨酸盐、甘氨酸、脯氨酸、丝氨酸、酪氨酸。

（2）适宜检测人群：注意力不集中、厌食、抑郁、免疫力下降、性欲缺乏、慢性疲劳综合征等。

2.抗氧化维生素分析

维生素是一系列有机化合物的统称。它们是生物体所需要的微量营养成分，需要通过饮食等手段获得。维生素对生物体的新陈代谢起调节作用，缺乏维生素会导致严重的健康问题。平衡适量的抗氧化维生素浓度有助于防止自由基对身体的伤害及慢性病形成。

（1）抗氧化维生素检测包括维生素 A、茄红素、α-胡萝卜素、β-胡萝卜素、叶黄素、δ-维生素 E、γ-维生素 E、α-维生素 E、辅酵素、维生素 C。

（2）适宜检测人群：长期疲倦状态、有过敏问题、经常肌肉或关节疼痛、经常感冒或有鼻炎问题、工作压力大、吸烟或接触二手烟等。

3.氧化压力分析

氧化压力是体内自由基过多与抗氧化物不足所产生的结果。一般状况下，机体会自动修补氧化压力所带来的伤害。若身体存在过多的自由基却无足够的抗氧化物来平衡它，就会造成细胞损伤。工作压力大、情绪紧张、饮食不当及环境污染等因素，经常会让身体处于高氧化压力状态。评估氧化损伤与抗氧化储备能力之间的平衡，有助于找出慢性病的潜在原因。氧化压力分析可早期评估组织伤害状况，确定不平衡的程度，有助于制订具体的针对性的补充或调整，达到身体的平衡，提高自身抗氧化水平。

（1）氧化压力检测包括血脂、自由基、血浆丙二醛、红细胞超氧化物歧化酶、含硫化合物、总谷胱甘肽、红细胞谷胱甘肽过氧化物酶、谷胱甘肽转硫酶。

（2）适宜检测人群：长期疲倦状态、有过敏问题、经常肌肉或关节疼痛、经常感冒或有鼻炎问题、工作压力大、经常吃快餐、经常接触汽车废气、吸烟或接触二手烟等。

（六）胃肠道系统

肠漏症是指当肠道因为各种因素，如发炎、过敏等失去其完整性，使肠道的渗透力增加，未消化的大分子及代谢或微生物毒素透过小肠进入血液循环，刺激活化免疫及自体免疫系统，危害肝脏、胰腺等器官,从而引起各种疾病。

(1)小肠渗透力检测包括乳果糖回收百分比、甘露醇回收百分比、乳糖与甘露醇比例,以评估小肠吸收力及屏障功能。

(2)适宜检测人群:腹胀、腹痛、腹泻、便秘、体臭、头痛、眩晕、皮肤粗糙或发痒、荨麻疹、食物过敏、关节炎、腰酸背痛等。

(李桂兰)

第四节　健康风险评估

一、健康风险评估的定义

风险指某种损失或后果的不确定性。风险识别和风险评估是进行风险管理的基础,风险管理的目标是控制和处置风险,防止和减少损失及不利后果的发生。从这个意义上说,健康管理也就是建立在健康风险识别和健康风险评估基础上的健康风险管理,其目的是控制健康风险,实施健康干预以减少或延缓疾病的发生。

健康风险评估指对某一个体评定未来发生某种特定疾病或因某种特定疾病导致健康损害甚至死亡的可能性。健康风险评估是建立在健康风险识别、健康风险聚类和健康风险量化的基础上的。因此,可以通过健康风险评估的方法和量化工具,对个体健康状况及未来患病和(或)死亡危险性做量化评估。

二、健康风险评估的目的

(一)识别健康危险因素和评估健康风险

健康风险评估的首要目的是对个体或群体的健康危险因素进行识别,对个体的健康风险进行量化评估。在疾病发生、发展过程中,疾病相关危险因素很多,正确判断哪些因素是引起疾病的主要因素和辅助因素,对危险因素的有效干预和疾病预防控制至关重要。慢性非传染性疾病属多基因疾病,多危险因素和遗传交互作用,其发病过程隐蔽、外显率低、病程较长,持续的健康监测和科学的健康风险评估是疾病早期发现和早期干预的基础,也是疾病预防控制的有效手段。

(二)制订健康指导方案和个性化干预措施

健康风险评估是健康管理的关键技术,其目的是在风险评估基础上,为个体制订健康指导方案和个性化干预措施。健康到疾病的逐步演变过程具有可干预性,尤其是慢性非传染性疾病、生活方式相关疾病和代谢疾病的可干预性更强,一级预防的效果更好。因此,科学的健康指导方案和个性化干预措施能够有效降低个体的发病风险,降低或延缓疾病的发生。

(三)干预措施及健康管理效果评价

健康风险评价可以用于干预措施、健康指导方案和整个健康管理的效果评价。健康管理是个连续不断"监测—评估—干预"的周期性过程,实施健康管理和个性化干预措施以后,个体的健康状态和疾病风险可以通过健康风险评估得到再确认,有效的健康干预和健康管理可以改善健康状态、降低疾病风险,健康管理中出现的问题也可通过健康风险评估去寻找原因,从而进一步完善健康指导计划和干预方案。

（四）健康管理人群分类及管理

健康管理可依据管理人群的不同特点做分类和分层管理。健康风险评估是管理人群分类的重要依据，可将管理人群根据健康危险因素的多少、疾病风险的高低和医疗卫生服务利用水平及医疗卫生费用等标准进行划分，对不同管理人群采取有针对性的健康管理、健康改善和健康干预措施。一般来说，健康危险因素多、健康风险和疾病风险高的群体或个体的健康管理成本和医疗卫生费用相对较高，基本医疗保障和基本公共卫生服务费用的增加可以有效降低疾病风险和医疗费用。

三、健康风险评估的种类

健康风险评估是一个广义的概念，其目的是了解健康状态和疾病风险，其核心是评估方法和技术。健康风险评估包含三个基本内容，即健康相关信息和疾病相关信息获取、依据健康危险因素建立疾病风险预测模型和完成健康风险评估报告。健康风险评估可根据其应用领域、评估对象和评估功能进行分类。

（一）按健康风险评估应用领域

1.临床风险评估

临床风险评估主要对个人疾病状态、疾病进展和预后进行评估。

2.健康状态评估

健康状态评估主要对健康状况、健康改变和可能患某种疾病的风险进行评估。

3.专项评估

专项评估指针对某个健康危险因素或干预因素，如生活方式、健康行为和营养膳食等进行的健康风险评估。

4.人群健康评估

人群健康评估指从群体角度进行的健康危害和风险评估。

（二）按评估对象

1.个体评估

个体评估指对个体进行的健康状况、健康危害和疾病风险的评估。

2.群体评估

群体评估指在个体评估基础上对特定人群所做的健康风险和疾病风险评估。需要强调的是，健康风险评估中的个体评估和群体评估是相对和相互依存的，群体评估来源于不同的个体评估的集成，而个体评估依据的健康危害识别和预测模型是建立在来自群体的大量数据信息、流行病学研究结果和循证医学证据基础上的。

（三）按健康风险评估功能

1.一般健康风险评估

一般健康风险评估指针对健康危险因素对个体做出的健康风险评估，主要用于健康危害识别、健康风险预测、健康改善及健康促进。

2.疾病风险评估

疾病风险评估指针对特定疾病及疾病相关危险因素对个体的疾病风险、疾病进程和预后所做的评估。特定疾病的风险评估从危险因素到建立预测模型的指标参数与一般健康风险评估会有较大不同,因而可以用来进行疾病预测预警,并可通过在疾病预测预警模型中设定不同的预警水平实现对患者、高危人群、甚至一般人群的预测预警。

(四)健康风险评估的技术与方法

早期的健康风险评估主要采用流行病学,数学和统计学的原理和方法。以特定人群和特定疾病的患病率或死亡率作为评价指标,评估和预测个体暴露于单一危险因素或综合危险因素可能患这种疾病的风险,疾病风险可用相对危险度和绝对危险度表示。相对危险度是暴露于某种健康危险因素人群患病率(或死亡率)与非暴露于该危险因素人群的患病率(或死亡率)之比,反映的是健康危险因素与疾病的关联强度及个体相对特定人群患病危险度的增减。绝对危险度是暴露于某种健康危险因素人群患病率与非暴露于该危险因素人群的患病率之差,反映的是个体未来患病的可能性或概率。从病因学的角度来说,建立在单一健康危险因素和患病率关系基础上的疾病危险性评价和预测方法比较简单,偏倚相对容易控制,不需要很多指标和大量的数据分析。因而成为健康管理和风险评估早期采用的主要方法,现在仍然为一些健康管理项目所采用。但是,疾病尤其是慢性非传染性疾病,往往是多种健康危害因素共同作用及环境与遗传交互作用的结果。因此,单一健康危险因素的危险性评价和疾病预测存在着很大的局限性。

后期发展起来的健康风险评估技术主要采用数理统计、流行病学和病因学研究方法,能对多种健康危险因素的疾病危险性评价和预测,更接近疾病发生和发展过程,涵盖了更多的疾病相关参数,对疾病的风险评估也更加准确。这类方法比较经典和成功的例子是弗明汉(Framingham)冠心病预测模型,该方法将重要的冠心病危险因素作为参数列入模型指标体系,采用逻辑回归(logistic回归)分析危险因素与疾病的关联,建立危险评分标准、冠心病预测模型和评价工具,并在冠心病风险评估过程中应用,取得了令人满意的效果。但该模型由人群、地域和年龄的影响造成的预测误差相对较大。在这一经典模型基础上陆续开发出一些改良的危险评分标准和预测模型,如欧洲人心脏手术危险因素评分系统和欧洲心脏病协会推出心血管疾病预测和处理软件以及法国鹰眼心血管疾病监测和评估系统。现在有些疾病风险评估模型和评估工具已经开发成实用软件,对疾病预测和风险评价起到了十分积极的作用,但这些评估工具往往是针对心血管患者,主要预测心脏手术风险、预后和重症加强护理病房(ICU)费用。虽然能进行危险因素分析和预测,但针对全人群的预测预警功能不强。

随着生物医学和生命科学的发展以及大数据时代的到来,人们对生命和疾病过程的认识逐步深刻,计算机技术、网格技术和网络技术的进步使与健康和疾病相关的海量数据的存储、分析、处理和共享成为可能。越来越多的前瞻性队列研究,荟萃分析(Meta分析)方法和循证医学的研究方法被用于健康和疾病风险评估。多元数据处理技术和数据挖掘技术的不断成熟为健康风险和疾病风险评价提供了强有力的技术支持。已有贝叶斯模型、人工神经网络和支持向量机技术被用于疾病风险评估和疾病预测,这些系统的疾病数据处理能力和疾病预测效能将会比以往的疾病模型更加强大,也更加"智能化"和"拟人化"。我们有理由相信,未来的健康风险评估将在个体、疾病群体和全人群疾病风险评估、疾病预测、预警、疾病预防控制和健康管理发挥重要的作用。

(李桂兰)

第五节 健康干预

一、健康和疾病的可干预性

从现代医学模式的角度看,人的健康状况受生物、心理和社会诸多因素的影响,由健康向疾病的转化过程及疾病的进展和预后同样也受上述因素的影响,是多种复杂健康危险因素协同作用的结果。在众多健康危险因素当中,很多危险因素是可以干预的,这种可干预性是健康干预的基础。以心脑血管疾病为例:国内外研究证实心脑血管疾病的发生和发展与遗传背景、个体敏感性、性别、年龄、高血压、脂代谢异常、糖尿病、胰岛素抵抗、炎症、凝血异常、吸烟、生活方式、神经行为等因素有关,现有研究报道的心脑血管相关危险因素已达上百种。在众多心脑血管疾病相关危险因素中,除了年龄、性别、家族史等危险因素指标不可干预,绝大多数的指标参数是可干预的。针对不同人群和不同危险因素对心脑血管疾病进行健康教育、健康干预和药物干预,可以有效推迟心脑血管疾病的发病时间和降低发病率。美国疾病控制中心研究发现,在美国引起疾病和死亡的健康危险因素,70%以上是可干预的因素。哈佛公共卫生学院疾病预防中心的研究表明,通过有效地改善生活方式,80%的心脏病与糖尿病,70%的中风以及50%的癌症是可以避免的。可见,个人的健康危险因素是可以控制并降低的,有效的健康干预所获得的健康效益也将是十分明显的。

二、健康干预的意义

(一)降低疾病风险

健康管理的意义在于通过健康干预有效控制健康危险因素,降低疾病风险,对一般人群的健康干预能够充分发挥一级预防的作用,从而有效预防和控制疾病。世界卫生组织研究报告表明:人类三分之一的疾病通过预防保健就可以避免,三分之一的疾病通过早期发现可以得到有效控制,三分之一的疾病通过积极有效的医患沟通能够提高治疗效果。

(二)控制疾病进展

健康干预可以在有效降低疾病风险的同时,有效控制病情进展和并发症的出现。美国的健康管理经验证明,通过有效的主动预防与干预,健康管理服务的参加者按照医嘱定期服药的概率提高了50%,其医师能开出更为有效的药物与治疗方法的概率提高了60%,从而使健康管理服务对象的综合风险降低了50%。

(三)减少医疗费用

疾病一级预防和早期干预是疾病控制最为有效和性价比最高的手段,通过对一般人群和患者群体的健康干预,可以明显减少医疗费用和降低健康损失。数据证实,在健康管理方面投入1元,相当于减少3.6元医疗费用的开销。如果加上劳动生产率提高的回报,实际效益可达到投入的8倍。

三、健康干预的形式

健康管理的目的在于识别和控制健康危险因素,降低疾病风险,促进个体和群体健康。因此,有效的健康干预是健康管理的重点和实现健康管理目标的重要手段。根据干预对象、干预手段和干预因素的不同,健康干预可有多种形式,具体包括以下几点。

(一)个体干预

个体干预指以个体作为干预对象的健康干预,所干预的健康危险因素可以是单一危险因素,如对个体血压的干预,也可以是综合危险因素,如对个体心脑血管疾病危险因素的综合干预。

(二)群体干预

群体干预指以群体为干预对象的健康干预,如孕期增补叶酸预防出生缺陷就是对孕妇群体的干预措施。

(三)临床干预

临床干预主要指对特定患者个体或群体在临床上采取的以控制疾病进展和并发症出现为目的的干预措施,临床干预包括对患者实施的药物干预。

(四)药物干预

药物干预指以药物为手段,以减低疾病的风险和防止病情进展为目的的干预措施,药物干预既可以是针对患者群体的临床干预,也可以是对特殊群体的预防性干预措施,如采用小剂量他汀类药物对心脑血管高危人群的干预。

(五)行为干预

行为干预指对个体或群体不健康行为,如吸烟、酗酒等健康危险因素进行的干预。

(六)生活方式干预

生活方式干预指对个体或群体生活方式如膳食结构、运动等进行的干预。

(七)心理干预

心理干预指对可能影响个体或群体健康状况并引发身心疾病的健康危险因素进行的干预。

(八)综合干预

综合干预指同时对个体或群体的多种健康危险因素进行的干预,在健康管理中通过健康监测和风险评估所形成的健康指导方案应包括综合干预措施。

（张宇坤）

第六节　健康教育

一、健康教育的概念与发展

(一)健康教育的概念

WHO 将健康定义为:健康不仅仅是没有疾病或虚弱,而是指身体、心理和社会适应的完美状态。健康教育是旨在帮助对象人群或个体改善健康相关行为的系统的社会活动。健康教育在调查研究的基础上采用健康信息传播、行为干预等措施,促使人群或个体自觉地采纳有益于健康的行为和生活方式,消除或减轻影响健康的危险因素,从而达到疾病预防、治疗、康复,增进身心健康,提高生活质量和健康水平的目的。

健康教育的核心在于教育人们树立健康意识,改善健康相关行为,进而防治疾病、促进健康。

慢性非传染性疾病(如心脑血管疾病)和传染性疾病(艾滋病)等许多疾病与人类的行为密切相关,且目前尚缺乏有效的预防控制手段和治愈方法,这使得健康教育成为医疗卫生工作中的一个相对独立和十分重要的领域。健康教育又是一种工作方法,可参与其他卫生工作领域的活动或为其提供相关技术支持。针对健康相关行为及其影响因素的调查研究方法、健康教育干预方法及评价方法已广泛应用于临床医学和预防医学的各个领域。此外,健康相关行为及其影响因素的复杂性决定了健康教育须不断地从其他领域引入新的知识和技术,如卫生政策与管理学、社会营销学、健康传播学、教育学、行为科学、预防医学、心理学等。

(二)健康教育的意义

1.健康教育是世界公认的卫生保健的战略

健康教育已成为人类与疾病做斗争的客观需要。通过健康教育促使人们自愿地采纳健康的生活方式与行为,能够控制致病因素,预防疾病,促进健康。

2.健康教育是实现初级卫生保健的先导

健康教育是实现初级卫生保健任务的关键,在实现所有健康目标、社会目标和经济目标中具有重要的地位和价值。

3.健康教育是一项低收入、高产出、效益大的保健措施

健康教育引导人们自愿改变不良行为、生活方式,追求健康,从成本与效益的角度看是一项低投入、高产出的保健措施。

(三)健康教育工作步骤

健康教育是预防医学的实践活动,所有健康教育工作都为改善对象人群的健康相关行为和防治疾病、促进健康服务。当健康教育以项目形式开展时,过程大体可分为四个阶段。

1.调查研究与计划设计阶段

此阶段通过现场调查、专家咨询、查阅文献等方式收集信息,进行诊断/推断,以期发现社区人群的生活质量、目标疾病、危险行为和导致危险行为发生发展的因素及其分布等,进而根据这些结果进行健康教育干预计划的设计、制订。

2.准备阶段

准备阶段包括制作健康教育材料、动员及培训预试验和实施过程中涉及人员和组织、筹集建设资源及准备物质材料等。

3.实施阶段

实施阶段是动员目标社区或对象人群,利用组建的各级组织和工作网络,全面实施多层次多方面的健康教育干预活动。

4.总结阶段

总结阶段对干预进程和结果进行检测与评价。

当然并非所有的健康教育工作都需要完整经历上述过程,如既往工作已将某个健康问题的相关行为及其影响因素基本查清时,就不必另行组织调查。

(四)健康教育发展概况

健康教育是人类最早的社会活动之一。早在远古时代,为了个体的生存和种族的延续,人类就不断地积累并传承关于伤害避免、疾病预防的行为知识和技能。随着社会经济和科学技术的发展、生活水平的逐步提高、行为与生活方式的改变、健康知识的不断积累、人们对健康的要求不断提高,健康教育越来越受到重视。自 20 世纪 70 年代以来,健康教育的理论和实践有了长足的

进步,在全世界范围内迅速发展。旨在研究健康教育基本理论和方法的科学——《健康教育学》也被纳入预防医学专业课程。

我国最早的医学典籍《黄帝内经》中就论述了健康教育的重要性,甚至谈及健康教育的方法。20世纪初健康教育学科理论引入我国,使得健康教育活动开始在科学基础上活跃起来。新中国成立后,我国健康教育在学科建设、人才培养、学术水平、国内外交流等方面取得了长足的进步。健康教育专业机构、人才培养机构、研究机构和学术团体不断发展壮大。如1984年在北京成立了"中国健康教育协会";1985年专业学术期刊《中国健康教育》创刊;1986年中国健康教育所建立;健康教育领域的专科、学士和硕士人才的招收、培养,以及一批批健康教育工作者到先进国家或地区的学习进修,促进了我国健康教育学科建设、学术水平的提高,增进了国际学术交流;新的理论和工作模式的引进,逐步加强了健康教育工作的横向联系及与其他社会部门的协作,丰富了健康教育途径、方式方法,促进了国际合作。

世界各国健康教育的发展极不平衡,发达国家起步较早,但真正重视健康教育也是在20世纪70年代以后,如1971年后美国设立了健康教育总统委员会,国家疾病控制中心设立了健康促进/健康教育中心,联邦卫生福利部设立了保健信息及健康促进办公室等。近年来,西太平洋地区一些国家的健康教育进展较快,如新加坡将健康教育计划纳入全国卫生规划;澳大利亚在健康教育人才培养方面有特色,取得了不少成绩和经验;韩国、马来西亚、菲律宾等国家在制定国家卫生政策、建设健康教育机构、健康教育项目开展等方面有很大的进步。

目前健康教育有关的国际组织如下。

1.国际健康促进和教育联盟

国际健康促进和教育联盟是唯一通过公共卫生的推广和教育、社区行动和开发公共卫生政策来改善人类健康、提升公共卫生发展水平的全球性科学组织,其主要活动是组织大型国际性专题会议,深入探讨健康教育重大问题。

2.世界卫生组织(WHO)

其下设有公共信息与健康教育司,互联网网站上提供各种相关的健康促进、健康教育材料。

3.联合国儿童基金会

联合国儿童基金会互联网网站上提供有各种健康教育、健康促进材料。

4.联合国人口基金会

联合国人口基金会互联网网站上提供与生育和妇女生殖健康、预防性传播疾病、保护妇女权益和制止家庭暴力等内容有关的健康教育、健康促进材料。

5.联合国艾滋病规划署

联合国艾滋病规划署互联网网站上提供丰富的性传播疾病和艾滋病方面的文献和数据,特别是"最佳实践"文献中包含许多健康教育成功范例,对健康教育干预具有很好的指导意义。

二、健康相关行为

(一)人类行为

行为是有机体在内外部刺激作用下引起的反应。美国心理学家武德沃斯(Woodworth)提出了著名的"S-O-R"行为表示式,S(stimulation)代表机体内外环境的刺激,O(organization)代表有机体,R(reaction)代表行为反应。人的行为由五大基本要素构成,分别为行为主体(人)、行为客体(人的行为所指向的目标)、行为环境(行为主体与行为客体发生联系的客观环境)、行为手段(行为主体作用于行为客体时的方式方法和所应用的工具)和行为结果(行为对行为客体所致影响)。人类的行为受自身因素和环境因素的影响,与其他动物行为相比,其主要特点是既具有生物性,又具有社会性。著名心理学家库尔特·勒温(Kurt Lewin)指出,人类行为是人与环境相互作用的函数,用公式 $B = f(P \cdot E)$ 表示。其中,B(behavior)代表行为,P(person)代表人,E(environment)代表环境,主要指社会环境。人类的行为具有生物性和社会性,可分为本能行为和社会行为。前者是人类最基本的行为,主要包括摄食、睡眠、躲避、防御、性行为、好奇和追求刺激的行为;后者是由人的社会性所决定的,是通过社会化过程确立的。人类行为还具有目的性、可塑性和差异性的特点。

(二)健康相关行为

健康相关行为是指个体或团体与健康或疾病有关联的行为,可分为两大类。

1.促进健康的行为

促进健康的行为指个体或团体表现出的、客观上有利于自身和他人健康的一组行为,具有有利性、规律性、和谐性、一致性和适宜性的特点,可细分为以下几方面。①日常健康行为指日常生活中有益于健康的基本行为,如合理膳食、充足睡眠、适量运动等;②预警行为指对可能发生的危害健康事件给予警示,以预防事故的发生并在事故发生后正确处置的行为,如驾车时使用安全带,预防车祸、火灾、溺水等意外事故的发生以及发生后的自救和他救行为;③保健行为指合理利用现有的卫生保健服务,以实现三级预防、维护自身健康的行为,如定期体检、预防接种、患病后遵医嘱等;④避开环境危害行为指避免暴露于自然环境和社会环境中有害健康的危险因素,如不接触疫水、远离受污染环境、积极应对各种紧张生活事件等;⑤戒除不良嗜好如戒烟、不酗酒、不滥用药物等。

2.危害健康的行为

危害健康的行为指偏离自身、他人乃至社会健康期望方向的,客观上不利于健康的一组行为,具有危害性、稳定性和习得性的特点,可细分为以下几方面。①不良生活方式如吸烟、酗酒、熬夜等,对健康的影响具有潜伏期长、特异性弱、协同作用强、个体差异大、存在广泛等特点,研究证实,肥胖、高血压、糖尿病、心脑血管疾病、癌症等疾病的发生与不良生活方式有着密切的关系;②致病性行为模式是导致特异性疾病发生的行为模式,目前 A 型和 C 型行为模式在国内外的研究较多,前者与冠心病发生密切相关,后者与肿瘤发生有关;③不良疾病行为指个体从感知自身患病到疾病康复全过程所表现出的不利于健康的行为,如疑病、瞒病、不及时就诊等;④违反社会法律法规、道德规范的危害健康行为既直接危害行为者自身的健康,也严重影响社会健康与正常的社会秩序,如药物滥用、性乱等。

3.健康教育行为改变理论

健康教育的目的是使受教育对象采纳、建立健康相关行为,帮助人们的行为向有利于健康的方向变化、发展。健康教育行为改变包括终止危害健康的行为、实践促进健康的行为以及强化已有的健康行为。为使健康教育达到预期目的,必须对目标行为及其影响因素有明确的认识。近来,涉及健康相关行为内外部影响因素及其作用机制等方面的理论快速发展,这为解释和预测健康相关行为,指导、实施和评价健康教育计划奠定了基础。

目前,国内外健康教育实践中常用的健康相关行为理论,从应用水平上有三个层次,即应用于个体水平、人际水平及社区和群体水平的理论。其中运用较多、较成熟的行为理论包括知信行模式、健康信念模式、行为变化阶段模式等。知信行模式将人们行为的改变分为获取知识、产生信念及形成行为三个连续过程,表示为知、信、行。健康信念模式认为人们要接受医师的建议而采取某种有益健康的行为或放弃某种危害健康的行为,首先需要知觉到威胁,认识到严重性,其次坚信一旦改变行为会得到益处,同时也认识到行为改变中可能出现的困难,最后使人们感觉到有信心、有能力通过长期的努力改变不良行为。行为变化阶段模式则认为人的行为改变通常要经过无转变打算、打算转变、转变准备、转变行为和行为维持五个阶段,而且行为改变中的心理活动包括了认知层面及行为层面。从这些健康相关行为理论中可看出,影响人行为的因素是多层次、多方面的。在实际健康教育工作中必须考虑到多种因素对目标行为的协同作用,动员各种力量,采用各种策略和措施,对多种关键的、可改变的措施进行干预。

三、健康教育与健康传播

健康教育作为卫生事业发展的战略措施,目的在于帮助个体和群体掌握卫生保健知识,树立健康观念,采取有益于健康的行为和生活方式,从而实现预防疾病、促进健康和提高生活质量的目的。因此,健康教育是由一系列有组织、有计划的健康信息传播和健康教育活动所组成的。

(一)健康传播的概念

健康传播是指通过各种渠道,运用各种传播媒介和方法,为维护和促进人类健康而收集、制作、传递、分享健康信息的过程。该概念的提出是从美国开始的,最早出现在美国公共卫生专业刊物上。"治疗性传播"这一概念应用较早,主要针对与疾病治疗和预防有关的医学领域,而不包括诸如吸毒、性乱、避孕、延长寿命等,于是 1970 年代中期被"健康传播"这一涵盖内容更丰富的概念所替代。虽然关于健康传播的概念还有很多,每个概念的侧重点不同,但最终目的都是为了预防疾病、促进健康、提高生活质量。

(二)健康传播的特点

健康传播是应用传播策略来告知、影响、激励公众、专业人士、领导以及政府、非政府组织机构人员等,促使相关个人及组织掌握健康知识与信息、转变健康态度、作出决定并采纳有利于健康的行为的活动。健康传播作为一般传播行为在医疗卫生保健领域的具体化和深化,除了具有传播行为的基本特性外,还有其独特的特点和规律,表现如下。

1.健康传播对传播者有着特殊的素质要求

一般来说,人人都具有传播的本能,都可作为传播者,但是健康传播者应是专门的技术人才,有特定的素质要求。

2.健康传播传递的是健康信息

健康信息泛指一切有关人的健康的知识、观念、技术、技能和行为模式。

3.健康传播目的性明确

健康传播旨在改变个人和群体的知识、态度、行为,使其向有利于健康的方向转化。根据健康传播对人的心理、行为的作用,按达到传播目的的难易层次,由低到高可将健康传播的效果分为知晓健康信息、健康信念认同、形成健康态度、采纳健康行为四个层次。

4.健康传播过程具有复合性

从信息来源到最终的目标人群,健康信息的传播往往经历了数个甚至数十个的中间环节,呈复合性传播,具有多级传播、多种传播途径、多次反馈的特点。

(三)健康传播的意义

健康传播是健康教育的重要的手段和基本策略。有效运用健康传播的方法与技巧有助于健康教育资源的收集、挖掘,为健康教育调研做准备,提高健康教育活动效率,以最有效的投入获得最大的产出。充分运用健康传播的原理可为健康教育决策提供科学依据,从而影响决策者对健康促进政策的制定。而且,健康教育是促进公众健康的手段之一,可从个体、群体、组织、社区和社会多水平、多层次上影响目标人群。它可动员社会各团体,引起群众关注、支持并参与到健康教育活动;针对不同目标人群开展多种形式的健康传播干预,有效地促进行为改变,有助于疾病的早期发现和治疗,从而降低疾病对公众健康的危害;也可收集反馈信息,用于监测、评价、改进和完善健康促进计划。

（四）健康传播方式

人类健康信息的传播活动形式多样,可从多个角度进行分类。例如,按传播的符号可分为语言传播、非语言传播;按使用的媒介可分为印刷传播、电子传播;按传播的规模可分为自我传播、人际传播、群体传播、组织传播和大众传播。各种传播方式在健康教育与健康促进中有着各自的应用。例如:人际传播是全身心的传播,信息比较全面、完整、接近事实,可用形体语言、情感表达来传递和接受用语言和文字所传达不出的信息,而且反馈及时,可及时了解对方对信息的理解和接受程度,可根据对方的反应来随时调整传播策略、交流方式和内容,在健康教育中常用的形式有咨询、交谈或个别访谈、劝服和指导。群体传播在群体意识的形成中起着重要的作用,主要用于信息的收集、传递以及促进态度和行为改变。组织传播是沿着组织结构而进行的,有明确的目的,其反馈具有强迫性,主要有公关宣传、公益广告和健康教育标识系统宣传三种类型。

（五）健康传播的影响因素及对策

健康传播最终要使受传者从认知、心理、行为三个层面上产生效果。从认知到态度再到行为改变,层层递进,效果逐步累积、深化和扩大,这一过程与健康教育所追求的知信行模式相统一。加强研究影响健康传播效果的因素,提出相应的对策,将有利于健康传播,这也是健康传播学研究的重要内容。影响健康传播的因素主要有以下几方面。

1.传播者因素

健康传播者的素质直接关系到传播效果,因此健康传播者要严格把关,树立良好的形象,加强传播双方共通的意义空间。

2.信息因素

依据传播的目的和受众的需要应适当取舍信息内容,科学地进行设计,使健康信息内容具有针对性、科学性和指导性。而且,同一信息在传播中须借助不同方式反复强化,并应注重信息的反馈,及时了解受众反应,分析传播工作状况,找寻出问题,提高健康传播质量。

3.受者因素

受者间存在着个人差异和群体特征,对健康信息的需求存在多样性,应收集、分析和研究受众的需求,根据受众个体和群体的心理特点制订健康传播策略。

4.媒介因素

健康传播活动中,应充分利用媒介资源,多种传播媒介共用,优势互补,提高健康传播效率。

5.环境因素

环境因素包括自然环境（如传播活动的时间、天气、地点、场所、环境布置等）和社会环境（如特定目标人群的社会经济状况、文化习俗、社会规范,政府的政策法规、社区支持力度等）。健康传播工作者要事先对这些因素进行研究,深入了解,在实际健康传播计划设计和实施中应加以考虑。

四、健康教育计划

健康教育活动是通过施加一定影响,使目标人群改变原有行为和生活方式中不利于健康的部分、建立/加强有利于健康的部分、使之向促进健康的方向转化而设计的、有机组合的一系列活动和过程。在一项健康教育项目工作中,通过进行健康教育诊断的调查研究,充分了解目标人群健康问题、健康相关行为、可利用资源等情况后,紧接着进行健康教育计划的制订和实施。

(一)健康教育计划的制订

健康教育计划的制订应遵循客观性和系统性的原则,主要有以下步骤。

1.确定优先项目和优先干预的行为因素

优先项目的选择应遵循重要性和有效性两大原则。确定为优先项目的健康问题应严重威胁人群健康,对经济发展、社会稳定有较大影响,并可通过健康教育干预获得明确健康收益。确定优先干预的健康问题后,紧接着应对有关该问题的心理和行为进行分析、归纳、推断和判断,按照重要性和可变性的原则选择出关键的、预期可改善的行为作为干预的目标行为。对于导致危险行为发生发展的三类行为影响因素,即倾向因素、促成因素、强化因素,也存在选择重点和优先的问题。

2.确定计划目标

目的和目标是计划存在与效果评价的依据。计划目的是项目最终利益的阐述,具有宏观性和远期性;目标是目的的具体体现,具有可测量性,有总体目标和具体目标之分。

3.确定健康教育干预框架

干预框架包含确定目标人群、三类行为影响因素的重点和干预策略。其中,策略的制订应充分运用健康教育行为改变理论。干预策略一般可分为教育策略、社会策略、环境策略和资源策略四类。在实际中,要综合应用各类干预策略以达到事半功倍的效果。

4.确定干预活动内容和日程

依据干预策略合理地进行设计各阶段各项干预活动的内容、实施方法、地点、所需材料和日程表等。

5.确定干预活动组织网络与工作人员队伍

干预活动所需的网络组织是多层次、多部门参与的,除各级健康教育专业机构外,还应包括政府有关部门、大众传播部门、教育部门、社区基层单位及其他医疗卫生部门等。工作人员队伍应以专业人员为主,并吸收网络组织中其他部门人员参加。

6.确定干预活动预算

干预活动预算是干预经费资源的分配方案,必须认真细致、科学合理、厉行节约、留有余地。

7.确定监测与评价计划

监测与评价贯穿于项目始终,是控制项目进展状态、保证项目目标实现的基本措施。在计划设计时应根据项目目标、指标体系、日程安排、预算等做出严密的监测与评价方案。

8.形成评价

主要通过专家评估或模拟试验进行,形成对项目本身的评价,评估计划设计是否符合实际。

(二)健康教育计划的实施

健康教育计划的实施是按照计划设计所规定的方法和步骤来组织具体活动,并在实施过程中修正和完善计划。一个完整健康教育计划主要包括以下几点。

1.回顾目标

进行项目背景情况、目的与目标的回顾,为后续目标人群的分析、健康干预场所的选择、干预策略和活动的设计奠定基础,确保项目目标得以实现。

2.细分人群

根据目标人群的社会人口学特征、目标人群中包含哪些亚人群及影响各类亚人群的人文因素和自然环境因素进一步对目标人群进行细分。这有利于我们对目标人群的理解更为清晰,从而使设计的健康教育干预策略和活动能覆盖全部目标人群,易于被不同亚人群所接受,取得预期效果。

3.确定干预场所

健康教育干预场所是指针对项目目标人群的健康教育干预活动的主要场所,在项目中也经常有许多中间性的干预活动场所。

4.制订实施进度表

在项目计划日程安排的基础上制定实施进度表,从时间和空间上将各项措施和活动整合起来,使得项目计划实施启动后,各项措施和任务能以进度表为指导有条不紊地进行,逐步实现工作目标。

5.建立项目组织机构

积极动员目标社区或对象人群,建立并完善健康教育协作组织和工作网络。

6.培训各层次骨干人员

根据项目目的、执行手段、教育策略等,对项目有关人员进行培训,促使他们具备胜任健康教育任务所需的知识和技能。培训工作应遵循按需施教、学用结合、参与性强、灵活性高以及少而精的原则,内容包括项目管理知识、专业知识和技能,并对培训工作进行明确的过程、近期效果和远期效果方面的评价。

7.管理健康教育传播资料

根据健康教育计划有目的地制作健康教育传播材料,并选择正确的传播渠道,有计划、有准备地发放和使用。认真监测材料的发放和使用情况,调查实际使用人员对材料内容及使用情况的意见,为材料的进一步修改打好基础。

8.实施干预活动和质量控制

按计划全面展开多层次多方面的健康教育干预活动。在健康教育干预实施过程中,建立质量控制系统,保障项目按计划进度和质量运行,并收集反馈信息和建立资料档案,为项目评价做准备。质量控制的内容涉及工作进度监测、干预活动质量监测、项目工作人员能力监测、阶段性效果评估和经费使用监测。

（张　波）

第九章

医院感染管理

第一节　普通病房的医院感染管理

　　建立健全病区医院感染管理组织是防控医院感染的前提,科室应成立医院感染管理小组,成员包括科主任、护士长、兼职感控医师、兼职感控护士。医院感染管理小组的主要职责是在医院感染管理委员会的领导下,负责科室医院感染管理的各项工作,认真执行《医院感染管理办法》《医院消毒技术规范》等法律法规及技术规范。根据本科室医院感染的特点,制订管理制度及防控措施并组织实施,使科室医院感染管理做到管理科学化、行动规范化、工作制度化;定期开会总结近期本科室医院感染发生情况;监督本科室人员执行无菌技术操作规程及消毒隔离制度;组织本科室预防、控制医院感染知识的培训;做好对卫生员、配膳员、陪住、探视者的卫生学管理;对医院感染病例及感染环节进行监测,采取有效措施,降低本科室医院感染发生率;发现有医院感染流行趋势时,及时报告医院感染管理科,并积极协助调查,一旦发生医院感染暴发事件,应按照《医院感染管理办法》规定,逐级上报。在建章立制的基础上,病区的医院感染管理主要体现在对环境、人员、医用物品及医疗废物的管理以及消毒隔离措施的执行等几个方面。原国家卫计委于2016年12月27日颁布了《病区医院感染管理规范》WS/T 510－2016,于2017年6月1日正式实施,该标准规定了病区医院感染的管理要求、布局与设施、医院感染监测与报告、医院感染预防与控制、职业防护。

一、管理要求

（一）医院感染管理小组

　　应建立职责明确的病区医院感染管理小组,使之负责病区医院感染管理工作,小组人员职责应明确。

　　1.人员构成

　　（1）病区负责人为本病区医院感染管理第一责任人。

　　（2）医院感染管理小组人员包括医师和护士。

　　（3）医院感染管理小组人员宜为病区内相对固定人员,医师宜具有主治医师以上职称。

　　2.职责

　　（1）医院感染管理小组负责本病区医院感染管理的各项工作。结合本病区医院感染防控工作特点,医院感染管理小组应制订相应的医院感染管理制度,并组织实施。

(2)医院感染管理小组应根据本病区医院感染主要特点,如医院感染的主要部位、主要病原体、主要侵袭性操作和多重耐药菌感染,制订相应的医院感染预防与控制措施及流程,并组织落实。

(3)医院感染管理小组应配合医院感染管理部门进行本病区的医院感染监测,及时报告医院感染病例,并应定期对医院感染监测、防控工作的落实情况进行自查、分析,发现问题及时改进,并做好相应记录。

(4)医院感染管理小组应结合本病区多重耐药菌感染及细菌耐药情况,落实医院抗菌药物管理的相关规定。

(5)医院感染管理小组应负责对本病区工作人员医院感染管理知识和技能的培训。

(6)医院感染管理小组应接受医院对本病区医院感染管理工作的监督、检查与指导,落实医院感染管理相关改进措施,评价改进效果,做好相应记录。

(二)工作人员

(1)工作人员应积极参加医院感染管理相关知识和技能的培训。

(2)工作人员应遵守标准预防的原则,落实标准预防的具体措施,应遵循《医务人员手卫生规范》WS/T 313—2019、《医院隔离技术规范》WS/T 311—2009、《医疗机构消毒技术规范》WS/T 367—2012的要求。

(3)工作人员应遵循医院及本病区医院感染相关制度。

(4)工作人员应开展医院感染的监测,按照医院的要求进行报告。

(5)工作人员应了解本病区、本专业相关医院感染特点,包括感染率、感染部位、感染病原体及多重耐药菌感染情况。

(6)在从事无菌技术诊疗操作,如注射、治疗、换药等时,工作人员应遵守无菌技术操作规程。

(7)工作人员应遵循国家抗菌药物合理使用的管理原则,合理使用抗菌药物。

(8)保洁员、配膳员等应掌握与本职工作相关的清洁、消毒等知识和技能。

(三)病区医院感染管理小组

(1)病区医院感染管理小组应定期组织本病区医务人员学习医院感染管理相关知识,并做好考核。

(2)病区医院感染管理小组应定期考核保洁员的医院感染管理相关知识,如清洁与消毒、手卫生、个人防护等,并根据其知识掌握情况开展相应的培训与指导。

(3)病区医院感染管理小组应对患者、陪护及其他相关人员进行医院感染管理相关知识,如手卫生、隔离等的宣传及教育。

二、布局与设施

(1)病区内病房(室)、治疗室等各功能区域内的房间应布局合理,洁污分区明确。

(2)收治传染病患者的医院应具备隔离条件,独立设区,保证病房内通风良好。

(3)设施、设备应符合医院感染防控要求,应设有适于隔离的房间和符合《医务人员手卫生规范》WS/T 313—2019 要求的手卫生设施。

(4)治疗室等诊疗区域内应分区明确,洁污分开,配备手卫生设施,保持清洁干燥,通风良好,没有与室外直接通风条件的房间应配置空气净化装置。

(5)新建、改建病房(室)宜设置独立卫生间,多人房间的床间距应大于 0.8 m,床单元之间可设置隔帘,病室床位数单排不应超过 3 床,双排不应超过 6 床。

三、医院感染监测与报告

（一）医院感染病例监测

（1）病区医务人员应按照医院要求,配合医院感染管理部门开展医院感染及其相关监测,包括医院感染病例监测、医院感染的目标性监测、医院感染暴发监测、多重耐药菌感染的监测等,监测方法应遵循《医院感染监测规范》WS/T 312—2009 的要求。

（2）病区医务人员应按照医院要求报告医院感染病例,对监测发现的感染危险因素进行分析,并及时采取有效控制措施。

（3）病区医务人员应根据本病区医院感染防控主要特点开展针对性风险因素监测。怀疑医院感染暴发时,应及时报告医院感染管理部门,并配合调查,认真落实感染控制措施。

（4）如发现传染病疫情或其他传染病暴发、流行以及突发原因不明的传染病时,病区医务人员应遵循疫情报告属地管理原则,按照国务院或者卫生计生行政部门规定的内容、程序、方式和时限报告。

（二）消毒相关监测

（1）应根据病区采用的消毒方法,按照《医疗机构消毒技术规范》WS/T 367—2012 的要求开展相应监测。使用不稳定消毒剂,如含氯消毒剂、过氧乙酸等时,应现配现用,并在每次配制后进行浓度监测,符合要求后方可使用。

（2）采用紫外线灯进行物体表面及空气消毒时,应按照《医疗机构消毒技术规范》WS/T 367—2012 的要求,监测紫外线灯辐照强度。

（3）怀疑医院感染的暴发与空气、物体表面、医务人员手、消毒剂等污染有关时,应对空气、物体表面、医务人员手、消毒剂等进行监测,并针对目标微生物进行检测。

四、医院感染预防与控制

（一）标准预防措施

（1）进行有可能接触患者血液、体液的诊疗、护理、清洁等工作时,应戴清洁手套,操作完毕,脱去手套后立即洗手或进行卫生手消毒。

（2）在诊疗、护理操作过程中,如有血液、体液飞溅到面部的可能,应戴医用外科口罩、防护眼镜或防护面罩;如有血液、体液大面积飞溅或污染身体的可能,应穿戴具有防渗透性能的隔离衣或者围裙。

（3）在进行侵袭性诊疗、护理操作的过程中,如置入导管、经椎管穿刺等,应戴医用外科口罩等医用防护用品,并保证光线充足。

（4）使用针头后不应回套针帽,确需回帽应单手操作或使用器械辅助,不应用手直接接触污染的针头、刀片等锐器。废弃的锐器应直接放入耐刺、防渗漏的专用锐器盒中,重复使用的锐器,应放在防刺的容器内密闭运输和处理。

（5）接触患者黏膜或破损的皮肤时应戴无菌手套。

（6）应密封运送被血液、体液、分泌物、排泄物污染的被服。

（7）有呼吸道症状(如咳嗽、鼻塞、流涕等)的患者及其探视者、医务人员等应采取呼吸道卫生相关感染控制措施(咳嗽礼仪等)。

（二）手卫生

（1）应配备符合《医务人员手卫生规范》WS/T 313—2009 要求的设施，包括洗手池、清洁剂、干手设施，如干手纸巾、速干手消毒剂等，设施位置应方便医务人员、患者和陪护人员使用，应有醒目、正确的手卫生标识，包括洗手流程图或洗手图示等。

（2）清洁剂、速干手消毒剂宜为一次性包装。

（3）应有医务人员手卫生正确性和依从性的自查和监督检查，发现问题，及时改进。

（三）清洁与消毒

（1）应保持病区内环境整洁、干燥，无卫生死角。

（2）应按照《消毒管理办法》的要求，执行医疗器械、器具的消毒工作技术规范，所使用物品应达到以下要求：①进入人体无菌组织、器官、腔隙，或接触人体破损皮肤、破损黏膜、组织的诊疗器械、器具和物品应进行灭菌；②接触完整皮肤、完整黏膜的诊疗器械、器具和物品应进行消毒；③各种用于注射、穿刺、采血等有创操作的医疗器具应一用一灭菌；④使用的消毒药械、一次性医疗器械和器具应符合国家有关规定；⑤一次性使用的医疗器械、器具应一次性使用。

（3）诊疗用品的清洁与消毒。①重复使用的器械、器具和物品，如弯盘、治疗碗等，应遵循《医院消毒供应中心第 1 部分：管理规范》WS 310.1—2016、《医院消毒供应中心第 2 部分：清洗消毒及灭菌技术操作规范》WS 310.2—2016、《医院消毒供应中心第 3 部分：清洗消毒及灭菌效果监测标准》WS 310.3—2016 的规定进行清洗、消毒或灭菌；接触完整皮肤的医疗器械、器具及物品如听诊器、监护仪导联、血压计袖带等应保持清洁，被污染时应及时清洁与消毒。②湿化水、湿化瓶、呼吸机管路、呼吸机等的清洁、消毒与更换，应遵循有关标准的规定。③治疗车上物品应摆放有序，上层放置清洁与无菌物品，下层放置使用后物品。治疗车应配备速干手消毒剂，每天进行清洁与消毒，遇污染随时进行清洁与消毒。

（4）患者生活卫生用品的清洁与消毒。①生活卫生用品如毛巾、面盆、痰盂（杯）、便器、餐饮具等，应保持清洁，个人专用，定期消毒；患者出院、转院或死亡后应对其使用过的生活卫生用品进行终末消毒。②有条件的病区污物间可配置便器清洗消毒器。③对传染病患者及其用物应按传染病管理的有关规定，采取相应的消毒、隔离和管理措施。

（5）床单元的清洁与消毒。①应进行定期清洁和（或）消毒；遇污染应及时清洁与消毒；患者出院时应进行终末消毒。②床单、被套、枕套等直接接触患者的床上用品，应一人一更换；患者住院时间超过 1 周时，应每周更换；被污染时应及时更换。更换后的用品应及时清洗与消毒。③被芯、枕芯、褥子、病床隔帘、床垫等间接接触患者的床上用品，应定期清洗与消毒；被污染时应及时更换、清洗与消毒。④甲类及按甲类管理的乙类传染病患者、不明原因病原体感染的患者使用后的床上用品及患者尸体等，应按照《疫源地消毒总则》GB 19193—2003 相关要求处理。⑤消毒方法应合法、有效，其使用方法与注意事项等应遵循产品的使用说明。

（6）物体表面、地面的清洁与消毒。①应每天湿式清洁物体表面（包括监护仪器、设备等的表面），保持其清洁、干燥；遇污染时应及时清洁与消毒。②不同患者之间和洁污区域之间，应更换擦拭物体表面的布巾，不同病房及区域之间应更换擦拭地面的地巾，用后集中清洗、消毒，干燥保存。

（7）应保持通风良好，发生呼吸道传染病（麻疹除外）时应进行空气消毒，消毒方法应遵循《医院空气净化管理规范》WS/T 368—2012 的相关要求。

（四）隔离

（1）隔离措施应遵循《医院隔离技术规范》WS/T 311—2009 的要求。

（2）应根据疾病传播途径的不同，采取接触隔离、飞沫隔离或空气隔离措施，标识应正确、醒目。

（3）隔离的确诊或疑似传染病患者、隔离的非传染病感染患者，除确诊为同种病原体感染之外，应安置在单人隔离房间。

（4）隔离患者的物品应专人专用，定期清洁与消毒，患者出院、转院或死亡后应进行终末消毒。

（5）接触隔离患者的工作人员，应按照隔离要求，穿戴相应的隔离防护用品，如穿隔离衣、戴医用外科口罩、手套等，并进行手卫生。

（五）主要发病部位的预防与控制

呼吸机相关性肺炎、导管相关血流感染、导尿管相关泌尿道感染、手术部位感染、多重耐药菌感染等的预防与控制应遵循有关标准的规定。

（六）抗菌药物的使用管理

（1）应遵照《抗菌药物临床应用管理办法》进行抗菌药物使用的管理。

（2）应对感染患者及时采集标本送检，并参考临床微生物标本检测结果，结合患者的临床表现等，合理选用抗菌药物。

（3）应对抗菌药物的临床应用实行分级管理。

（4）使用特殊使用级抗菌药物时，应掌握用药指征，经抗菌药物管理工作组指定的专业技术人员会诊后，由具有相应处方权的医师开具处方。

（5）手术预防使用抗菌药物时间应控制在术前 0.5～2 小时（剖宫产手术除外），抗菌药物品种选择和使用疗程应合理。

（七）消毒物品与无菌物品的管理

（1）应根据药品说明书的要求配置药液，现用现配。

（2）抽出的药液和配制好的静脉输注用无菌液体，放置时间不应超过 2 小时；启封抽吸的各种溶媒不应超过 24 小时。

（3）无菌棉球、纱布的灭菌包装一经打开，使用时间不应超过 24 小时；干罐储存无菌持物钳使用时间不应超过 4 小时。

（4）碘伏、复合碘、季铵盐类、氯己定类、碘酊、醇类皮肤消毒剂，应注明开瓶日期或失效日期，开瓶后的有效期应遵循厂家的使用说明，无明确规定使用期限的，应根据使用频次、环境温湿度等因素确定使用期限，确保微生物污染指标低于 100 CFU/mL，连续使用最长不应超过7 天。对于性能不稳定的消毒剂如含氯消毒剂，配制后使用时间不应超过 24 小时。

（5）盛放消毒剂进行消毒与灭菌的容器，应达到相应的消毒与灭菌水平。

（八）一次性医疗器械的管理

（1）一次性医疗器械应一次性使用。

（2）一次性医疗器械应由医院统一购置，妥善保管，正确使用。

（3）使用前应检查包装的完好性，并在有效期内使用。

（4）使用过程中密切观察患者反应，如发生异常，应立即停止使用，做好留样与登记，并及时按照医院要求报告。同批未用过的物品应封存备查。

（九）医疗废物及污水的管理

（1）应做好医疗废物的分类。

（2）医疗废物的管理应遵循《医疗废物管理条例》及其配套文件的要求。正确分类与收集,感染性医疗废物置于黄色废物袋内,锐器置于锐器盒内。

（3）少量的药物性废物可放入感染性废物袋内,但应在标签上注明。

（4）医疗废物容器应符合要求,不遗洒;标识应明显、正确;医疗废物不应超过包装物或容器容量的3/4;应使用有效的封口方式,封闭包装物或者容器的封口。

（5）隔离的(疑似)传染病患者或隔离的非传染病感染患者产生的医疗废物,应使用双层包装物包装,并及时密封。

（6）不应取出放入包装物或者容器内的医疗废物。

（7）应有具体措施防止医疗废物的流失、泄漏、扩散,一旦发生前述情形,应按照本单位的规定及时采取紧急处理措施。

（8）具有污水消毒处理设施并达排放标准的医疗机构,患者的引流液、体液、排泄物等,可直接排入污水处理系统;无污水消毒处理设施或不能达标排放的,应按照国家规定进行消毒,达到国家规定的排放标准后方可排入污水处理系统。

（9）应与医院内转运人员做好交接登记并双签字,记录应保存3年。

五、职业防护

（一）医务人员

（1）应遵循标准预防的原则,在工作中执行标准预防的具体措施。

（2）存在职业暴露风险者,如无免疫史并有相关疫苗可供使用,宜接种相关疫苗。

（3）发生职业暴露后,应及时进行局部处理,并按照要求和流程进行报告。

（4）发生职业暴露后,应根据现有信息评估被传染的风险。现有信息包括源患者的液体类型(例如血液、可见体液、其他潜在的传染性液体或组织和浓缩的病毒)和职业暴露类型(即经皮伤害、经黏膜或破损皮肤和叮咬)。

（5）对于乙型肝炎病毒职业暴露者,应通过乙肝疫苗接种史和接种效果对职业暴露者评估乙肝病毒感染的免疫状况,并针对性采取相应预防措施。

（6）职业暴露后应追踪检测相关指标。

（7）具体评估、处理、预防及检测流程应遵循《血源性病原体职业接触防护导则》GBZ/T 213—2008及《医务人员艾滋病病毒职业暴露防护工作指导原则(试行)》的相关要求。

（二）其他工作人员

其他工作人员的职业防护参照医务人员职业防护执行。

(彭思琪)

第二节　门急诊的医院感染管理

医疗机构门诊和急诊科(部、室)(以下简称"门急诊")是医院的前沿阵地,由于人员繁多、病情复杂、人员流动大,不可避免地存在门急诊感染风险,最容易引起交叉感染。门急诊感染是医院感染管理中的一项重点内容与难点。做好门急诊感染管理的质量控制,是降低医院感染发生率的重要手段。国家卫健委于 2018 年 5 月 10 日颁布了《医疗机构门急诊医院感染管理规范》WS/T 591－2018,于 2018 年 11 月 1 日正式实施,该标准规定了门急诊医院感染管理要求、宣教与培训、监测与报告、预检分诊、预防和控制感染的基本措施、基于传播途径的预防措施及医疗废物处置手段等。

一、管理要求

(一)医院感染管理制度

(1)医疗机构的门急诊应成立医院感染管理小组,全面负责门急诊的医院感染管理工作,明确小组及其人员的职责并落实。小组由门急诊负责人担任组长,人员应包括医师和护士,小组成员为本区域内相对固定人员,应至少配备一名医院感染管理兼职人员。

(2)门急诊医院感染管理小组应依据医疗保健相关感染特点和门急诊医疗工作实际,制订门急诊医院感染管理相关制度、计划、措施和流程,开展医院感染管理工作。

(3)门急诊医院感染管理小组负责组织工作人员开展医院感染管理知识和技能的培训,宜对患者及陪同人员开展相应的宣传教育。

(4)门急诊医院感染管理小组应接受医疗机构对医院感染管理工作的监督、检查与指导,落实医院感染管理相关改进措施,评价改进效果,做好相应记录。

(二)工作人员

(1)应参加医院感染管理相关知识和技能的培训。

(2)应掌握并遵循医院感染管理的相关制度及流程,特别是落实标准预防的具体措施,手卫生应符合《医务人员手卫生规范》WS/T 313－2019 的要求,隔离工作应符合《医院隔离技术规范》WS/T 311－2009 的要求,消毒灭菌工作应符合《医疗机构消毒技术规范》WS/T 367－2012 的要求。

(3)注射、穿刺、治疗、换药、手术、清创等无菌诊疗操作时,应遵守无菌技术操作规程。

(三)设备设施

医疗机构的门急诊应配备合格、充足的与感染预防、控制工作相关的设施和物品,包括体温计(枪)、手卫生设施与用品、个人防护用品、卫生洁具、清洁和消毒灭菌产品和设施等。

二、宣教和培训

(一)门急诊工作人员的培训

1.门急诊医院感染管理小组

管理小组应每年制订培训计划,并依据工作人员岗位特点开展针对性培训。

2.培训内容

(1)门急诊医疗保健相关感染预防与控制工作的特点。

(2)医院感染管理相关制度。

(3)基本的感染预防与控制措施,如手卫生、血源性病原体职业防护、个人防护用品的正确选择和使用、清洁消毒的方法和频率、医疗废物管理等,并依据国家及地方颁布的法律、法规、标准、规范等及时更新。

（4）有疫情发生时,培训内容应包括相应的预防与控制知识及技能。

（5）兼职人员培训还应包括手卫生依从性观察、医疗保健相关感染病例监测、多重耐药菌管理等。

3.培训要求

（1）新到门急诊工作的人员均应参加岗前培训。

（2）在岗人员应定期接受培训,每年至少1次,并做好记录。

（3）根据传染病疫情发生情况,在岗人员应及时接受针对性培训。

4.培训效果评估

（1）每次培训后进行考核或考查。

（2）考核形式包括现场抽问、填写考卷、现场操作等。

（二）患者和家属、陪同人员的宣教

（1）可利用折页、宣传画、宣传海报、宣传视频等开展多种形式的宣教。

（2）宣教内容宜包括手卫生、呼吸道卫生/咳嗽礼仪和医疗废物的范围等。

（3）对确诊或疑似经空气或飞沫传播疾病的患者,应进行正确使用口罩的培训;对确诊或疑似经接触传播疾病的患者,应宣教相应的隔离措施。

（4）对留置透析导管、经外周静脉穿刺中心静脉置管、导尿管等侵入性装置的患者和患者家属宣教相应的感染预防和控制措施。

三、监测与报告

（一）监测内容与频率

（1）可根据《医院感染监测规范》WS/T 312—2009 的要求,结合本机构实际情况,设计并开展医疗保健相关感染病例的综合监测和目标监测,如导管相关血流感染、手术部位感染等。

（2）定期开展手卫生依从性的监测,至少每季度1次。手卫生依从性的监测方法宜参照世界卫生组织《手卫生技术参考手册（WHO）》执行。

（3）应按照《医院消毒卫生标准》GB 15982—2012、《医疗机构消毒技术规范》WS/T 367—2012、《医院空气净化管理规范》WS/T 368—2012 和《医疗机构环境表面清洁与消毒管理规范》WS/T 512—2016 等的要求开展环境卫生学监测。

（二）医疗保健相关感染暴发或疑似暴发的流行病学调查

医疗机构门急诊短时间内出现3例以上的症候群相似的医疗保健相关感染病例时,应参照《医院感染暴发控制指南》WS/T 524—2016 的要求及时开展医疗保健相关感染病例的流行病学调查,并采取针对性的控制措施。

（三）医疗保健相关感染病例报告

（1）发现医疗保健相关感染病例应遵照本机构门急诊医疗保健相关感染病例报告制度进行报告。

（2）工作人员工作期间出现感染症状,应遵照本机构门急诊医疗保健相关感染病例报告制度及时报告。

（3）应按照《医院感染暴发报告及处置管理规范》和《医院感染暴发控制指南》WS/T 524—2016 的要求及时报告医疗保健相关感染暴发和疑似暴发病例。

四、预检分诊

（1）医疗机构应严格执行《医疗机构传染病预检分诊管理办法》的规定，根据本机构的服务特性建立相应的预检分诊制度。

（2）医疗机构应根据传染病的流行季节、周期、流行趋势和卫生行政部门发布的特定传染病预警信息，或者按照当地卫生行政部门的要求，加强特定传染病的预检、分诊工作。

（3）二级以上综合医院应设立感染性疾病科，没有设立感染性疾病科的医疗机构应当设立传染病分诊点。

（4）医疗机构在门急诊可通过挂号时询问、咨询台咨询和医师接诊时询问等多种方式对患者开展传染病的预检，在必要时，可建立临时预检点（处）进行预检。

（5）预检、分诊点（处）应配备体温计（枪）、手卫生设施与用品、个人防护用品和消毒产品等，以便随时取用。

（6）在接诊过程中，医疗机构各科室的医师应注意询问患者有关的流行病学史、职业史，结合患者的主诉、病史、症状和体征等对来诊的患者进行传染病的预检。

（7）经预检为需要隔离的传染病患者或者疑似患者的，应将患者分诊至感染性疾病科或分诊点就诊，同时对接诊处采取必要的消毒措施。

（8）医疗机构应设置醒目标识、告示、指引牌等，指引需要隔离的确诊或疑似传染病患者至感染性疾病科门诊或分诊点就诊。医疗机构不具备传染病救治能力时，应及时将患者转诊到具备救治能力的医疗机构诊疗。

（9）从事预检、分诊的工作人员接诊患者时，应采取标准预防的措施。如怀疑其患有传染病时，应依据其传播途径选择并使用适宜的防护用品，并正确指导患者使用适宜的防护用品。防护用品应符合国家相关标准要求。

五、预防和控制感染的基本措施

（一）手卫生

（1）手卫生设施应符合以下要求。①门急诊每间诊室均应设置手卫生设施，包括流动水洗手设施、洗手液、干手设施或速干手消毒剂。②可能高频率接触血液、体液、分泌物的诊疗室如换药室、皮肤科、烧伤科、耳鼻喉科、妇科、口腔科、感染性疾病科等应设置流动水洗手设施和干手设施。新建、改建的门急诊每间诊室均应设置流动水洗手设施和干手设施。

（2）手卫生指征、方法和注意事项应符合《医务人员手卫生规范》WS/T 313—2019 的要求。

（二）个人防护用品的选用

（1）根据标准预防的原则选用个人防护用品（手套、外科口罩、医用防护口罩、护目镜或防护面屏、隔离衣和防护服等），并符合《医院隔离技术规范》WS/T 311—2009 的要求，见表9-1。

（2）使用个人防护用品的注意事项如下。①工作人员应掌握个人防护用品使用方法和注意事项，具体穿脱方法参照《医院隔离技术规范》WS/T 311—2009 的要求执行。②在进行任何一项诊疗、护理操作之前，工作人员应评估人体被血液、体液、分泌物、排泄物或感染性物质暴露的风险，根据评估结果选择适宜的个人防护用品，注意使用适合个体型号的个人防护用品。③摘除个人防护用品时应避免污染工作服和皮肤。④如需戴手套和穿隔离衣，在不同患者诊疗操作间应更换手套和隔离衣。⑤使用医用防护口罩前应进行密合性测试。

表 9-1　接触不同传播途径感染时医务人员个人防护用品的选择

传播途径	个人防护用品类别							
	帽子	外科口罩	医用防护口罩	护目镜或防护面屏	手套	隔离衣	防护服	鞋套或防水靴
接触传播预防措施	＋	±a	－	±a	＋	±b	－	±c
飞沫传播预防措施	＋	＋	±	＋	＋	＋	±d	±c
空气传播预防措施	＋	－	＋	＋	＋	＋	±d	±c

注 1："＋"指需采取的防护措施；

注 2："±"指根据工作需要可采取的防护措施；

a——预计可能出现血液、体液、分泌物、排泄物喷溅时使用；

b——大面积接触患者或预计可能出现血液、体液、分泌物、排泄物喷溅时使用；

c——接触霍乱、SARS、人感染高致病性禽流感、埃博拉病毒病等疾病时按需使用；

d——疑似或确诊感染经空气传播疾病的患者进行产生气溶胶操作时，接触 SARS、人感染高致病性禽流感、埃博拉病毒病等疾病时按需使用

（三）安全注射

（1）医务人员应掌握治疗和用药的指征。

（2）注射应使用一次性的灭菌注射装置。

（3）对患血源性传播疾病的患者实施注射时宜使用安全注射装置。

（4）尽可能使用单剂量注射用药。多剂量用药无法避免时，应保证"一人一针一管一用"，不应使用用过的针头及注射器再次抽取药液。

（5）使用后的注射针头等锐器应及时放入符合规范的锐器盒内。

（四）医用物品的管理

（1）进入人体无菌组织、器官、腔隙，或接触人体破损黏膜、组织的诊疗器械、器具和物品应进行灭菌；接触完整皮肤、完整黏膜的诊疗器械、器具和物品应进行消毒。

（2）一次性使用医疗用品用后应及时按医疗废物处理。

（3）按照规定可以重复使用的诊疗器械、器具和物品，使用后应按照产品说明书、技术规范等要求选择适宜的方法进行清洁、消毒或灭菌，并符合《医疗机构消毒技术规范》WS/T 367—2012的要求。

（五）环境及物体表面清洁消毒

（1）应遵循《医疗机构环境表面清洁与消毒管理规范》WS/T 512—2016 的要求对不同污染程度的区域环境及物体表面进行清洁与消毒。门急诊环境按污染程度可分为以下三区：①轻度环境污染风险区域，包括门急诊办公室、门急诊药房内部、挂号室内部等区域。②中度环境污染风险区域，包括门急诊大厅、挂号和缴费窗口、候诊区、普通诊室、心电图室、超声科和其他功能检查室等区域。③高度环境污染风险区域，包括采血室、换药室、穿刺室、注射室、耳鼻喉科诊室、妇科诊室、感染性疾病诊室、肠道门诊、发热门（急）诊、门急诊手术室、口腔科、血透室、内镜室等区域。

（2）卫生间环境及物体表面的清洁和消毒，工作人员在开始清洁、消毒前，应穿戴好必要的个人防护用品。保持卫生间的环境卫生，至少每天清洁或消毒一次，遇污染时随时清洁和消毒。

（3）可使用《医疗机构环境表面清洁与消毒管理规范》WS/T 512—2016 描述的方法对环境清洁、消毒的依从性进行评估。环境微生物评估方法按《医院消毒卫生标准》GB 15982—2012 的

要求执行。

（六）空气净化

（1）空气净化措施应符合《医院空气净化管理规范》WS/T 368—2012 的要求。

（2）普通诊室首选自然通风，自然通风不良可采用机械通风、集中空调通风系统、循环风紫外线空气消毒器或其他合格的空气消毒器。应根据产品特性、使用区域空间大小配置适宜的消毒器。

（3）诊治经空气或飞沫传播疾病的患者时，其诊室宜采用安装空气净化消毒装置的集中空调通风系统，或使用空气净化消毒设备。有条件的医疗机构，可使用负压隔离诊室。

（七）呼吸道卫生

（1）宜在就诊和等候就诊区域张贴呼吸卫生宣传画，发放或播放宣传资料。

（2）对有呼吸道症状的患者，当其能够耐受时，应指导其戴口罩。

（3）应避免与有呼吸道症状患者的不必要近距离（<1 m）接触。

（4）有呼吸道症状的工作人员在工作期间需戴外科口罩。

六、基于传播途径的预防措施

（1）宜早期识别有呼吸道症状、腹泻、皮疹、引流伤口或皮肤损伤等可能有活动性感染的患者。

（2）应在标准预防的基础上，遵循《医院隔离技术规范》WS/T 311—2009 的规定，根据疾病的传播途径，采取以下相应的隔离与防护措施。①接触传播的隔离与预防：对经接触传播疾病如肠道感染、多重耐药菌感染、皮肤感染，及存在大小便失禁、伤口引流、分泌物、压疮、安置引流管或引流袋以及有皮疹的患者，应采取接触传播的隔离与预防措施。②飞沫传播的隔离与预防：对《医院隔离技术规范》WS/T 311—2009 中规定的情况及 A 群链球菌感染治疗的最初 24 小时内，应采取飞沫传播的隔离与预防措施，宜将患者安置于房门可关闭的诊室，特别是剧烈咳嗽和痰多的患者；患者病情容许且能耐受时应戴外科口罩，并执行呼吸道卫生/咳嗽礼仪。③空气传播的隔离和预防：对《医院隔离技术规范》WS/T 311—2009 中规定的情况及播散型带状疱疹等疾病的患者或免疫缺陷并局部患有带状疱疹的患者，应做好空气传播的隔离和预防措施，接诊此类患者的诊室宜与普通诊室分开，并将患者安置于房门可关闭的单间，有条件的医疗机构，宜尽快将患者安置于负压隔离诊室，患者病情容许且能耐受时应戴外科口罩，并执行呼吸道卫生/咳嗽礼仪。

七、医疗废物处置

（1）应符合《医疗废物管理条例》和《医疗卫生机构医疗废物管理办法》的要求，对医疗废物进行分类、密闭运送，相关登记保存 3 年。

（2）门急诊公共区域应放置生活垃圾桶，内装黑色垃圾袋。但特殊科室如采血室、注射室等患者可能丢弃医疗废物的区域应放置医疗废物桶，内装黄色医疗废物袋。

（3）门急诊换药室、采血室、注射室、耳鼻喉科诊室、妇科诊室、感染性疾病科诊室、肛肠科诊室、泌尿外科诊室等可能进行诊疗操作的房间应放置医疗废物桶，内装黄色医疗废物袋。

（4）普通诊室宜放置生活垃圾桶。

（5）放置生活垃圾桶或医疗废物桶的区域应有醒目、清晰的标识。

（彭思琪）

第三节 产房与母婴同室的医院感染管理

一、产房的医院感染管理

产房是新生命诞生的"摇篮",担负着母子生命安全的重任。作为孕产妇集中分娩及治疗的场所,每天都要产生大量的血液、体液,容易成为细菌的繁殖地,产妇分娩中生殖道损伤、宫腔胎盘剥离的创面等削弱身体防御能力的各种因素为细菌繁殖创造了条件,极易引起感染。医务人员频繁接触产妇体液、血液,增加了职业暴露及发生潜在感染的危险性。产房属于医院的高危科室,属于医院感染中重点监测与管理的部门之一。产房医院感染管理工作质量的好坏,直接影响到产妇及新生儿的健康。为了有效防止医院感染的发生,产房必须从多方面综合考虑,切实做好感染防治工作。

(一)环境管理

1.布局及环境

(1)产房宜与手术室、产科病房和新生儿室相邻近。环境清洁、安静、通风、采光条件好。

(2)产房的布局、设施、环境条件与手术室要求基本相同。产房内的布局应分无菌区、清洁区、污染区,各区域之间标志明确。污染区包括洗澡更衣室、卫生间、换鞋及推车转换处、卫生处置间等。清洁区设置办公室、待产室、敷料准备室、器械室、刷手间、隔离待产室等。无菌区包括分娩室、隔离分娩室及无菌物品存放室等。

(3)各区之间用门隔开,或设立明显的分界标志。一个分娩室内最多设 2 张产床,每张产床使用面积应不少于 16 m^2。

(4)设隔离待产室(床)、隔离分娩室(床)。

2.环境的清洁卫生

(1)保持室内整洁,空气清新、无污染。有条件的可配备空气消毒净化装置。产房温度应保持在22～24 ℃,湿度以 60％～65％为宜。

(2)产房应建立严格的清洁卫生制度,每日湿式清洁,每周彻底清洁消毒 1 次。

(3)保持室内空气流通新鲜,每日通风,手术或助产前、后消毒室内空气,可使用紫外线灯照射、动态空气净化消毒装置。定期进行一次环境卫生学监测,必要时随时监测。

(4)每日手术前、后及两台手术或助产之间,用清洁拖布拖擦地面。若有血迹或污染,必须立即以适宜的消毒液擦拭干净。拖布按照划分区域固定使用,不得混用。

(5)每日手术或助产前后,用清洁湿抹布擦拭桌子、仪器和手术治疗台的表面。如有污染时,用浸有消毒液的抹布擦拭。床单位每日用消毒剂擦拭。

(6)使用隔离待产室及隔离分娩室后,其物品及环境进行终末消毒后再按常规处理。

(二)人员管理

(1)产房工作人员必须树立严肃认真的工作态度,严格的无菌观念,认真执行各项技术操作规程和质量标准,认真执行手卫生规范;医护人员应熟悉各种常用的消毒、灭菌方法。

(2)工作人员、进入产房人员需更换产房专用鞋,戴好帽子、口罩。离开产房时,应脱去产房专用着装,或更换外出衣和外出鞋,再进入时必须穿戴新的着装。产妇进入分娩室应更换衣、裤、鞋。

(3)手术或助产中,应尽量避免或减少人员活动和进出。限制参观、实习人员的数量,减少人员流动。

(4)工作人员应身体健康,无传染性疾病。急性呼吸道感染、肠胃炎、皮肤渗出性病灶和多重耐药菌株携带者不应在产房工作。

(5)建议每年对工作人员进行健康体检,孕期工作人员应测试对风疹病毒的敏感性,必要时接种风疹疫苗。

(6)医务人员应正确使用防护用品。接触血液、体液、分泌物、排泄物等操作时应当戴手套,进行可能产生喷溅的诊疗操作时,应戴护目镜或防护面罩,穿防护服。操作结束后应当立即脱掉手套并洗手。

(三)物品管理

(1)无菌物品按照无菌物品管理规定进行管理与放置。无菌包在使用前,必须检查包装、有效日期和灭菌指示标志等。灭菌后的物品必须在有效期内使用。

(2)每次使用床及产床后必须更换床上用品,清洗、消毒后备用。

(3)产妇、工作人员的拖鞋应每日洗刷、消毒。

(4)各类物品包括体温计、给氧系统、指甲剪、器具盒等,均应按常规进行清洁、消毒。

(5)可重复使用的新生儿复苏设备,每次使用后均应进行消毒或灭菌。

(6)吸引器、吸引瓶及吸引管等用后应清洗、消毒、干燥保存。

(7)氧气湿化瓶使用后进行清洗消毒,并干燥保存备用,氧气湿化液应使用无菌水,每次使用前加入。

(四)助产和手术中预防医院感染的措施

(1)助产或手术前,应严格刷手或用外科手消毒剂擦洗双手及双臂,手套被刺破或处理脐带和缝合伤口前,应更换新的无菌手套。必要时戴防护眼镜。

(2)助产使用的器械应与处理脐带的器械分开使用。严禁用侧切剪刀处理脐带。

(3)处理脐带前必须用消毒液纱球擦手;缝合侧切伤口前应更换无菌手套;脐带残端可使用碘酊或其他适宜的消毒剂烧灼,以预防感染。

(4)疑有宫腔感染时,应立即留取培养,以便指导产后或术后抗生素的使用。

(5)及时清理新生儿的口腔和上呼吸道内吸入物,防止吸入性肺炎。

(五)产妇的感染管理

(1)在待产期间,检查产妇时必须严格执行无菌操作,减少不必要的肛检次数,如需阴检,必须严格消毒外阴,戴无菌手套,手套涂以无菌润滑剂。

(2)产妇需要留置导尿管时,应严格执行留置导尿的无菌操作规范。

(3)产后3天内或会阴拆线前,可先用0.1%苯扎溴铵(新洁尔灭)液或其他适宜的消毒液冲洗外阴部,后擦洗肛门,再用温生理盐水冲洗外阴部,每日2次。严重撕裂或较大较深的切口需每次大便后冲洗,观察侧切口愈合情况,如有发热、红肿、渗出等异常情况应及时处理,必要时做血培养及细菌培养。

(六)隔离孕产妇的感染控制

(1)凡患有或疑有传染性疾病,如乙型肝炎表面抗原(HBsAg)阳性及肝功能异常、沙门菌感染、单纯性水痘、风疹、有化脓性感染灶的产妇,均应收入隔离待产室(床)待产,在隔离分娩室分娩,并按隔离技术规范的要求进行护理和助产。

(2)分娩后用过的所有器具,应密闭包装后注明"感染",尽快送消毒供应中心统一进行清洗、消毒、灭菌处理;无法立即处理的应采取保湿措施。布类物品均须装入隔离污衣袋内,送洗衣服统一处理。

(3)废弃物按医疗废物的管理要求分类收集、处置并双袋法包扎。

(4)断脐后的新生儿应用清洁的包被保护,并直接送隔离婴儿室或母婴同室隔离。新生儿可注射免疫球蛋白阻断感染,并按新生儿计划免疫进行免疫注射。

(5)产妇离开隔离分娩室或手术室后,必须用消毒液擦拭室内物体表面和地面,必要时进行室内空气消毒。如有严重感染的产妇,应进行终末消毒及卫生学监测,达到要求后方可使用。

二、母婴同室的医院感染管理

20 世纪 90 年代初,世界卫生组织和联合国儿童基金会提出了改革传统的母婴分室制度后,母婴同室在我国大部分医院得到实施。母婴同室不仅有利于母亲的身体健康,也有利于婴儿的生长发育。但母婴 24 小时同住一室,加上探陪人员多,人流量大,易造成室内空气污染及疾病传播等,且由于产妇及婴儿此时抵抗力低下,易发生院内感染,给医院感染管理带来新的问题,因此加强母婴同室的医院感染管理极为重要。

(一)母婴同室的管理

(1)房间面积每间 18～20 m²,每张产妇床位的使用面积为 5.5～6.5 m²,每个婴儿 1 张床位,占地面积不少于 0.5～1 m²;每个房间不超过 3 组母婴床位,必要时配备空气消毒设备。有条件的医疗单位可安装隔音设备、根据临床工作需要设置新生儿保暖箱等。

(2)房间宽敞明亮,通风条件好,室内无灰尘,环境清洁,空气清新,并有洗手设施。可每日上、下午各开窗通风 1 次,每次 15～30 分钟。如使用室内空气消毒机须按卫生行政管理部门批准的方法使用。有人的情况下不应使用臭氧消毒器和化学消毒剂喷雾消毒。

(3)母婴室中所有医疗仪器设备、器械、护理用品等必须是一婴一用一消毒或灭菌。体温表母婴分开使用;止血带一人一用一消毒;使用中的氧气湿化瓶每日消毒,湿化用水应用无菌水,每日更换;吸痰管一婴一用一灭菌。

(4)新生儿使用的被服、衣物、尿布(最好使用纸尿裤)和浴巾等物品,需经过消毒处理。

(5)新生儿用的眼药水、扑粉、油膏、沐浴液、浴巾、治疗用品等应一婴一专用,不得混用。如患有眼疾,左、右眼的滴眼液要分开,防止交叉感染。

(6)室内用品、母婴床、家具等物体表面用清水或清洁剂湿式擦拭,每日 1 次;地板用湿式拖把每日擦拭 1～2 次;每周大扫除 1 次。当有病原体污染时,可用 1000～2000 mg/L 含氯消毒剂作用 30 分钟后擦拭或使用其他适宜的消毒剂消毒。各室卫生工具专用,擦布一桌一布,扫床一床一巾,用后清洗、消毒、晾干备用。

(7)床单位、新生儿保温箱要及时进行清洁(无明显污染时)、消毒(有明显污染时),床上用品可采用湿热消毒或紫外线照射消毒,有条件可应用床单位消毒机或设立整体床单位清洗消毒中心。住院时间较长者,每周应进行床单位消毒,有污染时随时消毒。

(8)配奶间应保持清洁,物体表面可擦拭消毒,必要时进行空气消毒,每周彻底清洁、消毒1 次。奶瓶奶嘴等应一用一消毒。

(9)严格执行探视制度,控制探视人员在规定的探视时间内探视,每次每床只限 1 人入室探视。探视人员必须洗手,避免婴儿接触不清洁的手及衣物。探视人员不得随意触摸新生儿及将新生儿抱出室外,以防交叉感染。

(10)母婴一方患有感染性疾病时,均应及时与其他正常母婴隔离。如产妇发生急性呼吸道感染、病毒性肝炎、单纯疱疹、肺结核、水痘、风疹、化脓性感染、沙门菌感染等,应与其他母婴隔离,并暂停哺乳,以防感染扩散。工作人员进入母婴隔离室,必须穿戴隔离衣、帽子、口罩。

(11)产妇及新生儿出院后,母婴室应进行彻底清洁消毒后方可收治其他人员。

(二)新生儿沐浴的管理

(1)新生儿应每日沐浴(病情不允许者除外),制订新生儿沐浴操作流程,流程应符合医院感染管理的要求。

(2)室温保持 24～28 ℃,相对湿度 50%～60%,保持空气清新,注意通风。

(3)洗澡结束后,整理用物,清洁地面、水池,紫外线空气消毒。

(4)护理人员给婴儿洗澡前,应洗手、戴防水围裙。

(5)新生儿沐浴水温以 38～40 ℃为宜。沐浴时先洗脸部、头部、上半身,再洗下半身,并注意观察全身情况。注意保护眼睛、耳朵,勿将水灌入耳鼻及口腔内,防止发生中耳炎及吸入性肺炎。

(6)新生儿沐浴用品应一用一消毒,或使用一次性用品,禁止交叉使用。

(7)新生儿沐浴使用的防水围裙及防水袖套应每日消毒,拆褓及包褓要严格分台,台布一用一换,磅秤上的消毒巾一婴一用一换,用后清洗灭菌。

(彭思琪)

第十章

消毒供应中心护理

第一节 回收、分类

一、回收

（一）目的

对重复使用的医疗器械、器具和物品进行集中回收处理,防止污染扩散,减轻临床负担。

（二）操作规程

1.工作人员着装

工作人员应穿外出服,戴网帽、口罩。

2.回收工具

密闭回收车、密封回收容器或贮物袋,密闭回收车要有污车标记。车上备有手套和快速手消毒液。回收工具存放在标示明确,固定的存放区域。

3.回收

（1）使用科室包括门诊、病区和手术室负责人员,应将重复使用的污染诊疗器械、器具和物品直接放置于密封的容器或贮物袋中,并注明科室、物品名称、数量。

（2）沾染较多血液和污物的器械应在使用科室进行简单冲洗,如手术器械、阴道窥镜、直肠窥镜,来不及处理的采用保湿液保湿并且密封储存。

（3）消毒供应中心回收人员每天定时收回,回收时与使用科室负责人员当面点清已封存好的物品名称、数量,并做好登记,双方签字。在诊疗场所不再对污染的诊疗器械、器具和物品进行拆封清点,以减少对环境的污染。

（4）回收时,污染器械应放在有盖的容器中或使用密封专用车。精密器械应单独放置在容器中运送,防止损坏。

（5）被朊毒体、气性坏疽及突发原因不明的传染病病原体污染的诊疗器械、器具和物品,使用者应用双层黄色胶袋密封,胶袋外标明科室、传染病名称、器具数量,由消毒供应中心单独回收处理。

（6）在回收过程中,应尽量缩短回收时间,防止有机污染物的干涸,增加清洗难度。

（7）保障运输过程中装载物不会发生掉落等意外,任何的撞击对手术器械都会造成一定的伤害,同时也会出现污染的问题。

（8）维护装载物的安全性，任何人不得私自打开/拆开密封容器。也就是说负责运送的操作人员对内装物品不负数量的责任，如容器在运送途中有打开过的迹象，责任就在运送人员，而如果封存完整，则问题就出在临床或消毒供应中心两者上。

（9）使用后的医疗废弃物和材料，不得进入消毒供应中心处理或转运。

（10）回收人员将回收污染器械物品通过消毒供应中心污物接收口与接收分类人员交接，无误后整理、清洗、消毒回收工具。

4.回收工具的处理

回收车、容器等用具，每次使用后用消毒液擦拭消毒，清水冲洗后擦干备用。消毒液通常使用含氯消毒剂擦拭消毒。

（三）质量标准

（1）按规定的时间到科室对被污染的、可重复使用的医疗器械器具和物品进行同收。

（2）与科室责任人做好交接登记，包括日期、时间、科室、物品名称、数量，与交接人员同时签全名。

（3）不在科室内清点数目，直接把科室移交的被封存的污染物品放入密封污物车或密封容器中。分类清楚，摆放整齐，运输途中无丢失、拆封、器械坏损。

（4）严格遵守消毒隔离原则，不得污染环境及工作人员，包括消毒供应中心到科室之间途经的场所、通道、电梯、门等，携带快速手消毒液。

（5）做好个人防护，回收人员必须戴口罩、戴手套，不得徒手操作。

（四）注意事项

（1）回收科室物品时，与科室主管人员当面交接，并认真做好每项登记。

（2）采用密封回收方式，不得将污染液体外漏，以防污染环境。

（3）消毒供应中心回收人员将回收的物品送到去污区，及时清点数目，发现与登记不符，按规定时间与科室联系，要求科室增补或记账赔偿。

二、分类

（一）目的

将回收后的污染器械、器具、物品进行接收清点、检查和分类，保证物品数量准确、结构完整，同时防止器械在清洗过程中被损坏、洗不干净以及工作人员被锐器刺伤。

（二）操作规程

（1）工作人员着装：隔离衣、圆帽、口罩、手套、防护鞋。

（2）在消毒供应中心的去污区，回收人员与接收分类人员对回收的诊疗器械、器具和物品进行清点数目、检查其结构的完好性，并做好登记，包括日期、科室、物品名称、数量、清点人员签字。发现问题立即与相关科室联系。

（3）根据器械物品材质、结构、污染程度、污染物性质、精密程度等进行分类处理。根据器械的材质可分为金属、橡胶、玻璃等，根据形状可分为尖锐器械、单管腔类器械，套管腔类器械、轴节器械、盆、盘、瓶等。各种分类的物品应放置在不同的容器或清洗装置上，注明标记，防止混乱。

（4）根据器械、物品的材质、结构、污染程度，选择清洗的方式，如手工清洗、超声清洗机清洗、全自动消毒清洗机清洗。

（5）标有"特殊感染"的器械，按国家规定选择处理方法。

（6）一些专科器械可根据使用科室的要求,进行特别处理。

（三）质量标准

（1）数目清点及时、准确,器械、器具、物品结构完好。

（2）分类清晰、摆放整齐。

（3）选择正确清洗方法。

（四）注意事项

（1）做好接收分类前的准备工作。将各类清洗容器、篮筐、清洗架等摆放在分类操作台上或周围,便于分类时物品有序摆放,操作便捷。

（2）尖锐器械摆放方向一致,避免清洗时人员被刺伤。

（3）对缺失、坏损的器械,在与科室及时沟通的同时要与护士长请领补充,以保证器械数量,使无菌物品正常供应。

（4）做好自身防护,严格按要求着装,手套破损时及时更换。

（刘　爽）

第二节　清洗、消毒、保养干燥

一、清洗

（一）目的

去除医疗器械、器具、物品上的污物(如微生物、颗粒异物、其他有害污染物),物品灭菌前使其污染量降低到可以接受的水平。

（二）操作规程

根据器械、器具、物品的材质、结构、污染程度、污染物性质、精密程度等选择手工清洗或机械清洗。机械清洗包括自动清洗消毒器清洗和超声清洗机清洗。不同清洗方式的选择应遵循相应的工作流程。

1.工作人员着装

戴网帽、口罩、眼罩或面罩,戴手套,穿防水的隔离衣或防水围裙及工作鞋。

2.物品准备

（1）清洁剂。碱性清洁剂:pH 大于等于 7.5,对各种有机物有较好的去除作用,对金属腐蚀性小,不会加快返锈的现象。中性清洁剂:pH 为 6.5～7.5,对金属无腐蚀。酸性清洁剂:pH 小于等于 6.5,对无机固体粒子有较好的溶解去除作用,对金属物品的腐蚀性小。酶清洁剂:含酶的清洁剂,有较强的去污能力,能快速分解蛋白质等多种有机污染物。根据物品的性质及污染程度,选择适宜的清洁剂。不得使用去污粉。

（2）手工清洗用具:棉签,用于擦拭穿刺针针座内部。不同型号的管腔绒刷,用于管腔器械的刷洗。手握式尼龙刷,用于带轴节、咬齿器械的刷洗。禁止使用钢丝球,以防损坏器械。

（3）除垢除锈剂,用于去除器械上的锈迹或污垢。

3.机械清洗流程

(1)将待清洗器械、物品有序摆放在清洗架上,打开轴节,能拆卸的拆至最小结构,放入清洗机。

(2)检查清洗酶、润滑剂液面是否在吸管口之上,吸引管是否通畅和完好。检查电、蒸汽、自来水压力、蒸馏水制水机工作状况是否满足清洗机工作需要。

(3)根据需要选择清洗程序进行清洗。

(4)清洗过程注意观察机器运行情况并做好记录。如有故障,可根据报警提示原因及时处理。

(5)机械清洗程序。①冲洗:使用流动水去除器械、器具和物品表面污物。②洗涤:使用含有化学清洗剂的清洗用水,去除器械、器具和物品污染物。③漂洗:用流动水冲洗洗涤后器械、器具和物品上的残留物。④终末漂洗:用软水、纯化水或蒸馏水对漂洗后的器械、器具和物品进行最终的处理。

(6)进入消毒程序。

4.手工清洗流程

(1)工作人员洗手戴手套、穿专用鞋、戴圆帽、口罩、防水罩衣、面罩。

(2)将器械分类。

(3)将器械在流动自来水下冲洗。

(4)器械在规定配比浓度的多酶清洗液中浸泡5～10分钟。

(5)各种穿刺针座用棉签处理,有水垢、锈迹的除垢、除锈处理。

(6)自来水清洗(管腔用高压水枪冲洗)。

(7)进入消毒程序。

近年来,大量实验证明,物品的清洗质量直接影响灭菌质量,生物膜、有机物污垢均可阻碍灭菌因子的穿透,从而影响灭菌效果,造成医院内恶性感染事件的发生。所以清洗是消毒供应中心工作的一项重要环节。

(三)质量标准

(1)工作人员着装符合要求和分区规定。

(2)环境清洁,地面无杂物、无水迹,垃圾分类处理。

(3)备用物品摆放整齐,保持台面、设备清洁。

(4)正确选择处置方式(机洗/手工清洗)。

(5)清洁剂浓度配制符合要求并做好记录、器械分类浸泡过面。

(6)监测每批次清洗消毒器的物理参数及运转情况并记录。

(7)清洗消毒器维护运转正常、腔体机面无锈迹,清洗程序选择正确。

(8)机洗器械摆放整齐,有轴节器械充分打开。

(9)保证金属类器械表面光亮,齿牙处无血迹、无锈迹、无污渍。

(10)橡胶类保持干爽,管内壁干净、无血迹。

(11)按要求进行清洗,按要求进行制水设备的维修、保养并有记录。

(四)注意事项

(1)清洗组应做好个人防护工作,防护用具包括:帽子、面罩、口罩、防水罩袍、防护胶鞋、双层手套。清洗过程中,污水不慎溅入眼睛,应立即用洗眼器彻底清洗眼睛,防止感染或化学试剂对眼睛造成损伤。

(2)清洗时应保证待清洗器械关节全部打开,以保证清洗效果。

(3)手工清洗时应使用软毛刷,在水面下清洗,以防气溶胶对人体造成危害。

(4)当使用自动清洗机时,每层摆放数量应最小化,能拆卸的器械拆卸到最小单位。

(5)管道器械应配合管道刷和气枪、水枪清洗。

(6)超声波清洗器(台式)适用于精密、复杂器械的洗涤。超声清洗时间宜3~5分钟,可根据器械污染情况适当延长清洗时间,不宜超过10分钟。

(7)清洗亚光手术器械禁用除锈除垢剂浸泡,以免破坏器械表面镀层而变色。应用清洗酶浸泡时,严格掌握浸泡时间和浓度。

二、消毒

(一)目的

通过物理或化学方法,进一步降低清洗后器械、器具和物品的生物负荷,消除和杀灭致病菌,达到无害化的安全水平

(二)操作规程

清洗后的器械、器具和物品应进行消毒处理。根据器械、器具、物品的材质及消毒后用途,选择消毒方式。消毒可分为物理消毒和化学消毒。物理消毒包括机械热力消毒、煮沸消毒,化学消毒应选择取得卫计委颁发卫生许可批件的安全、低毒、高效的消毒剂。

1.物理消毒

(1)机械热力消毒方法的温度、时间应参照下表的要求。此流程一般经过清洗程序后自动转入消毒程序,无需人工操作,但要密切观察机器运行参数,温度和时间应达到表10-1规定的标准。

表 10-1 湿热消毒的温度与时间

温度	消毒时间	温度	消毒时间
90 ℃	≥1 分钟	75 ℃	≥30 分钟
80 ℃	≥10 分钟	70 ℃	≥100 分钟

(2)煮沸消毒,将清洗后清洁的耐湿热的器械、物品放入盛有软水的加热容器中煮沸,有效消毒时间从水沸腾开始计算并保持连续煮沸。在水中加入1%~2%碳酸氢钠,可提高水沸点5℃,有灭菌防腐作用。一般在水沸后再煮5~15分钟即可达到消毒目的,可杀死细菌繁殖体、真菌、立克次氏体、螺旋体和病毒。水温100℃,时间大于或等于30分钟,即可杀死细菌芽孢,达到高水平消毒。

2.化学消毒

(1)按要求着装。

(2)根据选用的化学消毒剂使用说明配制消毒液。消毒供应中心常用的化学消毒剂,一般为高水平消毒剂和中度水平消毒剂。高水平消毒剂包括2%戊二醛,浸泡20~90分钟,主要用于内窥镜的消毒;0.2%过氧乙酸,浸泡10分钟,或0.08%过氧乙酸,浸泡25分钟,主要用于手工清洗器械的消毒处理。中水平消毒剂包括500~1000 mg/L含氯消毒剂,浸泡10~30分钟,主要用于手工清洗器械的消毒;250~500 mg/L含氯消毒剂,用于操作台面、车、储物架等物品擦拭消毒;75%乙醇,用于台面、手的消毒;0.5%碘附,用于皮肤损伤时的消毒;2%三效热原灭活剂,

浸泡1小时以上,主要用于器械的消毒和去热原。

(3)将清洗达标的器械、物品浸泡在消毒液面以下,记录时间。

(4)浸泡规定的时间后,使用自来水彻底冲洗,去离子水再次冲洗后进入干燥程序。

(三)质量标准

(1)消毒后直接使用的诊疗器械、器具和物品,湿热消毒温度应大于或等于90℃,时间大于或等于5分钟,或A0值大于或等于3000;消毒后继续灭菌处理的,其湿热消毒温度应大于或等于90℃,时间大于或等于1分钟,或A0值大于或等于600。

(2)在全自动或半自动清洗消毒器工作运行中要密切观察并记录各项参数,以保证消毒质量。

(3)记录煮沸消毒每次消毒物品的锅次、器械名称、数量、水沸腾时间、停止煮沸时间。

(4)记录化学消毒剂配制浓度、浸泡时间,可测试浓度的,将测试结果留档。消毒剂在有效期内使用。

(四)注意事项

严格按照器械、物品的材质要求选择消毒方式。

1.物理消毒

(1)煮沸消毒时,器械、物品浸没在水面以下,煮沸时容器要加盖。

(2)水沸腾开始计时后,中途不增加其他物品。

(3)防止烫伤。

2.化学消毒

(1)配置化学消毒剂时要注意安全防护,戴手套、口罩和眼罩。

(2)正确选择和使用消毒剂,严格按照产品使用说明书配置消毒剂浓度,测试消毒剂浓度达到有效浓度标准时方可使用。

(3)消毒剂现用现配,浸泡消毒时一定要加盖。

(4)使用对金属器械有强腐蚀作用的消毒剂时,按产品要求加放抗腐蚀剂,并严格控制浸泡时间,以免损坏器械。

(5)亚光金属器械禁止使用强腐蚀性消毒剂,以防破坏表面镀层而变色。

三、保养干燥

(一)目的

防止器械表面及轴节腐蚀生锈、藏污纳垢,保证各种灭菌方法的灭菌质量,延长器械的使用寿命。

(二)操作规程

清洗消毒后的器械应及时干燥处理。保养干燥目前也有机械和手工两种方式,如经济条件允许应首选机械保养干燥。消毒后直接使用的物品,应机械干燥,不允许使用手工干燥或自然干燥方法,以防止细菌污染。

1.机械器械保养干燥

保养液应该使用水溶性润滑剂,以利于灭菌因子穿透,保证灭菌效果。其流程如下。

(1)根据选用的水溶性润滑剂的产品使用说明书,调节全自动或半自动清洗消毒器抽吸润滑剂的时间,直至达到需要的浓度。

(2)根据器械的材质选择适宜的干燥温度,金属类干燥温度70~90℃,需时间为20~30分钟;塑胶类干燥温度 65～75 ℃,防止温度过高造成器械变形,材质老化等问题,一般烘干约需要 40 分钟。

(3)机器根据设定的干燥时间结束程序自动开门。

2.手工器械保养干燥

(1)根据选用的水溶性润滑剂的产品使用说明书配置润滑剂浓度。

(2)将器械浸泡在润滑剂液面以下,浸泡时间遵照产品说明书的要求。

(3)捞出器械,用低纤维絮擦布擦干。穿刺套管针及手术吸引头等管腔器械可用高压气枪或 95％的酒精干燥,根据厂商说明书和指导手册,软式内窥镜等器械和物品也可选用 95％的酒精处理,保证腔内彻底干燥。

(三)质量标准

(1)器械、物品干燥无水迹。

(2)器械有光泽,无锈迹(润滑剂浓度过低易生锈)。

(3)器械表面无白斑、花纹(出现此现象可能是润滑剂浓度过高或水质不达标所致)。

(4)操作台面用 500 mg/L 含氯消毒剂擦拭,2 次/天。

(5)低纤维絮擦布一用一清洗、消毒、干燥备用。

(四)注意事项

(1)禁止使用石蜡油(液状石蜡)作为润滑剂保养。石蜡油为非水溶性油剂,阻碍水蒸气等灭菌因子的穿透,影响灭菌效果。

(2)消毒后直接使用的器械、物品,禁止采用手工干燥处理,以防在擦拭过程中再次污染。

(3)不使用容易脱落棉纤维的棉布类擦布,如纱布等。避免影响器械洁净度,造成微粒污染。

(4)不允许采用自然干燥方法进行器材干燥。

(刘　爽)

第三节　检查、制作、包装

一、检查

(一)目的

保证器械物品的清洗、消毒、干燥质量,以及器械物品的功能完好,便于临床科室使用。

(二)操作规程

(1)物品准备:设备设施(应备带光源的放大镜、带光源的包布检查操作台)、棉签、纱布等。

(2)着装:戴圆帽、口罩,穿专用鞋,戴手套。

(3)器械检查:在打开光源的放大镜下逐个查看器械,如刀子、剪子、各种钳子表面、轴节、齿牙是否光亮、洁净,用棉签检查穿刺针座内部是否清洁。用纱布检查管腔器械腔体内部是否洁净,擦拭器械表面是否有油污。

(4)将检查出的有污渍、锈迹的器械进行登记,并由传递窗传回去污区,重新浸泡、去污、除锈、清洗处理,按登记数目及时索要,保证临床供应数目相对恒定。

（5）检查有轴节松动的器械,将轴节螺钉拧紧。穿刺针尖有钩、不锋利的可在磨石上修复。检查剪刀是否锋利,尖部是否完好。

（6）将不能修复的坏损器械进行登记,交护士长报损并以旧换新。

（7）检查合规的器械进入包装程序。

（8）敷料检查:将各种敷料如包布、手术中单、手术衣等单张放在打开光源的包布检查操作台上检查,检查是否有小的破洞、棉布纱织密度是否均匀、清洁、干燥。检查手术衣带子是否齐全、牢固,袖口松紧是否适度。洗手衣腰带、橡皮带、扣子是否整齐牢固。

（9）挑拣不合规的手术敷料并登记数量,以备到总务处报损,领取新敷料。护士长补充当天检出的敷料,保证临床和手术室无菌物品的供应。

（10）检查质量合规的敷料进入包装程序。

（三）质量标准

1.日常检查有记录

其意义有二:首先,便于器械物品流通时的查找,保证器械物品数量的恒定,满足临床工作需要;其次,为管理者提供数据资料,便于管理者发现问题,保证器械物品清洗、消毒质量,使灭菌合格率达100％。

2.每周定期抽查有记录

记录内容包括检查时间、检查内容、检查者、责任人、出现的问题、原因分析、整改措施。

3.每月定期总结有记录

记录整月出现问题整改后的效果,对屡次出现而本科室不能解决的问题,报有关职能部门请求帮助解决。

（四）注意事项

（1）有效应用带光源放大镜和操作台,使其保持功能完好。

（2）各项检察记录要翔实,不能流于形式,对工作确实起到督促指导作用,以保证工作质量。

（3）定期进行清洗、消毒等各个环节质量标准的培训学习,对检查中发现的问题及时组织讨论,查找原因,提高消毒供应中心全员的责任心和业务水平。

二、制作

（一）目的

根据临床各个科室的工作特点和需要,制作出不同规格、数量、材质的无菌物品。

（二）操作规程

制作过程是消毒供应中心一项细致而严谨的工作。把好这一关,不但能满足临床工作需要,提高临床科室对消毒供应中心的满意度,而且能降低消耗,避免浪费。需要制作的物品种类繁多,大体可遵循如下原则。

（1）明确物品的用途。

（2）明确物品制作的标准。

（3）物品、原料准备。

（4）制作后、包装前检查核对（此项工作需双人进行）。

（5）放置灭菌检测用品（生物或化学指示物）。

（6）进入包装流程。

（三）质量标准

（1）用物准备齐全，做到省时省力。

（2）物品制作符合制作标准。

（3）器械、物品数量和功能满足临床科室需要。

（4）厉行节约原则，无浪费。

（四）注意事项

（1）敷料类、器械包类分室制作，以防棉絮污染。

（2）临床科室的特殊需求，要与科室护士长或使用者充分沟通并得到其认可后制作。

（3）定期随访临床科室使用情况，根据反馈信息及时调整制作方法。

三、包装

（一）目的

需要灭菌的物品，避免灭菌后遭受外界污染，需要进行打包处理。

（二）操作规程

1.包装材料的准备

根据包装工艺和消毒工艺的需要选择包装材料的材质、规格。无菌包装材料包括医用皱纹纸、纸塑包装袋、棉布、医用无纺布等。

（1）医用皱纹纸有多种规格型号，用于包装各种诊疗器械及小型手术器械，为一次性使用包装材料，造价贵，抗拉扯性差。

（2）纸塑包装袋被用于各种器械和敷料的包装，需要封口机封口包装，为一次性使用包装材料，造价贵，对灭菌方式有要求，高温高压蒸汽灭菌的有效期相对低温灭菌短，适用于低温灭菌。

（3）棉布被用于各种器械、敷料的包装。要求其密度在 140 支纱/每平方英寸以上，为非漂白棉布。初次使用应使用 90 ℃水反复去浆洗涤，防止带浆消毒后变硬、变色。严禁使用漂白剂、柔顺剂，防止对棉纱的损伤和化学物品的残留。棉质包布可重复使用，价格低廉，其适用于高温高压蒸汽灭菌，皱褶性、柔顺性强，抗拉扯性强。但需要记录使用次数，每次使用前要检查其质量完好状态。当出现小的破洞、断纱、致密度降低（使用 30～50 次后）时，其阻菌效果降低，应检出报废。

（4）医用无纺布被用于各种器械、敷料的包装。其皱褶性、柔顺性强，抗拉扯性次于棉布。阻菌性强，适用于高温高压蒸汽灭菌和指定低温灭菌的包装。为一次性使用包装材料，造价贵。

（5）根据需要包装物品的大小制定包装材料的规格。

2.包装

（1）打器械包和敷料包的方法通常采用信封式折叠或包裹式折叠，这样打开外包装平铺在器械台上，形成了一个无菌界面，有利于无菌操作。这种打包方法适用于布类、纸类和无纺布类包装材料。①信封式包装折叠方法：内层包装，将内外双层包布平铺在打包台上，将器械托盘沿包布对角线放置于包布中央，将离身体近的一角折向器械托盘，将角尖向上反折，将右侧一角折向器械，角尖向上反折，重复左侧，将对侧一角盖向器械，此角尖端折叠塞入包内，外留置角尖约 5 cm长度；外层包布的包装方法同内层；用封包胶带粘贴两道，封严包裹，在一侧封包胶带上粘贴5 cm长、带有化学指示剂的胶带，并贴上标有科室、名称、包装者、失效日期的标示卡。②包裹式包装折叠方法：内层包装，将内外双层包布平铺在打包台上，将器械托盘沿包布边缘平行的十字线放置于包布中央，将身体近侧一端盖到器械托盘上，向上反折 10 cm，将对侧一端盖到器械托盘上,包裹严密,边缘再向上反折 10 cm,将左右两侧分别折叠包裹严密;外层包布的包装方法同内层;用封包胶带粘贴两道,封严包裹,在一侧封包胶带上粘贴 5 cm 长、带有化学指示剂的胶带,并贴上标有科室、名称、包装者、失效日期的标示卡。

(2)用包装袋包装的物品,应根据所包装物品的大小选择不同规格的包装袋,剪所需要的长度,装好物品,尖锐物品应包裹尖端,以免穿破包装袋。包内放化学指示卡,能透过包装材料看到指示卡颜色的包外不再贴化学指示标签。用医用封口机封口,在封口外缘注明科室、名称、包装者、失效日期。

(三)质量标准

(1)包装材料符合要求。有生产许可证、营业执照、卫生检验报告。

(2)物品齐全。

(3)体积、重量不超标。用下排气式压力蒸汽灭菌器灭菌,灭菌包体积不超过 30 cm×30 cm×25 cm;预真空或脉动真空压力灭菌器灭菌,灭菌包体积不超过 30 cm×30 cm×50 cm,敷料包重量不超过 5 kg。金属器械包重量不超过 7 kg。

(4)标示清楚。包外注明无菌包名称、科室、包装者、失效日期。

(5)植入性器械包内,中央放置生物灭菌监测指示剂或五类化学指示卡(爬行卡),其他可放普通化学指示卡以监测灭菌效果。

(6)准确的有效期。布类和医用皱纹纸类包装材料包装的物品有效期为 1 周,其他根据包装材料使用说明而定。

(7)清洁后的物品应在 4 小时内进行灭菌处理。

(8)包布干燥无破洞,一用一清洗。

(9)封口应严密。

(四)注意事项

(1)手术器械应进行双层包装,即包装两次。

(2)手术器械筐或托盘上垫吸水巾。

(3)手术器械码放两层时中间放吸水巾,有利于器械的干燥。

(4)纸塑包装袋封口和压边宽度不少于 6 mm。

(5)新的棉布包装必须彻底洗涤脱浆后使用,否则变硬、变黄呈地图状。每次使用后要清洗。

(6)化学气体低温灭菌应使用一次性包装材料。

(7)等离子气体低温灭菌使用专用的一次性包装材料。

(刘　爽)

第四节　灭菌、储存、发放

一、灭菌

(一)目的

通过压力蒸汽或气体等灭菌方法对需要灭菌的物品进行处理,使其达到无菌状态。

(二)操作规程

压力蒸汽灭菌器。

1.灭菌操作前灭菌器的准备

(1)清洁灭菌器体腔,保证排汽口滤网清洁。

(2)检查门框与橡胶垫圈有无损坏、是否平整,门的锁扣是否灵活、有效。

(3)检查压力表、温度表是否在零位。

(4)由灭菌器体腔排气口倒入 500 mL 水,检查有无阻塞。

(5)检查蒸汽、水源、电源情况及管道有无漏气、漏水情况。打开压缩机电源、水源、蒸汽、压缩机,蒸气压力达到 0.3~0.5 MPa,水源压力 0.15~0.30 MPa,压缩气体压力大于等于 0.4 MPa等,运行条件应符合设备要求。

(6)检查与设备相连接的记录或打印装置处于备用状态。

(7)进行灭菌器预热,当夹层压力大于或等于 0.2 MPa 时,则表示预热完成。排尽冷凝水,特别是冬天,冷凝水是导致湿包的主要原因。

(8)预真空压力蒸汽灭菌器做布维-狄克(B-D)试验,以测试灭菌器真空系统的有效性,B-D测试合格后方可使用。

具体操作如下。①待灭菌器预热之后,由消毒员将 B-D 测试包平放于排气孔上方约 10 cm处,关闭灭菌器门,启动 B-D 运行程序(标准的 B-D 测试程序即 121 ℃、15 分钟或 134 ℃、3.5 分钟)。②B-D 程序运行结束,立即在 B-D 测试纸上注明 B-D 测试的日期、灭菌锅编号、测试条件以及操作者姓名或工号。③查看 B-D 测试结果:查看 B-D 测试纸变色是否均匀,B-D 测试纸变色均匀则表示 B-D 测试成功,即可开始运行灭菌程序;否则 B-D 测试失败,查找失败原因予以处理后,连续进行 3 次 B-D 测试,均合格后方可使用。④B-D 测试资料需留存 3 年以上。

标准 B-D 测试包的制作方法如下。①100%脱脂纯棉布折叠成长(30±2)cm、宽(25±2)cm、高25~28 cm 大小的布包,将专门的 B-D 测试纸放入布包中心位置。所使用的纯棉布必须一用一清洗。②测试包的重量欧洲标准为 7 kg,美国标准为 4 kg。

标准 B-D 包与一次性 B-D 包的区别如下。①标准 B-D 包需每次打包,费时费力;打包所用材料多次洗涤,洗涤剂的残留,影响到测试的稳定性;受人为因素影响大,打包的松紧程度不同会影响到测试的结果。②一次性 B-D 包使用简便,受人为及环境因素影响小,但成本较高。③模拟 B-D 测试装置,使用简便,包装小,灭菌难度可控,但处于发展阶段。

2.灭菌物品装载

装载前检查灭菌包外标志内容,并注明灭菌器编号、灭菌批次、灭菌日期及失效日期。

具体装载要求如下。

(1)装载时应使用专用灭菌架或篮筐装载灭菌物品,物品不可堆放,容器上下均有一定的空间,灭菌包之间间隔距离大于或等于 2.5 cm(物品之间至少有足够的空间可以插入伸直的手),以利灭菌介质的穿透,避免空气滞留、液体积聚,避免湿包产生。

(2)灭菌物品不能接触灭菌器的内壁及门,以防吸入冷凝水。

(3)应将同类材质的器械、器具和物品,置于同一批次进行灭菌。若纺织类物品与金属类物品混装时,纺织类物品应放置于灭菌架上层竖放,且装载应比较宽松;金属类则置于灭菌架下层平放;底部无孔的盘、碗、盆等物品应斜放,且开口方向一致;纸袋、纸塑袋亦应斜放。

(4)预真空灭菌器的装载量不得超过柜室容积的 90%,下排气灭菌器的装载量不能超过柜室容积的 80%,同时预真空和脉动真空压力蒸汽灭菌器的装载量分别不得小于柜室容积的 10% 和 5%,以防止"小装量效应"残留空气影响灭菌效果。

(5)各个储槽的筛孔需完全打开。

(6)易碎物品需轻拿轻放,轻柔操作。

(7)将批量监测随同已装载好的灭菌物品一同推入灭菌器内,批量监测放置在灭菌柜腔内下部、排气孔上方。

3.灭菌器工作运行中

(1)关闭密封门,根据被灭菌物品的性质选择灭菌程序,检查灭菌参数是否正确,启动运行程序。如根据蒸汽供给的压力,判断灭菌所能达到的最高温度,选择采用温度 132～134 ℃,压力 205.8 kPa,灭菌维持时间 4 分钟;或温度 121 ℃,压力 102.9 kPa,灭菌维持时间 20～30 分钟。目前多数灭菌器采用电脑自动控制程序,当温度达不到 132 ℃时自动转入 121 ℃灭菌程序。

(2)灭菌过程中,操作人员必须密切观察设备运行时仪表和显示屏的压力、温度、时间、运行曲线等物理参数,如有异常,及时处理。

(3)按要求做好每批次灭菌物品登记工作:灭菌日期、灭菌器编号、批次号、装载的主要物品、灭菌程序号、主要运行参数、操作员签名或工号,便于物品的跟踪、追溯。

4.无菌物品卸载

(1)灭菌程序结束后,从灭菌器中拉出灭菌器柜架或容器,放于无菌保持区或交通量小的地方,直至冷却至室温,冷却时间应大于 30 分钟,防止湿包产生。

(2)灭菌质量确认。确认每批次的化学批量监测或生物批量监测是否合格,对每个灭菌包进行目测,检查包外的化学指示标签及化学指示胶带是否合格,检查有无湿包现象,湿包或无菌包掉落地上均应视为污染包,污染包应重新进入污染物品处理程序,不得烘烤。

(三)质量标准

(1)物品装载正确:①包与包之间留有空间符合要求;②各种材质物品摆放位置、方式符合要求;③在灭菌器柜室内物品的摆放符合要求,避免接触门或侧壁,以防湿包;④有筛孔的容器必须把筛孔打开,其开口的平面与水平面垂直。

(2)按《消毒技术规范》要求完成灭菌设备每日检查内容。

(3)灭菌包规格、重量符合标准。装载容量符合要求,容量不能超出限定的最大值和最小值。

(4)灭菌包外应有标志,内容包括物品名称、打包者姓名或编号、灭菌器编号、批次号、灭菌日期和失效日期。

(5)每天灭菌前必须进行 B-D 检测,检测结果合格方可使用;B-D 检测图整理存档,保留 3 年。

(6)根据灭菌物品的性能、所能耐受的温度和压力确定灭菌方式。凡能耐受高温、高压的医疗用品采用压力蒸汽灭菌法。油剂、粉剂采用干热灭菌。不耐高温的精密仪器、塑料制品等采用低温灭菌。

(7)选择正确的灭菌程序。根据灭菌物品的材质如器械、敷料等选择相应的灭菌程序。

(8)选择正确的灭菌参数,记录每锅次灭菌的温度、压力、灭菌时间等物理参数。

(9)严格执行灭菌与非灭菌物品分开放置。

(10)每周每台灭菌器进行生物检测 1 次,登记结果并存档保留 3 年。

(11)每批次有化学指示卡检测,检测结果有记录并存档保留 3 年。

（12）植入性器械每批次生物检测合格后方可发放,急诊手术五类化学指示卡、灭菌过程挑战装置(PCD)批量检测合格后可临时发放并做好登记以备召回。

（13）无菌物品合格率达100％。确认灭菌合格后,存档批量监测物并做好登记。

（14）按要求做好设备的维护和保养,并有记录。

（四）注意事项

（1）开放式的储槽不应用于灭菌物品的包装。

（2）严格执行安全操作,消毒员经过培训合格,持证上岗。

（3）排冷凝水阀门开放大小要适当,过大蒸汽大量释放造成浪费,过小冷凝水不能排尽,造成湿包,灭菌失败。

（4）灭菌器运行过程,消毒员不得离开设备,应密切观察各个物理参数和机器运行情况,出现漏气、漏水情况及时解决。

（5）灭菌结束,开门操作时身体避开灭菌器的门,以防热蒸汽烫伤。

（6）待冷却的灭菌架应挂有防烫伤标示牌,卸载时戴防护手套,防止烫伤。

（7）压力蒸汽灭菌器不能用于凡士林等油类和粉剂的灭菌,不能用于液体的灭菌。

二、储存

（一）目的

灭菌物品在适宜温度、湿度的独立空间集中保存,在有效期内保持无菌状态。

（二）操作规程

1.空间要求

无菌物品应存放在消毒供应中心洁净度最高的区域,尽管卫计委对无菌物品存放区未做净化要求,但对其空气流向及压强梯度做了明确规定:空气流向由洁到污;无菌物品存放区为洁净区,其气压应保持相对正压;湿度低于70％,温度低于24 ℃。目前有些医院消毒供应中心的无菌物品存放区与消毒间无菌物品出口区域连通,其弊病是造成无菌物品储存区域温度、湿度超标。无菌物品存放间与灭菌间的无菌物品出口区域应设屏障。

2.无菌物品储存架准备

无菌物品的储存架最好选用可移动、各层挡板为镂空的不锈钢架子,优点是根据灭菌日期排序时不用搬动无菌包,直接推动架子,减少对无菌包的触摸次数且省时省力。挡板为镂空式,有利于散热,及时散发无菌包内残留的热量,防止大面积接触金属,蒸汽转化为冷凝水造成湿包现象。

3.无菌物品有序存放

无菌物品品种名称标示醒目且位置固定。根据灭菌时间的先后顺序固定排列,先灭菌的物品先发放,后灭菌的后发放。库存无菌物品基数有备案,每日或每班次物品查对有记录。

4.及时增补

根据临床需要无菌物品情况,及时增补,以保证满足临床使用。

（三）质量标准

（1）进入无菌物品存放区按要求着装。

（2）无菌物品存放区不得有未灭菌或标示不清物品存放。

（3）外购的一次性使用无菌物品,须先去掉外包装方可进入无菌物品存放区。

(4)室内温度保持在 24 ℃以下,湿度在 70% 以下。

(5)存放间每月监测一次:空气细菌数小于或等于 200 CFU/m³;物体表面数小于 5 CFU/cm²;工作人员手细菌数小于5 CFU/cm²;灭菌后物品及一次性无菌医疗器具不得检出任何种类微生物及热原体。

(6)物品存放离地 20～25 cm、离顶 50 cm、离墙 5 cm。

(7)无菌包包装完整,手感干燥,化学指示剂变色均匀,湿包视为污染包,应重新清洗灭菌。

(8)无菌包一经拆开,虽未使用,也应重新包装灭菌,无过期物品存放,物品放置部位标示清楚醒目,并按灭菌日期有序存放,先人先发,后人后发。

(9)凡出无菌室的物品应视为污染,应重新灭菌。

(四)注意事项

环境的温度、湿度达到标准时,使用纺织品材料包装的无菌物品有效期宜为 14 天;未达到环境标准时,有效期宜为 7 天。医用一次性纸袋包装的无菌物品,有效期宜为 1 个月;使用一次性医用皱纹纸、医用无纺布包装的无菌物品,有效期宜为 6 个月;使用一次性纸塑袋包装的无菌物品,有效期宜为 6 个月。硬质容器包装的无菌物品,有效期宜为 6 个月。

三、发 放

(一)目 的

根据临床需要,将无菌物品安全、及时运送到使用科室。

(二)操作规程

(1)与临床科室联系,确定各科室需要的无菌物品名称、数量,并记录在无菌物品下送登记本上。根据本院工作量进行分组,按省时省力的原则分配各组负责的科室。

(2)准备下送工具。无菌物品下送工具应根据工作量采用封闭的下送车或封闭的整理箱等。下送工具每天进行有效消毒处理,并存放在固定的清洁区域内。

(3)于无菌物品发放窗口领取并清点下送无菌物品。

(4)发放车上应备有下送物品登记本,科室意见反馈本。与科室负责治疗室工作人员认真交接,并在物品登记本上双方签字。定期征求科室意见,并将科室意见反馈给护士长。

(三)质量标准

(1)运送工具定点存放标示清楚。

(2)无菌物品下送车或容器不得接触污染物品,污车、洁车严格区分,并分别定点放置。每次使用后彻底清洗、消毒,擦干备用。

(3)严格查对无菌物品的名称、数量、灭菌日期、失效期、包装的完整性、灭菌合格标示及使用科室。

(4)物品数目登记完善准确;下发物品账目清楚。

(5)及时准确地将消毒物品送到临床科室。

(6)记录科室意见,并有相应整改措施和评价。

(四)注意事项

发放无菌物品时,剩余物品不得返回无菌物品存放区,按污染物品重新处理。

(刘 爽)

第五节　微波消毒

波长为 0.001～1 m,频率为 300～300 000 MHz 的电磁波称为微波。物质吸收微波能所产生的热效应可用于加热,在加热、干燥和食品加工中,人们发现微波具有杀菌的效能,于是又被逐渐用于消毒和灭菌领域。近年来,微波消毒技术发展很快,在医院和卫生防疫消毒中已有较广泛的应用。

一、微波的发生及特性

微波是一种波长短而频率较高的电磁波。磁控管产生微波的原理是使电子在相互垂直的电场和磁场中运动,激发高频振荡而产生微波。磁控管的功率可以做得很大,能量由谐振腔直接引出,而无须再经过放大。现代磁控管一般分为两类:一类是产生脉冲微波的磁控管,其最大输出功率峰值可达 10 000 kW;另一类是产生连续微波的磁控管,如微波干扰及医学上使用的磁控管,其最大输出功率峰值可达 10 kW;用于消毒的微波的频率为 2450 MHz 及 915 MHz,由磁控管发生,能使物品发热,热使微生物死亡。微波频率高、功率大,使物体发热时,内外同时发热且不需传导,故所需时间短,微波消毒的主要特点如下。

(一)作用快速

微波对生物体的作用就是电磁波能量转换的过程,速度极快,可在 10^{-9} 秒之内完成,加热快速、均匀,热力穿透只需几秒至数分钟,不需要空气与其他介质的传导。微波用于快速杀菌时的效率是其他因子无法比拟的。

(二)对微生物没有选择性

微波对生物体的作用快速而且不具选择性,所以其杀菌具有广谱性,可以杀灭各种微生物及原虫。

(三)节能

微波的穿透性强,瞬时即可穿透到物体内部,能量损失少,能量转换效率高,便于进行自动化流水线式生产杀菌。

(四)对不同介质的穿透性不同

对有机物、水、陶瓷、玻璃、塑料等穿透性强,而对绝大部分金属则穿透性差,反射较多。

(五)环保、无毒害

微波消毒比较环保、无毒害、无残留物、不污染环境,也不会形成环境高温。还可对包装好的、较厚的或是导热差的物品进行处理。

二、微波消毒的研究与应用

(一)医疗护理器材的消毒与灭菌

微波的消毒灭菌技术是在微波加热干燥的基础上发展而来的,这一技术首先在食品加工业得到推广应用,随着科技的发展,微波的应用越来越广泛。现在微波除了用于医院和卫生防疫消毒以外,还广泛用于干燥、筛选及物理、化工等行业。但是微波消毒目前仍处于探索研究阶段,许多实验的目的主要是探索微波消毒的作用机制。目前使用较多的有以下几种。

1.微波牙钻消毒器

目前市场上已有通过国家正式批准生产的牙钻涡轮机头专用微波消毒装置,WBY 型微波牙钻消毒器为产品之一。多年临床使用证明,该消毒器有消毒速度快,效果可靠,不损坏牙钻,操作简单等优点。

2.微波快速灭菌器

型号为 WXD-650A 的微波快速灭菌器是获得国家正式批准的医疗器械微波专用灭菌设备。该设备灭菌快速,5 分钟内可杀灭包括细菌芽孢在内的各种微生物,效果可靠,可重复使用,小型灵活,适用范围广,特别适合用于需重复消毒、灭菌的小型手术用品,可用于金属类、玻璃陶瓷类、塑料橡胶类材料的灭菌。

3.眼科器材的专用消毒器

眼科器械小而精细,要求高,消毒后要求不残留任何有刺激性的物质,目前眼科器械消毒手段不多,越来越多的眼科器械、仿人工替代品、角膜接触镜(又称隐形眼镜)等物品的消毒开始使用微波消毒。

4.口腔科根管消毒

王金鑫等将 WB-200 型电脑微波口腔治疗仪用于口腔急、慢性根尖周炎及牙髓坏死患者根管的治疗,微波消毒组治愈率 95.2%、好转率 3.1%、无效率 1.8%,常规组分别为 90.0%、5.0%、5.0%,统计学处理显示,两者差别显著。

5.微波消毒化验单

用载体定量法将菌片置于单层干布袋和保鲜袋内,用 675 W 微波照射 5 分钟,杀菌效果与双层湿布袋基本一致,照射 8 分钟,前两种袋内的大肠埃希菌、金黄色葡萄球菌、枯草杆菌黑色变种芽孢的平均杀灭率均达到 99.73%~99.89%,而双层湿布包达到 100%。周惠联等报道,利用家用微波炉对人工染菌的化验单进行消毒,结果以 10 张为一本,800 W 照射 5 分钟,以 50 张为一本,800 W 照射 7 分钟,均可完全杀灭大肠埃希菌、金黄色葡萄球菌和铜绿假单胞菌,但不能完全杀灭芽孢;以 50 张为一本,800 W 作用 7 分钟可以杀灭细菌繁殖体,但不能杀灭芽孢。

6.微波消毒医用矿物油

医用矿物油类物质及油纱条的灭菌因受其本身特性的影响,仍是医院消毒灭菌的一个难题。常用的干热灭菌和压力蒸汽灭菌都存在一些弊端,而且灭菌效果不理想。采用载体定性杀菌试验方法,观察微波灭菌器对液状石蜡和凡士林油膏及油纱布条的杀菌效果,结果液状石蜡和凡士林油膏经 650 W 微波灭菌器照射 20 分钟和 25 分钟,可全部杀灭嗜热脂肪杆菌芽孢;分别照射 25 分钟和 30 分钟,可全部杀灭枯草杆菌黑色变种芽孢,但对凡士林油纱布条照射 50 分钟,仍不能全部杀灭枯草杆菌黑色变种芽孢。实验证明,微波照射对液状石蜡和凡士林油膏可达到灭菌效果。

(二)食品与餐具的消毒

由于微波消毒快捷、方便、干净、效果可靠,将微波应用于食品与餐具消毒的报道亦较多。将 250 mL 酱油置玻璃烧杯中,经微波照射 10 分钟即达到消毒要求。江连洲等将细菌总数为 $312×10^6$ CFU/g 的塑料袋装咖喱牛肉置微波炉中照射 40 分钟,菌量减少至 $413×10^2$ CFU/g。市售豆腐皮细菌污染较严重,当用 650 W 功率微波照射 300 g 市售豆腐皮 5 分钟,可使之达到卫生标准。用微波对牛奶进行消毒处理,亦取得了较好的效果。用微波炉加热牛奶至煮沸,可将铜绿假单胞菌、分枝杆菌、脊髓灰质炎病毒等全部杀灭,但白色念珠菌仍有存活。用 700 W 功率微波对餐茶具,如奶瓶、陶瓷碗及竹筷等照射 3 分钟,可将污染的大肠埃希菌全部杀灭,将自然菌杀灭

99.17%以上;照射5分钟,可将 HBsAg 的抗原性破坏。专用于餐具和饮具的 WX-1 微波消毒柜,所用微波频率为 2450 MHz,柜室容积为 480 mm×520 mm×640 mm。用该微波消毒柜,将染有枯草杆菌黑色变种芽孢(ATCC9372)、金黄色葡萄球菌(ATCC6538)、嗜热脂肪芽孢杆菌(ATCC7953)及短小芽孢杆菌(ATCC27142)的菌片放置于成捆的冰糕棍及冰糕包装纸中,经照射20分钟,可达到灭菌要求。

（三）衣服的消毒

用不同频率的微波对染有蜡状杆菌(4001株)芽孢的较大棉布包(16 cm×32 cm×40 cm)进行消毒,当微波功率为 3 kW 时,杀灭 99.99% 芽孢,2450 MHz 频率微波需照射 8 分钟,而 915 MHz 则仅需 5 分钟。微波的杀菌作用随需穿透物品厚度的增加而降低。如将蜡状杆菌芽孢菌片置于含水率为 30% 的棉布包的第 6、34 和 61 层,用 2450 MHz 频率(3 kW)微波照射 2 分钟,其杀灭率依次为 99.06%、98.08% 和 91.57%。关于照射时间长短对杀菌效果影响的试验证明,用 2450 MHz 频率(3 kW)微波处理,当照射时间由 1 分钟增加至 2、3、4 分钟时,布包内菌片上的残存芽孢的对数值由 3.8 依次降为 1.4、0.7 和 0。在一定条件下,微波的杀菌效果可随输出功率的增加而提高。当输出功率由 116 kW 增至 216 kW 和 316 kW 时,布包内菌片上的残存蜡状杆菌芽孢的对数值依次为 3.0、1.5 和 0。将蜡状杆菌芽孢菌片置于含水率分别为 0、20%、30%、45% 的棉布包中,用 450 MHz(3 kW)微波照射 2 分钟。结果,残存芽孢数的对数值依次为 3.31、2.39、1.51 和 2.62。该结果表明,当含水率在 30% 左右时最好,至 45% 其杀菌效果反而有所降低。吴少军报道,用家用微波炉,以 650 W 微波照射 8 分钟,可完全杀灭放置于 20 cm×20 cm×20 cm 衣物包(带有少量水分)中的枯草杆菌黑色变种芽孢。丁兰英等报道,用 915 MHz(10 kW)微波照射 3 分钟,可使马鬃上蜡状杆菌芽孢的杀灭率达 100%。

（四）废弃物等的消毒

用传送带连续照射装置对医院内废物,包括动物尸体及组织、生物培养物、棉签,以及患者的血、尿、粪便标本和排泄物等进行微波处理。结果证明,该装置可有效地杀灭废弃物中的病原微生物。为此,他建议在医院内,可用这种装置代替焚烧炉。在德国,污泥的农业使用有专门法规,如培育牧草用的污泥,必须不含致病微生物。传送带式微波处理为杀灭其中病原微生物的方法之一。用微波-高温压力蒸汽处理医疗废物,效果理想。处理流程见图 10-1。

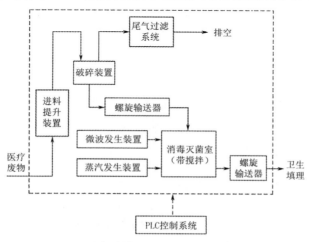

图 10-1 微波高温高压处理医疗废物流程图

（五）固体培养基的灭菌

金龟子绿僵菌是一种昆虫病原真菌，在农林害虫生物防治中应用广泛。为了大批量培养绿僵菌，其培养基的灭菌工作十分重要。目前常用的灭菌方法是传统的压力蒸汽灭菌法，存在灭菌时间长，不能实现流水作业等缺点。微波灭菌具有灭菌时间短、操作简便以及对营养破坏小等特点。

为探讨微波对金龟子绿僵菌固体培养基的灭菌效果及其影响因素，用家用微波炉、载体定量法对农业用绿僵菌固体培养基灭菌效果进行了实验室观察，结果随着负载量的增大，杀菌速度降低。负载量为200 g以下时，微波处理3分钟，全部无菌生长。负载量为250 g时，微波照射4分钟，存活菌数仍达100 CFU/g，实验证明，随着微波处理时间的延长，灭菌效果增强。以100 g固体培养基加60 g水的比例经微波处理效果比较好，灭菌处理3分钟均能达到灭菌目的。微波对绿僵菌固体培养基灭菌最佳工艺为：100 g的固体培养基加60 g水，浸润3小时，在800 W处理3分钟，可达到灭菌效果。

三、影响微波消毒的因素

（一）输出功率与照射时间

在一定条件下，微波输出功率大，电场强，分子运动加剧，加热速度快，消毒效果就好。

（二）负载量的影响

杨华明以不同重量敷料包为负载，分别在上、中、下层布放枯草杆菌芽孢菌片，经2450 MHz、3 kW照射13分钟，结果4.25～5.25 kg者，杀灭率为99.9%；5.5 kg者，杀灭率为99.5%；6.0 kg者，杀灭率为94.9%。

（三）其他因素

包装方法、灭菌材料含湿量、协同剂等因素对微波杀菌效果的影响是大家所认同的，这些因素在利用微波消毒时应根据现场情况酌情考虑。

四、微波的防护

微波过量照射对人体产生的影响，可以通过个体防护而减轻，并加以利用，因此在使用微波时需要采取的防护措施如下。

（一）微波辐射的吸收和减少微波辐射的泄漏

当调试微波机时，需要安装功率吸收天线，吸收微波能量，使其不向空间发射。设置微波屏障需采用吸收设施，如铺设吸收材料，阻挡微波扩散。做好微波消毒机的密封工作，减少辐射泄漏。

（二）合理配置工作环境

根据微波发射有方向性的特点，工作点应置于辐射强度最小的部位，尽量避免在辐射束的前方进行工作，并在工作地点采取屏蔽措施，工作环境的电磁强度和功率密度，不要超过国家规定的卫生标准，对防护设备应定期检查维修。

（三）个人防护

针对作业人员操作时的环境采取防护措施。可穿戴喷涂金属或金属丝织成的屏障防护服和防护眼镜。对作业人员每隔1～2年进行一次体格检查，重点观察眼晶状体的变化，其次为心血管系统，外周血常规及男性生殖功能，及早发现微波对人体健康危害的征象，只要及时采取有效的措施，作业人员的安全是可以得到保障的。

（刘　爽）

第六节　超声波消毒

近 20 年来,人们一直在努力寻找一种更迅速、更便宜而又能克服高温(饱和蒸汽或干热)消毒灭菌方法和化学消毒法的弱点的消毒方法,超声波消毒就是其中的一种。随着超声波的使用越来越广泛,人们对其安全性产生了担忧。事实上,临床实践证明,即使以超过临床使用数倍的剂量也难以观察到其对人体的损伤,现在普遍认为,强度小于 20 mW/cm² 的超声波对人体无害,但对大功率超声波照射还是应注意防护。

一、超声波的本质与特性

超声波和声波一样,也是由振动在弹性介质中的传播形成的,超声波是一种特殊的声波,它的声振频率超过了正常人听觉的最高限额,达到 20 000 Hz 以上,所以人听不到超声波。

超声波具有声波的一切特性,它可以在固体、液体和气体中传播。超声波在介质中的传播速度除了与温度、压强以及媒介的密度等有关外,还与声源的振动频率有关。在媒介中传播时,其强度随传播距离的增长而减弱。超声波也具有光的特性。可发生辐射和衍射等现象,波长越长,其衍射现象越明显。但由于超声波的波长仅有几毫米,所以超声波的衍射现象并不明显。高频超声波也可以聚焦和定向发射,经聚焦而定向发射的超声波的声压和声强可以很大,能贯穿液体或固体。

二、超声波消毒的研究与应用

(一)超声波的单独杀菌效果

用 2.6 kHz 的超声波进行微生物杀灭实验,发现某些细菌对超声波是敏感的,如大肠埃希菌、巨大芽孢杆菌、铜绿假单胞菌等可被超声波完全破坏。此外,超声波还可使烟草花叶病毒、脊髓灰质炎病毒、狂犬病毒、流行性乙型脑炎病毒和天花病毒等失去活性。但超声波对葡萄球菌、链球菌等效力较小,对白喉毒素则完全无作用。

(二)超声波与其他消毒方法的协同作用

虽然超声波对微生物的作用在理论上已获得较为满意的解释。但是,在实际应用上还存在一些问题。例如超声波对水、空气的消毒效果较差,很难达到消毒作用,而要获得具有消毒价值的超声波,必须首先具有高频率、高强度的超声波波源,这样,不仅费用较高,而且与所得到的实际效果相比是不经济的。因此,人们用超声波与其他消毒方法协同作用的方式,来提高其对微生物的杀灭效果。例如,超声波与紫外线结合,对细菌的杀灭率增加;超声波与热协同,能明显提高对链球菌的杀灭率;超声波与化学消毒剂合用,即声化学消毒,对芽孢的杀灭效果明显增强。

1.超声波与戊二醛的协同消毒作用

据报道,单独使用戊二醛完全杀灭芽孢,要数小时,在一定温度下戊二醛与超声波协同可将杀灭时间缩短为原来的 1/12~1/2。如果事先将菌悬液经超声波处理,则它对戊二醛的抵抗力是一样的。将戊二醛与超声波协同作用,才能提高戊二醛对芽孢的杀灭能力(表 10-2)。

表 10-2　超声波与戊二醛协同杀菌效果

戊二醛含量/%	温度/℃	超声波频率/kHz	完全杀灭芽孢所需时间/分钟
1	55	无超声波	60
1	55	20	5
2	25	无超声波	180
2	25	250	30

2.超声波与环氧乙烷的协同消毒作用

布歇（Boucher）等用频率为 30.4 kHz,强度为 2.3 W/cm² 的连续性超声波与浓度 125 mg/L 的环氧乙烷协同,在 50 ℃恒温,相对湿度 40%的条件下对枯草杆菌芽孢进行消毒,作用 40 分钟可使芽孢的杀灭率超过 99.99%,如果单用超声波时只能使芽孢的菌落数大约减少 50%。因此认为环氧乙烷与超声波协同作用的效果比单独使用环氧乙烷或超声波消毒效果好,而且还认为用上述频率与强度的超声波,在上述的温度与相对湿度的条件下,与环氧乙烷协同消毒是最理想的条件。环氧乙烷与超声波协同消毒在不同药物浓度、不同温度条件及不同作用时间的条件下消毒效果有所不同。环氧乙烷与超声波协同消毒在相同药物浓度、相同温度时,超声波照射时间越长,杀菌率越高;在相同药物浓度、相同照射时间下,温度越高,杀菌率越高;而在相同照射时间、相同温度下,药物浓度越高,杀菌率也越高。

3.超声波与环氧丙烷的协同消毒作用

有报道,在 10 ℃,相对湿度为 40%的条件下,暴露时间为 120 分钟时,不同强度的超声波与环氧丙烷协同消毒的结果不同,在环氧丙烷浓度为 500 mg/L,作用时间为 120 分钟时,用强度为 1.6 W/cm² 的超声波与环氧丙烷协同作用,可完全杀灭细菌芽孢。在相同条件下,单独使用环氧丙烷后,不能完全杀灭。而且,在超声波与环氧丙烷协同消毒时,存活芽孢数随声强的增加而呈指数下降。

4.超声波与强氧化高电位酸性水协同杀菌

强氧化高电位酸性水是一种无毒无不良气味的杀菌水,技术指标是氧化还原电位（ORP）值大于或等于1100 MV,pH 小于或等于 2.7,有效氯小于或等于 60 mg/L。如单独使用超声波处理 10 分钟,对大肠埃希菌杀灭率为 89.9%;单独使用强氧化高电位酸性水作用 30 秒,对大肠埃希菌杀灭率为 100%;超声波与氧化水协同作用 15 秒,杀灭率亦达到 100%。单用超声波处理 10 分钟、单独用强氧化高电位酸性水作用 1.5 分钟,可将悬液内 HBsAg 阳性血清的抗原性完全灭活,两者协同作用仅需 30 秒即可达到完全灭活。

5.超声波与其他消毒液的协同杀菌作用

据闫傲霜等实验表明,超声波（10 W/cm²）与多种消毒液联合应用对芽孢的杀灭均有协同作用,特别是对一些原来没有杀芽孢作用的消毒剂,如氯己定（洗必泰）、苯扎溴铵（新洁尔灭）、醛醇合剂等。这种协同作用不仅对悬液中的芽孢有效,对浸于液体中的载体表面上的芽孢也有同样效果。艾哈迈德（Ahemd）等报道,超声波可加强过氧化氢的杀菌作用,使其杀芽孢时间从 25 分钟以上缩短到 10~15 分钟。贾根贝格-韦尔克（Jagenberg-Werke）用超声波使过氧化氢形成气溶胶,使之均匀附着在消毒物表面,从而提高消毒效果。

伯尔森（Burleson）用超声波与臭氧协同消毒污水,有明显增效作用,可能是因为超声波:①增加臭氧溶解量;②打碎细菌团块和外围有机物;③降低液体表面张力;④促进氧的分散,形成小气泡,增加接触面积;⑤加强氧化还原作用。超声化学消毒的主要机制是由于超声波快速而连续的压缩与松弛作用,使化学消毒剂的分子打破细菌外层屏障,加速化学消毒剂对细菌的渗透,细菌则被进入体内的化学消毒剂的化学反应杀死。超声波本身对这种化学杀菌反应是没有作用的,但它能加速化学消毒剂在菌体内的扩散。在超声化学消毒中,超声波的振幅与频率最为重要。

(三)超声波的破碎作用

利用高强度超声波照射菌液,由于液体的对流作用,整个容器中的细菌都能被破碎(图10-2)。超声波的破碎作用应用于生物研究中,能提高从器官组织或其他生物学基质中分离病毒及其他生物活性物质(如维生素、细菌毒素等)的阳性率。

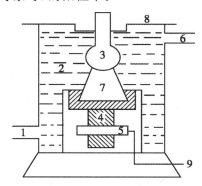

1.冷却水进口;2.冷却水;3.处理容器;4.换能器;5.高频线圈;6.冷却水出口;7.增幅杆;8.固定容器装置;9.电源输入

图10-2 超声波细胞破碎器结构示意图

三、影响超声波消毒效果的因素

超声波的消毒效果受到多种因素的影响,常见的有超声波的频率、强度、照射时间、媒质的性质、细菌的浓度等。

(一)超声波频率

在一定频率范围内,超声波频率高,能量大,则杀菌效果好,反之,低频率超声波效果较差。但超声波频率太高则不易产生空化作用,杀菌效果反而降低。

(二)超声波的强度

利用高强度超声波处理菌液,由于液体的对流作用,整个容器中的细菌都能被破碎。据报道,当驱动功率为 50 W 时,容器底部的振幅为 10.5 μm,对 50 mL 含有大肠埃希菌的水作用 10～15 分钟后,细菌 100% 破碎。驱动功率增加,作用时间减少。

(三)作用时间和菌液浓度

超声波消毒的消毒效果与其作用时间成正比,作用时间越长,消毒效果越好。作用时间相同时,菌液浓度高比浓度低时消毒效果差,但差别不是很大。有人用大肠埃希菌试验,发现 30 mL 浓度为 3×10^6 CFU/mL 的菌液需作用 40 分钟,若浓度为 2×10^7 CFU/mL 则需作用 80 分钟。15 mL 浓度为 4.5×10^6 CFU/mL 的菌液只需作用 20 分钟即可杀死。另有人用大肠埃希菌、金黄色葡萄球菌、枯草杆菌、铜绿假单胞菌试验发现,随超声波作用时间的延长,其杀灭率皆明显提高,而且在较低强度的超声波作用下以铜绿假单胞菌提高最快。经统计学处理发现,铜绿假单胞菌、枯草杆菌的杀灭率和超声波作用时间之间的相关系数有统计学意义。

（四）盛装菌液容器

戴维斯（R.Davis）用不锈钢管做容器，管长从 25 cm 不断缩短，内盛 50％酵母菌液 5 mL，用 26 kHz 的超声波作用一定时间，结果发现，细菌破碎的百分数与容器长度有关，在 10～25 cm，出现 2 个波峰和 2 个波谷，两波峰或两波谷间相距约 8 cm。从理论上说盛装容器长度以相当于波长的一半的倍数为最好。

（五）菌液容量

由于超声波在透入媒质的过程中不断将能量传给媒质，自身随着传播距离的增长而逐渐减弱。因此，随着被处理菌悬液的菌液容量的增大，细菌被破坏的百分数降低。R.Davis 用 500 W/cm² 的超声波对 43.5％的酵母菌液作用 2 分钟，结果发现，容量越大，细菌被破坏的百分数越低。此外被处理菌悬液中出现驻波时，细菌常聚集在波节处，在该处的细菌承受的机械张力不大，破碎率也最低。因此，最好使被处理液中不出现驻波，即被处理菌悬液的深度最好短于超声波在该菌悬液中波长的一半。

（六）媒质

一般微生物被洗去附着的有机物后，对超声波更敏感；另外，钙离子的存在，pH 的降低也能提高其敏感性。

（刘　爽）

第七节　紫外线消毒

紫外线（ultraviolet ray，简称 UV）属电磁波辐射，而非电离辐射（图 10-3），根据其波长范围分为 3 个波段：A 波段（波长为 315.0～400.0 nm）、B 波段（280.0～315.0 nm）、C 波段（100.0～280.0 nm），是一种不可见光。杀菌力较强的波段为 250.0～280.0 nm，通常紫外线杀菌灯采用的波长为 253.7 nm，广谱杀菌效果比较明显。

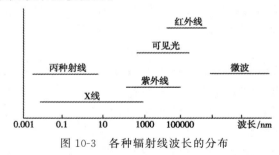

图 10-3　各种辐射线波长的分布

一、紫外线的发生与特性

（一）紫外线的发生

目前用于消毒的紫外线杀菌灯多为低压汞灯，它所产生的紫外线波长 95％为 253.7 nm。用于消毒的紫外线灯分为普通型紫外线灯和低臭氧紫外线灯，低臭氧紫外线灯因能阻挡 184.9 nm

波长的紫外线向外辐射,减少臭氧的产生,因此目前医院多选择低臭氧紫外线灯。

（二）紫外线灯消毒特性

紫外线灯的杀菌特性有以下几点。

（1）杀菌谱广。紫外线可以杀灭各种微生物,包括细菌繁殖体、细菌芽孢、结核杆菌、真菌、病毒和立克次体。

（2）不同微生物对紫外线的抵抗力差异较大,由强到弱依次为真菌孢子、细菌芽孢、抗酸杆菌、病毒、细菌繁殖体。

（3）穿透力弱。紫外线属于电磁辐射,穿透力极弱,绝大多数物质不能穿透,因此使用受到限制;在空气中可受尘粒与湿度的影响,当空气中含有尘粒 $800\sim900$ 个 $/cm^3$ 时,杀菌效力可降低 $20\%\sim30\%$,相对湿度由 33% 增至 56% 时,杀菌效能可减少到 $1/3$。在液体中的穿透力随深度增加而降低,小、中杂质对穿透力的影响更大,溶解的糖类、盐类、有机物都可大大降低紫外线的穿透力。酒类、果汁、蛋清等溶液只需 $0.1\sim0.5$ mm 即可阻留 90% 以上的紫外线。

（4）杀菌效果与照射剂量有关。杀菌效果直接取决于照射剂量(照射强度和照射时间)。

（5）在不同介质中紫外线杀菌效果不同。

（6）杀灭效果受物体表面因素影响。紫外线大多是用来进行表面消毒的,粗糙的表面不适宜用紫外线消毒,当表面有血迹、痰迹等污染物质时,消毒效果亦不理想。

（7）协同消毒作用。有报道,某些化学物质可与紫外线起协同消毒作用,如紫外线与醇类化合物可产生协同杀菌作用,经乙醇湿润过的紫外线口镜消毒器可将杀芽孢时间由 60 分钟缩短为 30 分钟,污染有 HBsAg 的玻璃片经 3% 过氧化氢溶液湿润后,再经紫外线照射 30 分钟即可完全灭活,而紫外线或过氧化氢单独灭活上述芽孢菌需要 60 分钟左右。

二、紫外线消毒装置

（一）紫外线杀菌灯分类

紫外线灯管根据外形可分为直管、H 形管、U 形管;根据使用目的不同被分别制成高强度紫外线消毒器、紫外线消毒箱、紫外线消毒风筒、移动式紫外线消毒车、便携式紫外线灯等。

（二）杀菌灯装置

1.高强度紫外线灯消毒器

高强度的紫外线灯是专门研制出的 H 形热阴极低压汞紫外线灯,它在距离照射表面很近时,照射强度可达 5000 $\mu W/cm^2$ 以上,5 秒内可杀灭物体表面污染的各种细菌、真菌、病毒,对细菌芽孢的杀灭率可达 99.9% 以上。目前国内生产的 9 W、11 W 等小型 H 形紫外线灯,在 3 cm 的近距离照射,其辐射强度可达到 $5000\sim12\,000$ $\mu W/cm^2$。该灯具适用于光滑平面物体的快速消毒,如工作台面、桌面及一些大型设备的表面等。刘军等报道,多功能动态杀菌机内,在常温常湿和有人存在情况下,对自然菌的消除率在 $59\%\sim83\%$,最高可达 86%。

2.紫外线消毒风筒

在有光滑金属内表面的圆桶内安装高强度紫外线灯具,在圆桶一端装上风扇,进入风量为 $25\sim30$ m³/min,开启紫外线灯使室内空气不断经过紫外线照射,不间断地杀灭空气中的微生物,以达到净化空气的目的,适合有人存在的环境消毒。

3.移动式紫外线消毒车

移动式紫外线消毒车有立式和卧式两种。该车装备有紫外线灯管 2 支、控制开关和移动轮,机动性强,适合于不经常使用或临时需要消毒的表面和空气的消毒。

4.循环风空气净化(洁净)器

现在市场上有很多种类的空气净化器,这些净化器大多由几种消毒因素组合而成,紫外线在其中起着非常重要的杀菌作用,而且还具有能在各种动态场所进行空气消毒的显著特点。某公司生产的 MKG 空气洁净器,就是由过滤器、静电场、紫外线、空气负离子等消毒因素和进、出风系统组成。连续消毒 45 分钟,可使空气中喷染的金黄色葡萄球菌和大肠埃希菌的杀灭率达到 99.90% 以上,对枯草杆菌黑色变种芽孢的杀灭率达到 99.00% 以上。朱伯光等研制了动态空气消毒器(图 10-4),由循环箱体、风机、低臭氧紫外线灯、初效和中效过滤器、程控系统等组成。在 60 m³ 房间,静态开启 30 分钟后,可使自然菌下降 80%,60 分钟下降 90%,动态环境下可保持空气在 II 类环境水平。但循环风空气消毒器内可能存在未被破坏的细菌,重复使用的消毒器内可能存在定植菌,进而造成空气二次污染。

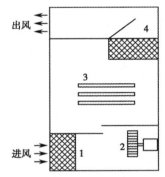

1、4.初、中效过滤器;2.轴流抽风机;3.紫外线灯管

图 10-4   动态空气消毒器结构示意图

5.高臭氧紫外线消毒柜

高臭氧紫外线消毒柜是一种以高臭氧、紫外线为杀菌因子的食具消毒柜。在实验室用载体定量灭活法进行检测,在环境温度 20~25 ℃,相对湿度 50%~70% 的条件下,开机 4 分钟,柜内紫外线辐射强度为 1400~1600 μW/cm²,臭氧浓度 40.0 mg/m³,消毒作用 60 分钟加上烘45 分钟,玻片上脊髓灰质炎病毒的平均灭活对数值大于或等于 4.0。以臭氧和紫外线为杀菌因子的食具消毒柜,工作时臭氧浓度为 53.6 mg/L,紫外线辐照值为 675~819 μW/cm²,只消毒或只烘干均达不到消毒效果,只有两者协同作用 90 分钟,才可使杀灭对数值大于 5.0。

三、影响紫外线消毒效果的因素

与紫外线消毒效果有关的因素很多,概括起来可分为两类:影响紫外线辐射强度、照射剂量的因素和微生物方面的因素。

(一)影响紫外线辐射强度和照射剂量的因素

1.电压

紫外线光源的辐射强度明显受到电压的影响,同一个紫外线光源,当电压不足时,辐射强度明显下降。

2.距离

紫外线灯的辐射强度随灯管距离的增加而降低,辐射强度与距离成反比。

3.温度

消毒环境的温度对紫外线消毒效果的影响是通过影响紫外线光源的辐射强度来实现的。一般来说,紫外线光源在 40 ℃时的辐射强度最强,温度降低时,紫外线的输出减少,温度增高,辐射的紫外线因吸收增多,输出也减少。因此,过高或过低的温度对紫外线的消毒都不利,杀菌试验证明,5～37 ℃范围内的温度对紫外线的杀菌效果影响不大。

4.相对湿度

当进行空气紫外线消毒时,空气的相对湿度对消毒效果有影响,相对湿度(RH)过高时,空气中的水分增多,可以阻挡紫外线,因此用紫外线消毒空气时,要求相对湿度最好在 60%以下。

5.照射时间

紫外线的消毒效果与照射剂量呈指数关系,照射剂量为照射时间和辐照强度的乘积,所以要杀灭率达到一定程度,必须保证足够的照射剂量,在光源达到要求的情况下,可以通过保证足够的时间来达到要求剂量。

6.有机物的保护

有机物对消毒效果有明显影响,当微生物被有机物保护时,需要加大照射剂量,因为有机物可以影响紫外线对微生物的穿透,并且可以吸收紫外线。

7.悬浮物的类型

紫外线是一种低能量的电磁辐射,其能量仅有 6 eV,穿透力很弱,空气尘埃能吸收紫外线而降低杀菌率,当空气中含尘粒 800～900 个/cm³ 时,杀菌效能降低 20%～30%。如枯草杆菌芽孢在灰尘中比在气溶胶中悬浮时,对紫外线照射有更大的抗性。

8.紫外线反射器的使用

为了更有效地对被辐照表面进行消毒,必须使用对波长为 253.7 nm 的紫外线具有高反射率的反射罩;反射罩的使用,还可以避免操作者受紫外线的直接照射。

(二)微生物方面的因素

1.微生物的类型

紫外线对细菌、病毒、真菌、芽孢、衣原体等均有杀灭作用,不同微生物对紫外线照射的敏感性不同。细菌芽孢对紫外线的抗性比繁殖体细胞大,革兰氏阴性杆菌最易被紫外线杀死,紧接着依次为葡萄球菌属、链球菌属和细菌芽孢,真菌孢子抗性最强。抗酸杆菌的抗力,较白色葡萄球菌、铜绿假单胞菌、肠炎沙门菌等要强 3～4 个对数级。即使在抗酸杆菌中,不同种类对紫外线的抗性亦不相同。

根据抗力大致可将微生物分为三类:高抗性的有真菌孢子、枯草杆菌黑色变种芽孢、耐辐射微球菌等;中度抗性的有鼠伤寒沙门菌、酵母菌等;低抗性的有大肠埃希菌、金黄色葡萄球菌、普通变形杆菌等。

2.微生物的数量

微生物的数量越多,需要产生相同致死作用的紫外线照射剂量也就越大,因此,消毒污染严重的物品需要延长照射时间,加大照射剂量。

四、紫外线消毒应用

(一)空气消毒

紫外线的最佳用途是对空气消毒,也是空气消毒的最简便方法。紫外线对空气的消毒方式主要有三种。

1.固定式照射

紫外线灯固定在天花板上的方法有以下几种:①将紫外线灯直接固定在天花板上,离地约2.5 m;②固定吊装在天花板或墙壁上,离地约2.5 m,上有反光罩,往上方向的紫外线也可被反向下来;③安装在墙壁上,使紫外线照射在与水平面呈3°～80°角范围内;④将紫外线灯管固定在天花板上,下有反光罩,这样可使上部空气受到紫外线的直接照射,而当上下层空气对流交换时,整个空气都会被消毒(图10-5)。

通常灯管距地面1.8～2.2 m的高度比较适宜,这个高度可使人的呼吸带受到最高辐射强度有效照射,使用中的30 W紫外线灯在垂直1 m处辐照强度应高于$70~\mu W/cm^2$(新灯管$>90~\mu W/cm^2$),每立方米分配功率不少于$1.5~\mu W/cm^2$,最常用的直接照射法,时间应不少于30分钟。唐贯文等报道,60 m³烧伤病房,住患者2～3人,悬持3支30 W无臭氧石英紫外线灯,辐照度值大于$90~\mu W/cm^2$,直接照射30分钟,可使烧伤病房空气达到Ⅱ类标准(空气细菌总数≤200 CFU/cm³)的合格率为70%,60分钟合格率达到80%。

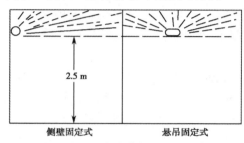

2.5 m

侧壁固定式　　　悬吊固定式

图10-5　固定式紫外线空气消毒

2.移动式照射

移动式照射法主要是利用其机动性,使其既可对某一局部或物体表面进行照射,也可对整个房间的空气进行照射。

3.间接照射

间接照射是指利用紫外线灯制成各种空气消毒器,通过空气的不断循环达到空气消毒的目的。

(二)污染物体表面消毒

1.室内表面的消毒

紫外线用于室内表面的消毒主要是医院的病房、产房、婴儿室、监护病房、换药室等场所,某些食品加工业的操作间也比较常用。一般较难达到卫生学要求,必要时可以在灯管上加反射罩或更换高强度灯管,提高消毒效果。

2.设备表面的消毒

用高强度紫外线消毒器进行近距离照射,可以对平坦光滑表面进行消毒。如便携式紫外线消毒器可以在近距离表面3 cm以内进行移动式照射,每处停留5秒,对表面细菌杀灭率可达99.99%。

3.特殊器械消毒的应用

针对某些特殊器械专门设计制造的紫外线消毒器,近几年已开发使用。如紫外线口镜消毒器,内装3支高强度紫外线灯管,采用高反射镜和载物台,一次可放30多支口镜,消毒30分钟可灭活HBsAg。紫外线票据消毒器可用于医院化验单、纸币和其他医疗文件的消毒。

（三）饮用水和污水的消毒

紫外线消毒技术正以迅猛发展的态势出现在各种类型的水消毒领域,许多大型水厂和污水处理厂开始使用紫外线消毒技术和装置。紫外线用于水消毒,具有杀菌力强,不残留对人体有害有毒物质和安装维修便捷等特点。目前,紫外线水消毒技术已在许多国家得到推广和使用。按紫外线灯管与水是否接触,紫外线消毒装置分为灯管内置式和外置式两类。目前正在使用和开发的大多数紫外线消毒技术均为灯管内置式装置。

紫外线在水的消毒中的应用有饮用水的消毒和污水的消毒。饮用水的消毒是将紫外线灯管固定在水面上,水的深度应小于 2 cm,当水流缓慢时,水中的微生物被杀灭。另一种方法是制成套管式的紫外线灯(图 10-6),水从灯管周围流过时,起到杀菌作用。国内现已研制出纯水消毒器,使用特殊的石英套,能确保灯管在正常水温下实现最优紫外输出。每分钟处理水量 5.7 L,每小时 342 L。

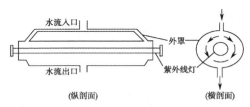

图 10-6　套管式紫外线灯水消毒

（四）食具消毒

餐具保洁柜以臭氧和紫外线为杀菌因子。实验室载体定量杀菌试验:启动保洁柜 60 分钟,对侧立于柜内碗架上左、中、右三点瓷碗内表面玻片上大肠埃希菌的平均杀灭率分别为 99.89%、99.99%、99.98%,对金黄色葡萄球菌的平均杀灭率为 99.87%、99.98%、99.96%,但是启动保洁柜 180 分钟,不能完全破坏平铺于保洁柜底部碗、碟内的玻片 HBsAg 的抗原性。

五、消毒效果的监测

随着紫外线灯具使用时间的延长,辐射强度不断衰减,杀菌效果亦会受到诸多因素的影响,因此对紫外线灯做经常性监测是确保其有效使用的重要措施,监测分为物理监测、生物监测两种,在卫计委的《消毒技术规范》里均有较详细说明。

（一）物理监测

物理监测器材是利用紫外线特异敏感元件制成的紫外线辐射照度计,直接测定辐照度值,间接确定紫外线的杀菌能力,国家消毒技术规范将其列入测试仪器系列。

仪器组成:由受光器、信号传输系统、信号放大电路、指示仪(或液晶显示板)等部件组成。测试原理:当光敏元件受到照射时,光信号转变成电信号,通过信号传输放大器由仪表指示出读值或转变成数字信号,在显示窗口显示出来。测试前先开紫外线灯 5 分钟,打开仪器稳定 5 分钟后再读数。

（二）生物监测

生物监测是通过测定紫外线对特定表面污染菌的杀灭率来确定紫外线灯的杀菌强度。方法是:先在无菌表面画出染菌面积 5 cm×5 cm,要求对照组回收菌量达到 $5 \times 10^5 \sim 5 \times 10^6$ CFU/cm²。打开紫外线灯 5 分钟后,待其辐射稳定后,移至待消毒表面垂直上方 1 m 处,消毒至预定时间后,采样并做活菌培养计数,计算杀菌率,以评价杀菌效果。

（刘　爽）

第八节　等离子体消毒

等离子体消毒技术是消毒学领域近年来出现的一项新的物理消毒灭菌技术,等离子体灭菌技术创始于 20 世纪 60 年代。美国首先对等离子体杀灭微生物的效果进行了研究,梅约希(Menashi)等对卤素类气体等离子体杀灭微生物的研究证明,等离子体具有很强的杀菌作用,并于 1968 年研制出等离子体灭菌设备。现已有不少关于等离子体灭菌技术的研究报道和专利产品。等离子体灭菌是继甲醛、环氧乙烷、戊二醛等低温灭菌技术之后,又一新的低温灭菌技术,它克服了其他化学灭菌方法时间长、有毒性的缺点。这一技术在国内发展比较快,国内生产厂家已经有不少产品上市,主要用于一些不耐高温的精密医疗仪器,如纤维内镜和其他畏热材料的灭菌,现已在工业、农业、医学等领域被广泛使用。

一、基本概念

等离子体是指高度电离的电子云,等离子体的生成是某些气体或其他汽化物质在强电磁场作用下,形成气体电晕放电,电离气体而产生的,是在物质固态、液态、气态基础上,提出的物质第四态,即等离子体状态,它是由电子、离子和中子等组合而成的带电状态云状物质,据分析还含有分子、激发态原子、亚稳态原子、自由基等粒子,以及紫外线、γ 射线、β 粒子等,其中的自由基、单态氧、紫外线等都具有很强的杀菌作用(图 10-7)。等离子体在宇宙中普遍存在,如星云、太阳火焰、地球极光等。人工制造的等离子体是通过极度高温或强烈电场、磁场激发等使某些气体产生等离子体状态,在等离子体状态下,物质发生一系列物理和化学变化,如电子交换、电子能量转换、分子碰撞、化学解离和重组等,根据激发形式不同,等离子体可在交直流电弧光激发下产生,高频、超高频激光、微波等都可以激发产生等离子体。

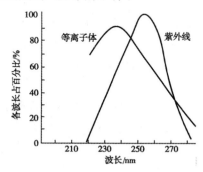

图 10-7　等离子体灭菌与紫外线杀菌所产生的紫外线波长比较

二、物理性质

等离子体是物质存在的一种形式,因而具有特定的物质属性。

(一)存在形式

等离子体是一种电离气体云,这是等离子体的客观存在形式,即所谓物质第四态。随着温度的升高,物质由固态变成液态,进而变成气态,但这并未使物质分子发生质的变化。当继续向气体施加能量时,分子中原子获得足够的能量,开始分离成自由电子、离子及其他粒子,形成了一种新的物态体系,即等离子体。

(二)存在时间(寿命)

气体分子吸收足够的能量,价电子由低能轨道跃迁到高能轨道成为激发态,这时各种粒子都是不稳定的。在气体分子的辉光放电过程中,空间电子弛豫时间由 10^{-10} 秒变为 10^{-2} 秒。若要使等离子体保持稳定,维持气体云浓度,需不断施加能量。

(三)等离子体温度与浓度

等离子体中各种粒子的存在都是短时间的,且没有热平衡,所以电子温度与气体温度相差很大。电子温度受其产生过程和真空度的影响,放电真空度下降,功率不变,电子温度下降。等离子体浓度随输入功率增加而增加,可以通过控制真空度、电磁场强度来维持等离子体浓度。

(四)空间特性

由于正离子与电子的空间电荷互相抵消,使等离子体在宏观上呈现电中性,但只有在特定的空间尺度上电中性才成立。德拜长度是描述等离子体空间特性的一个重要参量,用 λD 表示。德拜长度是等离子体中电中性成立的最小空间尺度,也可以说德拜长度是等离子体中因热运动或其他扰动导致电荷分离的最大允许空间尺度限度。

(五)粒子温度

等离子体中不同粒子的温度是不一样的。如果将电子温度设为 Te,离子温度设为 Ti,则依据粒子的温度可将等离子体分为两大类,即热平衡等离子体和非热平衡等离子体。当 Te 温度与 Ti 相等时,为热平衡等离子体,此时二者的温度都高,这很难达到。当 Te 温度高于 Ti 时,为非热平衡等离子体,电子温度达 104 K 以上,而原子和离子之类的重粒子温度可低到 $300\sim500$ K,等离子体的宏观温度取决于重粒子的温度,这类等离子体也叫低温等离子体(low temperature plasma,LTP),其宏观温度并不高,接近室温。

三、等离子体灭菌设备

等离子体灭菌设备的基本组成有:电源、激发源、气源、传输系统和灭菌腔等。等离子体装置因激发源不同,分为如下几种类型。

(一)激光等离子体灭菌装置

此类装置是以激光作为激发能源激发气体产生等离子体。激光源发出的激光通过一个棱镜将激光束折射经过透镜聚焦在灭菌腔内,激发腔体内气体产生等离子体。由于激光能量高,在等离子体成分里含紫外线、γ 射线、β 射线及软 X 射线等杀菌成分比较多。但这种装置腔体小,距离实用相差较远,加之产生的等离子体温度高,目前尚未投入使用。

(二)微波等离子体灭菌装置

微波等离子体是一种非平衡态低温等离子体。微波或微波与激光耦合等离子体是灭菌应用研究较多的类型。微波等离子体具有以下特点:①电离分解度高,成分比较丰富;②电子温度与气体温度比值大,即电子温度高而底衬材料温度低;③可以在高气压下维持等离子体浓度;④属于静态等离子体,无噪声。

(三)高频等离子体灭菌装置

此类装置采用高频电磁场作为激发源,利用这种装置产生等离子体的程序是先将灭菌腔内抽真空,然后通入气体再施加能量,激发产生等离子体对腔内物品进行灭菌(图10-8)。

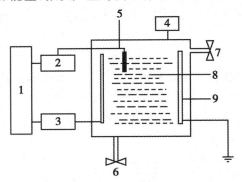

1.高频电源;2.温控;3.放电控制;4.腔体;5.温度计;6.真空系统;7.进气;8.等离子体;9.电极

图10-8 高频等离子体灭菌装置

四、等离子体的杀菌作用

(一)普通气体等离子体消毒

非热放电等离子体 NTP-8T 型净化器放电功率为 40 W,风机量为 800 m^3/h,在 84 m^3 室内运行 60 分钟,可使空气中的悬浮颗粒下降 83%,自然菌下降 97%。直接暴露方式,大气压辉光放电等离子体作用 30 秒,对大肠埃希菌和金黄色葡萄球菌杀灭率分别为 99.91% 和 99.99%;间接暴露法,大气压辉光放电等离子体作用 120 秒,对以上两种细菌杀灭率分别为 99.97% 和 99.99%。

(二)协同杀菌作用

芬斯迈尔(Fensmeyer)等将激光与微波耦合,以激光产生等离子体,靠微波能维持其浓度,获得良好的杀菌效果。有研究在两者耦合设备条件下,观察不同功率产生的等离子体对 10 mL 玻璃瓶内枯草杆菌芽孢的杀灭效果,结果证明,200 W 耦合等离子体杀灭细菌芽孢 D_{10} 值为 2.2 秒,500 W 则 D_{10} 值降到 0.3 秒。

(三)消毒剂等离子体消毒

研究发现,将某些消毒剂汽化作为等离子体基础气体可显示出更强的杀菌作用。布埃赫(Boueher)用多种醛类化合物分别混入氧气、氩气和氮气,激发产生混合气体等离子体,观察其对污染在专用瓷杯上的枯草杆菌芽孢的杀灭作用,结果证明,混合气体等离子体的杀菌作用比单一气体更好。在氧气、氩气和氮气中分别混入甲醛、丙二醛、丁二醛、戊二醛、羟基乙醛和苯甲醛等,激发产生混合等离子体,其中甲醛、丁二醛和戊二醛明显比单一气体杀菌效果好。这些气体等离子体虽然具有良好的杀菌作用,但由于作用温度偏高,不适合应用于怕热器材的灭菌。

近年来,等离子体灭菌技术获得了很大发展,强生(Johnson&Johnson)公司研制成了低温等离子体灭菌装置,采用过氧化氢气体作为基础气体在高频电场激发下产生低温过氧化氢等离子体,经过低温过氧化氢等离子体(Sterrad 装置)一个灭菌周期的处理(50~75 分钟),可完全达到灭菌要求。

五、灭菌影响因素

等离子体气体消毒剂对微生物的杀灭效果受很多因素的影响,具体如下。

（一）激发源功率

不同功率的电磁场产生的等离子体的数量可能不同,对微生物的杀灭效果也有所不同。纳尔逊(Nelson)等对此做过研究,结果证明,不同功率的高频电磁场所产生的氧气等离子体对两种细菌芽孢的杀灭效果有明显区别,在 50 W 时,完全杀灭枯草杆菌黑色变种芽孢需 60 分钟,在 200 W 功率时则只需 5 分钟。所以等离子体的杀菌效果与激发源功率有直接关系,功率增加 3 倍,作用时间缩短 90% 以上。

（二）激发源种类

如用激光作激发源,激光功率可以很高。输送激光能量在 $2×10^5 ～ 2×10^8$ W,但所产生的等离子体在腔底部直径仅 1 mm,高度 10 mm,维持时间不到 5 μs。若要维持等离子体,只能加快激光脉冲次数,因为杀菌效果与单位时间内激光脉冲数有直接关系。滕迈尔(Tensmeyer)等把激光与微波耦合,以激光激发等离子体,用微波能维持,获得良好的效果。将 2450 MHz 的微波源与激光设备耦合,在 200 W 和 500 W 条件下,观察对 10 mL 玻璃瓶内枯草杆菌芽孢的杀灭效果,耦合等离子体杀芽孢效果明显改善,速度加快,功率 200 W 时,D 值为 2.2 秒,500 W 时,D 值为 0.3 秒。故不同的激发源产生的等离子体的杀菌效果不同。

（三）加入的消毒剂气体种类

在等离子体杀菌作用研究中发现,把某些消毒剂汽化加入载气流中,以混合气体进入反应腔,这种混合气体等离子体可以增强杀菌效果。不同气体作为底气发生的等离子体的灭菌效果也不同。用氧气、二氧化碳、氮气、氩气等离子体处理污染多聚体,结果发现,用氧气和二氧化碳等离子体处理 15 分钟后多聚体为无菌,用氩气和氮气等离子体处理后在同样条件下,仅 70% 的样品为无菌,延长到 30 分钟,功率提高后灭菌效果并未提高。顾春英、薛广波等利用等离子体-臭氧对空气中微生物进行联合消毒效果的研究显示,等离子体-臭氧对空气中的金黄色葡萄球菌作用 1 分钟,杀灭率为 99.99%,作用 10 分钟,杀灭率为 100%;对白色念珠菌作用6分钟,杀灭率为 100%;对枯草杆菌黑色变种芽孢作用 15 分钟,杀灭率达到 99.90% 以上,30 分钟可全部杀灭。在菌液中加入 10% 小牛血清,对消毒效果无明显影响。

（四）有机物的影响

艾夫(Aif)等研究了等离子体灭菌器对放入其腔体内的物体的灭菌效果受有机物影响的情况,发现 10% 的血清和 0.65% 的氯化钠使效果减弱。布莱斯(Bryce)等也报道氯化钠和蛋白均会影响等离子体灭菌器的效果。奥莱(Holler)等研究表明,5% 的血清对低温等离子体灭菌器的效果无明显影响,但 10% 的血清会使效果降低。因此,有研究者建议,等离子体不能用于被血清和氯化钠污染的器械的灭菌,尤其是狭窄腔体,如内镜的灭菌;如要使用,应先将器械清洗干净。

六、等离子体的应用

研究发明等离子体灭菌技术的目的之一就是要克服环氧乙烷和戊二醛等低温灭菌技术所存在的缺点。其突出特点是作用快速、杀菌效果可靠、作用温度低、清洁而无残留毒性。目前,等离子体灭菌技术已在许多国家得到应用,主要用于不耐高温的医疗器材的消毒灭菌。

（一）医疗卫生方面的运用

1.内镜的灭菌

要求用环氧乙烷或戊二醛来实现对无菌内镜的彻底灭菌是不现实的,临床难以接受 10 小时以上的作用时间和残留毒性的去除。低温过氧化氢等离子体灭菌技术能在 45～75 分钟内对不耐高温的内镜达到灭菌要求,真正实现无毒、快速和灭菌彻底的要求。

2.畏热器材、设备的灭菌

某些直接进入人体内的高分子材料对灭菌方法要求极高,既怕湿亦不可有毒,如心脏外科材料、一些人工器官以及某些需置入体内的医疗用品。这些器材都可以用低温等离子体进行灭菌处理。

3.各种金属器械、玻璃器械和陶瓷制品的灭菌

现在使用的低温过氧化氢等离子体灭菌装置可用于各种外科器械的灭菌处理,某些玻璃和陶瓷器材也可以用等离子体进行灭菌。实验证明,外科使用的电线、电极、电池等特殊器材均可用等离子体灭菌处理。

4.空气消毒

某等离子体空气消毒机,在 20 ℃、相对湿度 60% 的条件下开启,在 20 m³ 的实验室内,作用 30 分钟,对白色念珠菌的消除率为 99.96%,作用 60 分钟时达 99.98%。

5.生物材料表面的清洁和消毒

生物材料表面的清洗和消毒在电子制造业和表面科学中使用较多,非沉积气体的等离子体辐射作用在表面清洗的应用已有多年。等离子体处理用于去除表面的接触污染,消除溅射留下的残渣,减少表面吸附等。

(二)食品加工工业中的应用

随着食品加工业的大规模发展,人们在关注食品安全性的同时,对食品营养性的需求也在不断扩大。特别是常规的高温压力蒸汽灭菌造成的各种营养元素的损失已经引起人们的普遍关注。实践证明,应用低温等离子体技术来杀灭食品本身以及加工过程中污染的细菌,很少会影响到产品的鲜度、风味和滋味。

1.用于食品表面的消毒

蔬菜、水果在种植、加工、运输过程中,因与外界接触的表面经常附着具有传染性的病原微生物,其中包括国际标准中严格限制的一项微生物指标——大肠埃希氏菌(E.coli)。利用微波激发氩气等离子体,证实了等离子体不仅能够杀灭物体表面的大肠埃希氏菌,而且通过改变各个等离子体处理参数,找到了影响该微生物杀灭率的条件。而美国自 20 世纪 90 年代起,利用等离子体对食品表面进行杀菌消毒就获得了美国食品药物监督管理局(FDA)的批准,并且很快应用于商业。实践证明,各类食品表面的大肠埃希氏菌,经空气等离子体 20 秒~90 分钟的处理,细菌总数可下降 2~7 个对数值。日本学者开发的组合大气压下等离子体发生器,可将待消毒产品置于反应器腔体内,使其表面直接受到活性粒子的轰击以达到杀菌消毒目的。如使用雷达效应反应器(RER),则可以使这些物料在远程等离子体的范围内(至少距等离子体发生中心 20 cm)被空气强制对流,被迫沿着迂回的通道流经 3 个或更多折返,这使得待消毒产品可以不与等离子体直接接触,在一定意义上克服了某些领域不能应用该技术的限制,为该技术的应用开辟了更为广阔的前景。

2.用于液体食品的消毒

液体食品属于一类特殊的食品。通过向液体中通入空气和纯氧,同时将电场直接作用于液体与气体的混合态可以成功地杀灭大肠埃希氏菌和沙门菌。在实际生产操作中,基于这一原理设计出的低温等离子体反应器可以根据微生物指标要求,采用串联方式,用多个反应单元对产品进行消毒,实验表明,杀菌效果随着反应器数量的增加而提高。利用该技术对牛奶与橙汁进行消毒,细菌总数下降了 5 个对数值。可见,用低温等离子体对液体食品杀菌消毒的研究,为更多的

液体食品,如苹果酒、啤酒、去离子水、液态全蛋、番茄汁等的杀菌提供了新的思路。

3.用于小包装食品的消毒

小包装食品在食品保质期内一般不会发生霉变,但有时也不排除因包装材料的阻氧性能和透气性能改变而引起的微生物污染。为确保产品的货架寿命,提高产品的安全性,仍需要对已包装食品进行消毒。尽管对于等离子体活性粒子(包括激发原子、分子及紫外光子)能否透过包装材料的问题尚存在异议,但比瑟尔(Bithell)的研究表明利用射频激发的氧气等离子体能够对包装袋内的产品进行消毒。之后,相继有工作者利用过氧化氢等离子体实现了对纸包装、塑料以及锡箔包装食品的消毒。

七、使用注意事项

(一)灭菌注意事项

使用等离子体灭菌技术必须注意如下几点。①灭菌物品必须清洁干燥,带有水分湿气的物品易造成灭菌失败。②能吸收水分和气体的物品不可用常规等离子体进行灭菌,因其可吸收进入灭菌腔内的气体或药物,会影响等离子体质量,如亚麻制品、棉纤维制品、手术缝合线、纸张等。③带有小于 3 mm 细孔的长管道或死角的器械的灭菌效果难以保证。主要是因为等离子体穿透不到管腔内从而影响灭菌效果;器械长度大于 400 mm 亦不能用 Sterrad 系列灭菌器处理,因为其灭菌腔容积受限;各种液体均不能用 Sterrad 系列灭菌器处理。④灭菌物品必须用专门包装材料和容器包装。⑤使用等离子体灭菌时可在灭菌包内放化学指示剂和生物指示剂,以便进行灭菌效果监测,化学指示剂可与过氧化氢反应,指示其穿透情况,生物指示剂为嗜热脂肪杆菌芽孢。

(二)注意安全操作规则

虽然等离子体中的某些成分如 γ 射线、β 粒子、紫外线等都可能对人体造成损害,但等离子体灭菌装置采用绝缘传输系统,灭菌腔门的内衬及垫圈材料均可吸收各种光子和射线,无外漏现象。只要操作者严格执行操作规程,不会对操作人员构成危害。

(刘　爽)

第九节　电离辐射灭菌

20 世纪 50 年代,美国科学家用电子加速器进行实验,证明电子辐射能使外科缝合线灭菌,这种利用 γ 射线、X 射线或离子辐射穿透物品、杀死其中的微生物的低温灭菌方法,统称为电离辐射灭菌。由于电离辐射灭菌是低温灭菌,不发生热的交换,与常用的压力蒸汽灭菌相比,具有穿透力强、灭菌彻底、可对包装后的产品灭菌、不污染环境、在常温常湿下处理等优点,所以尤其适用于怕热怕湿物品的灭菌,而且适合大规模的灭菌。目前,不少国家对大量医疗用品、药品、食品均采用辐射灭菌。对电离辐射中的安全问题,各国都有不同的法律和规章制度。

一、辐射能的种类

电离辐射能可以大致分为两类,即电离辐射(非粒子性的)和粒子辐射(加速电子流)。按其来源分为 X 射线、γ 射线。

（一）γ 射线

γ 射线是光子流，其波长很短，由于它们不带电，所以在磁场中不发生偏转。γ 射线通常是在原子核进行衰变或衰变中伴随发射出来的。原子核发生 α 或 β 衰变时，所产生的子核常常处于较高的状态——核激发态，而当子核从激发态跃迁到能量较低的激发态或基态时，就会放出γ 射线。

（二）X 射线

X 射线与 γ 射线的本质是一样的，统属电磁辐射。但它们发起的方式不同，X 射线的发射是从原子发生的，当有一个电子从外壳层跃迁到内壳层时，会将能量以 X 线发射出来。人工制造的加速器产生的快中子轰击重金属也可产生 X 射线。

（三）粒子辐射

粒子的辐射有多种，有天然的和人为的，包括 α 射线、β 射线、高能电子、正电子、质子、中子、重于氢的元素离子、各种介子。天然存在的 α、β 射线穿透力弱，不适用于辐射加工。而人为的正电子、质子、中子、介子和重离子束穿透物质的能力有限，且价格昂贵难于生产，还会导致被照物质呈现明显的放射性。电子加速器将电子加速到非常高的速度时，即获得了能量和穿透力，实际上是将电子获得的能量限制在不超过 10 MeV（如果再增加能量将可能使被照物质获得放射性），其在单位密度物质里的穿透深度是 0.33 cm/MeV，远低于 γ 射线。

二、电离辐射剂量和剂量单位

（一）能量

电子伏特（eV）指单个电子在 1 V 电压作用下移动获得的能量。1 电子伏特（eV）等于 1.602×10^{-19} 焦耳（J），该单位可用于电磁辐射和粒子辐射。1 MeV＝10^6 eV。

（二）吸收剂量

电离辐射照射物体时，通过上述的种种作用，将全部或部分能量传给受照射物体，或者说，受照射物体吸收电离辐射的全部或部分能量，这个能量通常称为剂量。

（三）照射量

照射量是 X 或 γ 射线在每单位质量空气中释放出来的所有电子被空气完全阻止时，在空气中产生的带正电或负电的离子总电荷，照射量的单位是伦琴（R）。

（四）剂量当量

一定的吸收剂量所产生的生物效应，除了与吸收剂量有密切关系外，还与电离辐射的类型、能量及照射条件等因素有关。对吸收剂量采用适当的修正因子后就可以与生物效应有直接的联系。这种经过修正的吸收剂量就称为剂量当量，专用单位是希沃特（Sv）。

（五）放射性活度及其单位

放射性活度是用来描写放射性物质衰变强弱的，表示单位时间内发生衰变的原子核数（以每秒若干衰变数表示），放射性强度常用的单位为居里（Ci），其定义为某一放射源每秒能产生 3.7×10^{10} 次原子核衰变，该源的放射性强度即为 1 Ci。

三、电离辐射装置

大规模辐射灭菌通常使用两种类型的辐射源，一种是用放射性核素（如^{60}Co）做辐射源的装置,另一种是将电子加速到高能的电子加速器。

（一）^{60}Co 辐射源装置

钴-60(^{60}Co)是放射性核素,它是在反应堆中用于照射^{59}Co产生的人工放射性核素,其半衰期为 5.3 年,每年放射性强度下降 12.6％。^{60}Co是一种发电中核产物的副产品,造价相当低廉。常用的源强为 105～106 Ci,辐射装置必须放在能防辐射的特殊混凝土中,不用时放射源放入深水井中,工作人员可安全进入,需要照射时升到照射位置即可。

（二）铯-60 辐射源装置

铯-60 也可释放 γ 射线,是一种常用的 γ 射线辐射源。

（三）电子加速器

电子加速器实质上是把带电的粒子,例如电子或质子,或其他的重离子,在强电场力的作用下,经过真空管道,加速到一定能量的设备。辐射灭菌应用的加速器与工业上应用的加速器一样,必须具备以下的一些基本要求:①能连续地可靠工作;②有足够大的输出功率;③性能稳定;④有较高的效率;⑤操作方便,维修简单;⑥屏蔽条件良好,可以保证操作人员安全。加速的电场,可以是静电场,也可以是高频周期电场。一般将加速器分为两种:一种是脉冲流加速器,另一种是直流加速器。电子加速器的发明和完善,逐步替代了放射性核素的地位,与放射性核素相比,具有功率大,可以随时停机,停机后不消耗能量,没有剩余射线,可以直接利用电子进行辐射,射线的利用率高等特点。通常用于辐照灭菌的机器是 5～10 MeV 的电子加速器。

四、影响辐射灭菌效应的因素及剂量选择

（一）影响因素

1.微生物的种类和数量

微生物对辐射固有的耐受性叫抗性,不同类型的微生物对辐射灭菌的效应是不同的,同一菌种其含菌量不同,则辐射敏感性也不同。

电离辐射灭菌剂量的确定与物品的初始污染菌对辐射的敏感性和拟达到的灭菌保证水平等因素有关。在众多因素中,以初始污染菌的数目与灭菌剂量的关系最为密切。初始污染菌量越多,灭菌后留下杀死的菌体多,这些死菌体都将成为致热原,因此必须降低产品的初始污染菌量。初始污染菌量与三大污染要素有关,即原料、环境和人员因素,如操作技术因素、产品的存贮条件（时间、温度、湿度）因素等。

初始污染菌数量是决定该产品辐照灭菌剂量的一个重要依据,也关系到其他医疗产品辐射灭菌剂量和临床应用的安全性。

（1）样品细菌回收率计算:平均回收率＝(洗脱的平均菌数/洗脱前染菌平均菌数)×100％。

（2）校正因子的计算:校正因子＝100/平均回收率。

（3）辐照剂量的确定:根据初始污染菌数,查找 ISO 1137 标准附录 B 方法 1 获得最低灭菌剂量。

辐照产品初始污染菌情况是企业生产先进程度评判的重要指标之一,反映了企业生产环境的控制能力。因此,企业应通过改进生产工艺、治理生产环境,以高标准的卫生环境设施,精密的卫生学测试手段和易于清扫、消毒、净化、秩序井然的生产控制水平来降低初始污染菌量,确保产品卫生质量。

2.介质

微生物所依附的介质对辐射效应影响很大,不同介质辐射后产生不同的自由基,这些不同的自由基和微生物相互作用的效果不同,因此,不同介质对辐射效应的影响是比较明显的。

3.温度

许多生物大分子和生物系统的辐射敏感性随照射时温度降低而降低,这种效应主要原因是温度降低,使早期辐射作用产生的自由基减少或在低温下(冰点以下)限制了水自由基的扩散,从而减少了酶分子和自由基相互作用的机会,所以高温可使酶对辐射敏感增加。

4.氧气

在氧气或空气中照射生物大分子(酶和核酸),其辐射敏感性一般比在真空或在惰性气体中高,但这种现象只在电离辐照干燥的生物大分子产生。如在稀水溶液中,氧的增强作用极小或不增强,甚至还出现防护作用。这主要是因为氧气与辐射诱发的自由基具有高度亲和力,在水溶液中,氧有清除水产生的自由基的作用。

5.化学药剂

化学药品中的保护剂使微生物不敏感,如含巯基化合物、抗坏血酸盐、乙醇、甘油、硫脲、二甲亚砜、甲酸钠、蛋白等;而敏化剂使微生物致敏,如氨基苯酚、碘乙酰胺、N-乙基马来酰亚胺、卤化物、硝酸盐、亚硝酸盐、维生素 K 等。

(二)剂量选择

剂量的选择直接关系到辐射灭菌的效果,通常考虑如下。

1.从微生物学角度计算灭菌剂量

一般采用下式计算:$SD = D_{10} \times \log(\frac{N_0}{N})$

式中,SD 为灭菌剂量;D_{10} 为杀灭 90% 指示菌所需剂量;N_0 为灭菌前污染菌数;N 为灭菌后残存菌数。

指示菌一般采用短小芽孢杆菌芽孢;灭菌前的污染菌数 N_0 是影响灭菌剂量的重要因素,不必每次都测,但应定期测定,以观察有关变化及特殊情况;灭菌后的残余细菌数,一般采用 10^{-6},这一数值表示灭菌处理 100 万个试样品,全部作灭菌试验时,试验样品残余细菌发现率在 1 或 1 以下。

2.从被灭菌的材料方面确定灭菌剂量

射线辐照被消毒用品,由于射线与物质发生一系列物理化学变化,将对材料产生影响,因此要综合考虑材料性能和微生物杀灭条件,来确定灭菌剂量。

3.确定 2.5 Mrad 剂量

不论灭菌的医疗用品类型如何,在大多数国家,最小或平均的吸收剂量以 2.5 Mrad 被认为是合适的灭菌剂量。

五、辐射灭菌的应用

(一)医疗用品的灭菌

1.使用情况

辐射灭菌应用于医疗用品是从 20 世纪 50 年代开始逐步发展起来的。1975 年,世界上只有 65 个 γ 射线辐照消毒装置,10 多台加速器用于辐射消毒,其中绝大多数是在 60 年代末到 70 年代初投入运行的。目前,辐射灭菌用于医疗用品的灭菌已经非常普遍,我国各大中城市、医学院校几乎都有放射源,并且对外开展辐射灭菌技术服务,灭菌服务的领域已经延伸到敷料、缝合线、注射器和输液器、采血器械、导管和插管、手术衣、精密器械、人工医学制品、各种化验设备、节育器材、一次性使用医疗用品、患者和婴幼儿日常用品等。

2.可用辐射灭菌的医疗用品

可用辐射灭菌的医疗用品有手术缝合线、注射针头、塑料检查手套、气管内插管、产科毛巾、输血工具、牙钻、脱脂棉、卫生纸、塑料皮下注射器、塑料及橡皮塞导管、塑料解剖刀、覆盖纱布、输血器杯、血管内开口术套管、外科刀具、透析带、人造血管、塑料容器、人工瓣膜、采血板、手术敷料、病员服、被褥等。

3.灭菌效果

用酶联免疫吸附法确定电离辐射杀灭乙肝病毒的效果,用物理性能试验,确定其对高分子材料的影响。结果以钴-60为照射源,剂量为 20 kGy 时灭菌效果可靠,且不改变被消毒物(包括镀铬金属、乳胶、聚丙烯等)材料的理化性质,患者使用电离辐射灭菌后的物品无不良反应,进一步证明了电离辐射灭菌法是一种较为理想的灭菌方法。

(二)药品的辐射灭菌

1.应用情况

因为很多药品对湿、热敏感,特别是中药材、成药由于加工和保管困难,难以达到卫生指标,我国自20世纪70年代以来,已对数百个品种的中成药做了研究,对其质量控制和保存做出了突出贡献。西药方面,药厂对抗生素、激素、甾体化合物、复合维生素制剂等大都采用辐射灭菌。经 2 Mrad 照射后,一般可保存 4 年,没有发现不利的化学反应。污染短小芽孢杆菌的冷冻干燥青霉素,用 γ 射线照射后与在水中有同样的 D 值,为 200 krad,没有发现有破坏效应。实验中发现大剂量照射对牛痘苗中病毒可能有破坏作用,同时发现电离辐射对胰岛素有有害的影响。

2.可用于辐射灭菌的药品

(1)抗生素类:青霉素 G 钾(钠)、苯基青霉素钠、普鲁卡因青霉素油剂(或水混悬液)、氯唑西林、氨苄西林、链霉素、四环素、金霉素、红霉素、万古霉素、硫酸多黏菌素、两性霉素 B、利福平、双氢链霉素、土霉素、氯霉素、卡那霉素、硫酸新霉素等。

(2)激素类:丙酸睾酮及其油溶液、己烯雌酚、醋酸孕烯醇酮、可的松、雌二醇、孕甾醇、醋酸可的松、泼尼龙等。

(3)巴比妥类:巴比妥、戊巴比妥、阿普巴比妥钠、苯巴比妥、异戊巴比妥、甲苯比妥等。

(三)食品的辐射灭菌

1.国内外食品辐照灭菌研究概况

我国自 1958 年开始食品照射研究以来,先后开展了辐射保藏粮食、蔬菜、水果、肉类、蛋类、鱼类和家禽等的研究,获得了较好的杀虫、灭菌和抑制发芽、延长保存期和提高保藏质量的效果。辐射杀菌过程包括以下步骤:①加热到 65~75 ℃;②在真空中包装,即在不透湿气、空气、光和微生物的密封容器中包装;③冷却至辐射温度(通常为 -30 ℃);④辐射 4~5 Mrad 剂量。在辐射工艺方面,辐射源和辐射装置不断增加和扩大,已经实现了食品辐照的商业化。1982 年,据不完全统计,世界上约有 300 个电子束装置和 110 个钴源装置用于辐射应用。1980 年 10 月底联合国粮农组织(FAO)、国际原子能机构(IAEA)和世界卫生组织(WHO)三个组织,组成辐照食品安全卫生专家委员会,通过一项重要建议——总体剂量为 1 Mrad 照射的任何食品不存在毒理学上的危害,用这样剂量照射的食品不再需要进行毒理试验。这一决定有利于大大减少人们对辐照食品是否安全卫生的疑虑,亦进一步推动了食品辐照加工工业的发展。

2.食品辐射灭菌的发展

近年来,世界各国批准的辐射食品品种有了很大发展,1974 年只有 19 种,1976 年增加到 25 种,目前已有超过 40 个国家的卫生部门对上百种辐射食品商业化进行了暂行批准。这些食品包括谷物、土豆、洋葱、大蒜、蘑菇、可可籽、草莓、肉类半成品、鱼肉、鸡肉、鲜鱼片、虾、患者灭菌食物等,随之而来的是一批商业化食品加工企业的诞生。

(四)蛋白制品辐射灭菌

近年来,γ 射线辐照灭活蛋白制品中病毒的研究越来越多,如处理凝血因子、清蛋白、纤维蛋白原、$α_1$-蛋白酶抑制剂、单克隆抗体、免疫球蛋白等。

1.γ 射线处理凝血因子 Ⅷ

γ 射线辐照处理冻干凝血因子 Ⅷ,14 kGy 剂量可灭活 4log 及以上的牛腹泻病毒(BVDV),23 kGy 剂量可灭活 4log 的猪细小病毒(PPV),在经 28 kGy 和 42 kGyγ 射线辐照后,凝血因子 Ⅷ 活性分别可保留 65% 和 50%。

2.γ 射线处理单克隆抗体

液态和冻干状态下的单克隆抗体在加和不加保护剂抗坏血酸盐的情况下分别用 15 kGy、45 kGy 的 γ 射线辐照,ELISA 试验显示:15 kGy 辐照下,加保护剂的液态单克隆抗体,其活性及抗体结合力与照射前基本一致,不加保护剂的抗体活性下降了 3 个数量级。在 45 kGy 辐照下,加保护剂的抗体结合力依然存在,而不加保护剂的抗体结合力消失。冻干状态下的单克隆抗体经 45 kGy 辐照后,不加保护剂组仍有抗体结合力,而加保护剂组抗体结合力更强,且前后试验对照发现不加保护剂时经 45 kGy,辐照冻干状态产品比液态产品表现出更强的抗体结合力。同样,在不加保护剂的情况下分别用 15 kGy、45 kGy 的 γ 射线辐照,聚丙烯酰胺凝胶电泳(SDS-PAGE)显示,在重链和轻链的位置上没有可观察到的蛋白条带,相反,加保护剂后有明显的蛋白条带。聚合酶链式反应(PCR)试验显示,加和不加保护剂的样品经 45 kGy γ 射线辐照后,PPV 的核酸经 PCR 扩增后无可见产物。研究表明,加保护剂或将样品处理成冻干状态均能降低 γ 射线辐照对蛋白活性的损伤。

3.γ 射线处理蛋白制品

(1)处理纤维蛋白原:在 27 kGy 剂量照射下,至少有 4log 的 PPV 被灭活,在 30 kGy 剂量照射下,光密度测量显示,纤维蛋白原的稳定性大于 90%。

(2)处理清蛋白:SDS-PAGE 显示,随着照射剂量从 18 kGy 增加到 30 kGy,清蛋白降解和聚集性都有所增加,高效液相色谱(HPLC)试验显示,二聚体或多聚体含量有所增加。

(3)处理 $α_1$-蛋白酶抑制剂:30 kGy 剂量照射下,4log 及以上的 PPV 被灭活,当照射剂量率为1 kGy/h时,$α_1$-蛋白酶在 25 kGy 剂量照射下活性保留 90% 以上,在剂量增加到 35 kGy 时,其活性保留大约 80%。

(4)处理免疫球蛋白(IVIG):50 kGy 剂量照射下,SDS-PAGE 显示,IVIG 基本未产生降解,也没有发生交联,免疫化学染色显示,Fc 区的裂解少于或等于 3%,免疫学实验表明照射前后 IVIG 的 Fab 区介导的抗原抗体结合力和 Fc 区与 Fcγ 受体结合力均没有大的改变,定量逆转录聚合酶链式反应(RT-PCR)显示,照射前后 IVIG 的 Fc 区介导 1L-1β mRNA 表达的功能性是一致的。

(5)处理冻干免疫球蛋白:30 kGy 处理冻干 IgG 制品,德比斯病毒灭活对数值大于或等于

5.5半数组织培养感染剂量(TCID50)。IgG制品外观无变化,pH与未处理组相近,运用抗坏血酸、抗坏血酸钠、茶多酚等作为保护剂,效果明显。

一般情况下,20～50 kGy剂量的γ射线辐照几乎能灭活所有的病毒,但灭活病毒的同时,辐照剂量越大,对蛋白制品成分的损伤也越大,如何在灭活病毒的同时又保留蛋白有效成分、不破坏蛋白成分的活性,这将是γ射线辐照应用于蛋白制品病毒灭活的关键。下列条件可减少蛋白成分损伤:①清蛋白含量高;②加入辛酸钠;③低照射剂量率;④缺氧状态。加入抗氧化剂或自由基清除剂,或者利用一种手段使辐照过程中产生最小量的活性氧,可减少射线对蛋白成分的损伤。由于冻干状态下的蛋白制品所含水分少,经电离辐射后所产生的自由基少,对蛋白制品的损伤也会减弱。

(6)消毒冻干血浆:^{60}Co γ射线经30 kGy的辐照剂量能完全灭活冻干血浆中的有包膜病毒和无包膜病毒,照射后的血浆清蛋白等成分含量略有下降,凝血因子活性减少了30%～40%,因此消毒效果可靠但对血浆蛋白活性有一定影响。

(五)辐射灭菌的优缺点

1.优点

(1)消毒均匀彻底:由于射线具有很强的穿透力,在一定剂量条件下能杀死各种微生物(包括病毒),所以它是一种非常有效的消毒方法。

(2)价格便宜、节约能源:在能源消耗方面辐射法也比加热法低几倍。

(3)可在常温下消毒:特别适用于热敏材料,如塑料制品、生物制品等。

(4)不破坏包装:消毒后用品可长期保存,特别适用于战备需要。

(5)速度快、操作简便:可连续作业,辐射灭菌法将参数选好后,只需控制辐射时间,而其他方法须同时控制很多因素。

(6)穿透力强:常规的消毒方法只能消毒到被消毒物品的外部,无法深入内部,如中药丸这种直径十几毫米的固态样品,气体蒸熏或紫外线无法深入它的中心去杀死菌体,从这一角度考虑,辐射灭菌是个理想的方法。

(7)最适于封装消毒:目前世界上大量高分子材料被应用于注射器、导管、连管、输液袋、输血袋、人工脏器、手套、各式医用瓶、罐和用具,而且很多国家对这些医疗用品采取“一次性使用”的政策。为此,出厂前要灭菌好,并在包装封装好后再灭菌,以防再污染,对这种封装消毒的要求,辐射处理是一种好方法。

(8)便于连续操作:因为“一次性使用”的医疗用品用量很大,所以消毒过程要求进行连续的流水作业,以西欧、北美为例,这种用品的消耗量从1970年的120亿件增加到1980年的360亿件,澳大利亚每年灭菌一次性使用的注射器8000万只,此外还有大量的缝合线、针头,等等,只有采取连续操作流水作业,才能满足需要。

2.缺点

(1)一次性投资大。

(2)需要专门的技术人员管理。

六、电离辐射的损伤及防护

使用电离辐射灭菌时,不得不考虑电离辐射的损伤。一是对人的不慎损害;二是对被辐照物品的损害;三是要做好防护。

（一）电离辐射的损害

1.电离辐射对人体的损害

当电离辐射作用于人体组织或器官时,会引起全身性疾病,因接触射线的剂量大小、时间长短不同,发病缓急也有所不同。多数专家认为,本病是按一定的顺序呈阶梯式发展的,电离辐射是引起放射病的特异因子。

2.对物品的损害

电离辐射对物品的损害主要表现在对稳定性产生的影响,电离辐射对聚合分子可引起交联或降解,并放出 H_2、C_2H_6、CO、CO_2 或 HCl 等气体;高剂量可使其丧失机械强度,如聚烯烃类塑料可变硬、变脆,聚四氟乙烯可破碎成粉末。但常用的塑料在灭菌剂量范围内影响不大,如聚乙烯和酚醛照射 8 Mrad 无明显破坏,甚至照射 100 Mrad 损坏也不大。

（二）电离辐射的防护

电离辐射作用于机体的途径有内照射和外照射,从事开放源作业的危害主要来自内照射,从事封闭源作业的危害主要来自外照射。

1.内照射防护

根据开放源的种类和工作场所进行分类和分级,对不同类、不同级的开放型工作单位的卫生防护均应按有关规定严格要求。

2.外照射防护

从事这一行的操作人员须经专门的培训,合格后方可上岗,并且在操作过程中须采取以下的防护措施。①时间防护:尽量减少照射时间。②距离防护:尽可能增加作业人员与辐射源的距离。③屏蔽防护:尽量在屏蔽条件下作业。④控制辐射源的强度。

（刘　爽）

参 考 文 献

［1］李勇,郑思琳.外科护理［M］.北京:人民卫生出版社,2019.

［2］吴小玲.临床护理基础及专科护理［M］.长春:吉林科学技术出版社,2019.

［3］曾广会.临床疾病护理与护理管理［M］.北京:科学技术文献出版社,2020.

［4］魏晓莉.医学护理技术与护理常规［M］.长春:吉林科学技术出版社,2019.

［5］张纯英.现代临床护理及护理管理［M］.长春:吉林科学技术出版社,2019.

［6］胡卓弟.实用临床护理技术［M］.长春:吉林科学技术出版社,2019.

［7］曾菲菲,张绍敏.护理技术［M］.北京:北京大学医学出版社,2020.

［8］梁玉玲.基础护理与专科护理操作［M］.哈尔滨:黑龙江科学技术出版社,2020.

［9］窦超.临床护理规范与护理管理［M］.北京:科学技术文献出版社,2020.

［10］马晓霞.实用临床护理技术［M］.长春:吉林科学技术出版社,2019.

［11］赵艳东.临床护理基础理论及护理实践［M］.北京:科学技术文献出版社,2020.

［12］艾翠翠.现代疾病护理要点［M］.长春:吉林科学技术出版社,2019.

［13］刘扬,韩金艳,刘丽英.全科护理实践［M］.长春:吉林科学技术出版社,2019.

［14］汤优优.现代护理管理与常见病护理［M］.北京:科学技术文献出版社,2020.

［15］翟荣慧.临床护理实践指导与护理管理［M］.北京:科学技术文献出版社,2020.

［16］彭旭玲.现代临床护理要点［M］.长春:吉林科学技术出版社,2019.

［17］张鸿敏.现代临床护理实践［M］.长春:吉林科学技术出版社,2019.

［18］王晓艳.临床外科护理技术［M］.长春:吉林科学技术出版社,2019.

［19］张书霞.临床护理常规与护理管理［M］.天津:天津科学技术出版社,2020.

［20］李素霞.心内科临床护理与护理技术［M］.沈阳:辽宁科学技术出版社,2020.

［21］张风英.实用临床护理指南［M］.长春:吉林科学技术出版社,2019.

［22］张世叶.临床护理与护理管理［M］.哈尔滨:黑龙江科学技术出版社,2020.

［23］马莉莉.实用临床护理指南［M］.长春:吉林科学技术出版社,2019.

［24］程萃华,张卫军,王忆春.临床护理基础与实践［M］.长春:吉林科学技术出版社,2019.

［25］马雯雯.现代外科护理新编［M］.长春:吉林科学技术出版社,2019.

［26］官洪连.临床护理指南［M］.长春:吉林科学技术出版社,2019.

［27］马秀芬,王婧.内科护理［M］.北京:人民卫生出版社,2020.

［28］张玲娟,张雅丽,皮红英.实用老年护理全书［M］.上海:上海科学技术出版社,2019.

［29］张铁晶.现代临床护理常规［M］.汕头：汕头大学出版社,2019.

［30］魏燕.实用临床护理实践［M］.长春：吉林科学技术出版社,2019.

［31］王燕.老年护理［M］.北京：北京大学医学出版社,2020.

［32］徐宁.实用临床护理常规［M］.长春：吉林科学技术出版社,2019.

［33］万霞.现代专科护理及护理实践［M］.郑州：河南大学出版社,2020.

［34］屈庆兰.临床常见疾病护理与现代护理管理［M］.北京：中国纺织出版社,2020.

［35］左岚.现代临床护理实践与护理管理［M］.北京：科学技术文献出版社,2020.

［36］张俊花.临床护理常规及专科护理技术［M］.北京：科学技术文献出版社,2020.

［37］张丽丽.实用临床护理实践［M］.天津：天津科学技术出版社,2020.

［38］袁秀云.新临床护理实践［M］.长春：吉林科学技术出版社,2020.

［39］顾桂元,刘洪来.人性化护理在脑外伤护理中的护理效果［J］.医药界,2020(5):81.

［40］卢春慧.泌尿外科疾病的护理［J］.医药界.2020(6):78.

［41］唐雅薪.高血压的饮食护理［J］.医药界.2020(8):88.

［42］张然.发热病房的护理体会［J］.世界最新医学信息文摘,2020,20(39):211,217.